LEÇONS

DE

CLINIQUE OBSTÉTRICALE

PAR

Le Dr QUEIREL

Professeur de clinique obstétricale à l'École de médecine de Marseille
Membre correspondant de l'Académie de médecine.

I

PARIS

G. STEINHEIL, ÉDITEUR

2, RUE CASIMIR-DELAVIGNE, 2

MCMII

LEÇONS

DE

CLINIQUE OBSTÉTRICALE

PAR

Le Dr QUEIREL

Professeur de clinique obstétricale à l'École de médecine de Marseille
Membre correspondant de l'Académie de médecine.

1re Série

PARIS

G. STEINHEIL, ÉDITEUR

2, RUE CASIMIR-DELAVIGNE, 2

MCMII

PRÉFACE

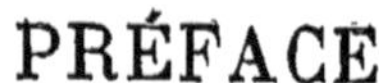

On a dit avec infiniment de raison : les bons livres n'ont
point besoin de préface. Celui-ci peut donc à bon droit
s'en passer. D'autre part, présenter au public médical
l'œuvre de mon collègue et ami, le professeur Queirel,
serait jouer un rôle absolument superflu. Tout discours et
toute présentation étant inutiles, j'ai accepté cependant,
avec une satisfaction que je ne cherche pas à dissimuler,
l'honneur de collaborer par quelques lignes à ces Leçons
cliniques, si fertiles en enseignements.

C'est que, si je suis en parfaite communion d'idées avec
l'auteur sur presque tous les sujets traités, une question
de doctrine semble nous séparer sur la dix-neuvième Leçon
intitulée : TUBERCULOSE ET GROSSESSE.

A propos de ce chapitre si important, mon collègue me
met en cause de la façon suivante : « M. Pinard, qui rejette
« l'accouchement provoqué dans les rétrécissements du
« bassin (et je partage sa manière de voir), l'accepte volon-
« tiers toutes les fois que la vie de la mère est en danger
« du fait de sa grossesse; le professsur de Baudelocque
« accepte dans ces cas même *l'avortement provoqué*.
« M. Pinard n'a pas, il est vrai, indiqué cette pratique,
« dans le cas particulier qui nous occupe, mais nous trou-

« vous l'approbation de notre conduite dans les déclara-
« tions de notre maître au Congrès d'obstétrique de
« Marseille en 1898. »

Je regrette vivement de m'être expliqué assez peu clai-
rement en cette circonstance, pour que mon opinion sur ce
sujet ait pu être interprétée de cette façon, et je profite de
l'hospitalité amicale de mon collègue pour formuler nettement mon avis. Pour moi, *l'indication de l'accouchement
provoqué ou de l'avortement provoqué, n'existe jamais
chez une femme enceinte tuberculeuse.*

*En face d'une femme enceinte tuberculeuse, le médecin
n'a qu'une chose à faire : soigner la tuberculose et surveiller simplement la grossesse.* Car la véritable observation démontre : 1º que tout enfant se développant dans
l'utérus d'une femme tuberculeuse, n'est pas fatalement
tuberculeux, loin de là, heureusement; 2º qu'une femme
enceinte tuberculeuse, mène le plus souvent sa grossesse à
terme; 3º que l'interruption de la grossesse n'empêche
nullement l'évolution de la tuberculose.

Ce que je vois, ce que je montre à mes élèves depuis plus
de vingt ans m'a convaincu que ce qui se trouve dans la
plupart des ouvrages considérés comme classiques est le
produit d'une observation superficielle. L'anathème de
Peter sur la femme tuberculeuse : « fille, pas de mariage;
femme, pas de grossesse; mère, pas d'allaitement », doit
aller rejoindre l'opinion du même auteur concernant la non
contagiosité de la diphtérie.

J'ai pu cette année, à l'une de mes leçons cliniques,
montrer une femme accouchée dans le service pour la neuvième fois. Ses neuf enfants, allaités par elle, étaient

vivants et très bien portants. Or la mère de cette femme était morte tuberculeuse à l'âge de 40 ans et sa grand'-mère était également morte de tuberculose à l'âge de 34 ans.

Je viens d'assister, pour la sixième fois, une de mes clientes, née de parents tuberculeux, dont tous les enfants allaités par elle-même sont vivants. Cette femme est très bien portante. Or elle était la plus jeune de trois sœurs. Les deux aînées sont mortes tuberculeuses et célibataires !

Mais je m'arrête ici, ne voulant qu'indiquer combien il est nécessaire de substituer la réalité à la légende médicale.

J'attends avec confiance le deuxième volume de Leçons cliniques de mon collègue et je lui demande de concentrer son attention sur cette importante question. Je connais assez ses qualités d'observateur, la rectitude de son juge-ment et la franchise de son caractère, pour être convaincu qu'il nous fera sur ce point connaître la vérité.

Adolphe Pinard.

AVANT-PROPOS

Quelques-uns de mes élèves m'ont prié de fixer, par l'impression, le souvenir de leçons qui les avaient intéressés. En les publiant aujourd'hui, je ne sais si elles auront l'approbation du public médical? Elles n'ont du reste aucune prétention à l'érudition et ne sont que l'interprétation fidèle et sincère des faits cliniques qui se sont passés dans mon service.

En les exposant, j'ai dû les faire suivre naturellement d'appréciations personnelles : dans les comparaisons et considérations auxquelles celles-ci ont donné lieu, je ne crois pas m'être départi de la plus stricte impartialité.

Le lecteur trouvera donc, dans ces leçons de clinique obstétricale, au moins une qualité que réclame l'auteur : l'amour de la recherche de la vérité !

DE L'ANTISEPSIE OBSTÉTRICALE [1]

MESSIEURS,

En commençant nos leçons de clinique obstétricale, il ne nous paraît pas inutile, surtout pour les nouveaux élèves, de traiter l'antisepsie, cette pratique que vous verrez employer journellement et dans tous les cas que vous observerez dans notre service.

Qu'est-ce donc que l'Antisepsie?

Un ensemble de moyens propres à préserver les femmes des accidents puerpéraux.

Ces accidents puerpéraux étaient connus, jusqu'à ces dernières années, sous le nom collectif de fièvre puerpérale. Aujourd'hui on emploie les expressions d'infection, de septicémie puerpérales, mieux adaptées à cet ensemble de faits malheureux. C'est qu'il y a vingt-cinq ans, si l'on connaissait cliniquement la fièvre puerpérale, on n'en connaissait pas les causes et certaine école, toujours encline à invoquer le principe vital dans les maladies spontanées, considérait encore ces accidents, comme une fièvre essentielle. Les médecins de ma

____

(1) Leçon d'ouverture 1900-1901.

génération se rappellent la mémorable discussion de l'Académie de médecine entre les essentialistes et les localisa-
teurs. Déjà à cette époque on parlait de contagion et si l'on
connaissait les superbes travaux et la courageuse opinion du
professeur Tarnier (1856), la statistique hospitalière de Husson,
le directeur de l'Assistance publique (1862), le rapport de
Malgaigne, si documenté, sur les maternités françaises (1864),
et le travail du professeur Lefort, sur celles de l'Europe (1866),
on se demandait encore, en 1878, quel était l'agent de la contagion? C'était l'air empesté des maternités où la mortalité des
femmes en couches était cinq fois plus forte que dans la clientèle
privée; c'était un miasme, un germe inconnu, dans son essence
et dans son mode de propagation!

Mais tout cela ne satisfaisait pas les esprits positifs qui ne
se paient pas seulement de mots. Il appartenait à notre illustre
Pasteur de trouver le corps du délit, comme l'on dit dans le
langage juridique. C'est Pasteur, en effet, qui, en 1879, trouva
l'organisme vivant qui engendre la fièvre puerpérale et qui la
propage d'une façon si réelle et si dangereuse. Cet organisme
est un infiniment petit, un microbe qui a une fonction pathogène,
irréfutablement démontrée.

Cependant Pasteur avait eu un précurseur, dans la question
qui nous occupe, je veux dire l'infection puerpérale : c'était
Semmelweiss, dont je voudrais qu'aucun de vous n'oubliât
jamais le nom. Dès 1846, cet accoucheur avait entrevu la vérité.
Observant, dans les maternités de Vienne (Autriche), que les
services fréquentés par les étudiants offraient une mortalité
incontestablement plus grande, plus de cinq fois, que ceux où
les élèves sages-femmes étaient internées, Semmelweiss pensa
que cette énorme différence était due à cette particularité que
les élèves sages-femmes, ne faisant ni dissections, ni autopsies,
n'infectaient pas les femmes par le toucher, ce qui était le
contraire pour les étudiants en médecine. Dès lors, serrant de
plus près la question, il conclut que ce qui augmentait la
mortalité des accouchées et qui provoquait les accidents, était

les germes morbides, apportés par les mains des élèves en médecine, dans l'organisme féminin, par l'exercice du toucher ou les interventions.

En 1849, le même observateur entreprit des expériences sur des lapines qui venaient de mettre bas et les suites fatales de ses inoculations démontrèrent que c'était bien le processus morbide, importé par l'infection cadavérique, qui engendrait la fièvre puerpérale.

Les mêmes idées, à peu de choses près, voyaient le jour, à la même époque, 1846, de l'autre côté de l'Océan Atlantique, et Samuel Kneeland écrivait le résultat de ses observations, consigné dans un journal américain.

Comment se fait-il que de telles recherches restèrent ignorées en France ? C'est que d'abord nul n'est prophète en son pays, l'histoire de Semmelweiss, dont les travaux n'avaient pas une estampille suffisamment officielle, en fait foi ; et, qu'ensuite, la diffusion des idées n'était pas encore, comme depuis, portée sur les ailes de la presse scientifique, vu les difficultés de communications. La science n'était pas encore cosmopolite et les douanes frontières n'arrêtaient pas que les marchandises.

Revenons à Pasteur ! C'est lui qui démontra que l'infection puerpérale, comme l'infection chirurgicale, la pyohémie, étaient de même nature et que le microbe qu'il appela streptocoque était pyogène, c'est-à-dire qu'il engendrait le pus et tous les accidents qui résultent de sa présence dans le sang, une fois le sujet inoculé, accidentellement comme expérimentalement.

Et si les accidents puerpéraux sont divers dans leurs manifestations, à l'encontre de Doléris qui avait admis (1880) quatre espèces de microbes pour les expliquer, Chauveau (1882), Arloing (1884) et Widal (1889), semblent avoir démontré que le streptocoque seul, suivant sa virulence, suivant son milieu de culture, suivant, dis-je, les conditions que lui crée l'organisme de la femme, peut expliquer toutes les formes de la fièvre puerpérale. Graine et terrain ont toujours une influence

solidaire sur le développement de la plante ! Cependant en
clinique, ainsi que le dit Tarnier, les choses ne sont pas toujours aussi simples et à côté de l'infection puerpérale vraie,
on peut rencontrer des infections dues à plusieurs microorganismes différents. Ceux que nous aurons le plus à redouter
sont : le streptocoque, le staphylocoque doré, tous deux pyogènes et le vibrion septique. Ce dernier ne produit pas la suppuration, mais des épanchements séreux, aussi l'appelle-t-on
quelquefois bacille de l'œdème malin.

Il faut y ajouter, avec une moindre importance, à cause de
leur moindre fréquence, le coli-bacille, qui a son habitat aux orifices du tube digestif ; le gonocoque, microbe de la blennor-
rhagie, si connu par ses propriétés contagieuses, et enfin le
staphylocoque blanc.

Pour le moment ne retenons de cet exposé que la chose principale en clinique : à savoir que pour n'avoir pas d'accidents,
il faut ne mettre en contact avec les parties génitales de la
femme aucun microbe, c'est-à-dire qu'il faut ne lui apporter
aucun micro-organisme étranger de quelque nature qu'il puisse
être. Qu'il faut par conséquent que le conduit vulvo-vagino-
térin soit dans des conditions aseptiques.

Qu'est-ce que c'est que l'asepsie ? L'asepsie est l'état d'un
corps exempt de microbes ou de leurs sécrétions, les toxines.
Ces dernières sont, vous le savez, de véritables poisons pour
l'organisme.

Ainsi donc l'asepsie est un état stérile, neutre, dirai-je, et
inoffensif. L'antisepsie est un moyen de produire l'asepsie, par
la destruction de ces microbes ou de leurs toxines, ce qui nous
amène à étudier les agents dits antiseptiques, autrement dit
destructeurs de tous les germes possibles.

Quand on a détruit tous les germes, par exemple, qui peuvent se
trouver sur la peau des mains, les mains sont dites aseptiques et
peuvent s'introduire dans toutes les cavités du corps, naturelles
ou accidentelles, sans produire aucun accident. De même pour les
microbes qui se trouvent sur un instrument, sur des linges ou

différents objets ; c'est que les microbes, infiniment petits, visibles seulement à de très forts grossissements du microscope, se trouvent partout en nombre incommensurable et la plupart sont très résistants, quoiqu'ils ne soient pas tous meurtriers. La main la plus propre, si elle n'est traitée antiseptiquement, en contient des milliards et vous allez comprendre maintenant les précautions que nous allons vous conseiller.

Mais auparavant, pour bien vous démontrer que tout ce que je viens de vous dire n'est pas une spéculation, n'est pas une doctrine, fondée sur une vue de l'esprit, ni même uniquement sur une expérience de laboratoire, laissez-moi remonter de quelques années en arrière, pour comparer l'époque où l'on ne connaissait pas l'antisepsie, avec l'époque actuelle.

Si je vous disais ce qu'étaient les locaux où l'on enseignait et pratiquait les accouchements, quand j'ai commencé mes études médicales, c'est-à-dire, il y a déjà quarante ans ; si je vous disais dans quel état de malpropreté se trouvaient les femmes qui venaient réclamer les secours de notre art, sans qu'on fît rien pour le corriger ; si je vous disais l'absence de cabinets de bains et de cabinets d'aisances, l'absence de lavabos, je serais obligé de faire violence à votre incrédulité. Cependant les résultats vont parler. Les chiffres sont là, brutaux dans leur éloquence et il faut bien que vous les acceptiez.

Il y a eu des années, ici, comme à Paris et ailleurs, du reste, où il a fallu fermer la Maternité, pour se débarrasser de la fièvre puerpérale. Il y a eu des années où la mortalité s'est élevée, partout on a fait de semblables constatations, à 15 et 20 p. 100. Si bien qu'une femme sur cinq succombait, rien que pour être venue accomplir cet acte physiologique de l'accouchement dans un service hospitalier. Et cela était malheureusement si vrai que Dubois, le grand accoucheur, pouvait dire, du haut de la tribune de l'Académie de médecine, sans crainte d'être démenti : qu'il valait mieux pour une femme accoucher dans la rue que dans une maternité.

Le professeur Tarnier a fait la comparaison bien instructive
de trois périodes de sa longue pratique hospitalière.

A. Période qu'il appelle d'inaction : 1858 à 1869. Mortalité, 9,31
p. 100.

B. Période de la lutte contre la contagion (par l'isolement) : 1870 à
1880. Mortalité, 2,32 p. 100.

C. Période d'antisepsie : 1881 à 1889. Mortalité, 1,05 p. 100.

Et depuis il a fourni une statistique de 1,000 accouchements,
sans un seul décès. Et ce n'est pas là le bonheur d'un accoucheur, dû au hasard, puisque Eustache (de Lille) en a publié
une semblable et que Fritsch (de Breslau) a pu avoir 1,620 accouchements avec 0 pour chiffre de mortalité.

Mais voici une comparaison bien suggestive. Tandis que
Tarnier obtenait cette amélioration dans son service de la
Maternité, où il pratiquait l'antisepsie, Depaul, à la clinique, ne
croyait guère à l'efficacité de cette antisepsie qui lui paraissait
chose bien nouvelle; Depaul restait fidèle aux vieux errements.
Aussi, alors que la mortalité, en l'année 1882, dépassait à peine
1 p. 100 chez Tarnier, dans le service de la clinique elle était
encore quatre fois plus forte (1 décès sur 24 femmes).

La statistique de Pinard, à Baudelocque, depuis 1890, est
importante à signaler, puisqu'elle porte sur dix années et
qu'elle comprend les femmes ayant avorté et les femmes ayant
accouché spontanément ou après des manœuvres nécessitées
par diverses causes.

Femmes ayant avorté depuis le 1er janvier 1890 au 1er janvier 1900 : mortalité intégrale 2,85, dont par infection 0,85.

Femmes ayant accouché (19,904 accouchements) : mortalité
intégrale 0,50 p. 100, dont par infection 0,14 p. 100.

Alors que des femmes arrivent déjà infectées ou quelquefois
dans un état très grave, une pareille statistique s'améliorera
difficilement.

Voici maintenant ce qui s'est passé à Marseille, à ce point de
vue-là :

La statistique du professeur Villeneuve, père, était en moyenne de 5,57 p. 100, mais durant la dernière période elle a été de 6,69 p. 100 de 1865 à 1876.

Dans la période quinquennale de 1882 à 1887, le professeur Magail, dont nous étions l'adjoint, était à la tête du service. La statistique a donné :

1882	2,79 p. 100 de mortalité.	
1883	4,59 —	—
1884	3,52 —	—
1885	1,75 —	—
1886	3,53 —	—

Enfin, en 1887, quand nous avons appliqué plus strictement les règles de la méthode antiseptique, alors que nous étions à la tête du service, la mortalité a été de 1,68 p. 100, y compris tous les cas, bien entendu.

Nous pouvons dire, tout compte fait, et nous ne sommes pas des plus privilégiés comme installation, que depuis lors la mortalité se maintient entre 1 et 2 p. 100. Cette année qui va finir le siècle nous avons eu, nos deux services réunis, comme mortalité intégrale : 1 p. 100 et 0 par infection.

Voyez maintenant la différence : 20 p. 100, 15 p. 100, jadis ; 1 p. 100, 0,50 p. 100, 0 aujourd'hui ! Je crois que ces chiffres se passent de commentaires et sont bien propres à vous déterminer à suivre, partout et toujours, à l'hôpital comme en ville, les règles de l'antisepsie que nous allons vous exposer.

Je ne passerai pas en revue tous les agents antiseptiques, mais seulement les plus actifs et les plus usuels :

Tout d'abord le sublimé et le biiodure.

Le sublimé est un sel de mercure : c'est le bichlorure qui a pour formule $HgCl$; il se présente à vous, à l'état solide, sous la forme d'une poudre blanche. Il s'emploie au millième, au demi-millième et même au quart de millième, dans de l'eau. Cette solution est toxique, il faut se garder d'en boire, elle est même un peu forte au millième, en accouchement. Celle-ci, additionnée d'un dixième d'alcool, constitue la préparation pharmaceutique, dite : Liqueur de Van Swieten. Elle est peu employée à présent ; on lui préfère une solution acidifiée par l'acide tartrique qui augmente les propriétés antiseptiques du sublimé, en lui permettant d'atteindre plus profondément les tissus. Dans certains cas, en effet, l'albumine des couches superficielles d'une plaie se coagule sous l'action du sublimé et protège les parties sous-jacentes. Avec l'acide tartrique, cet inconvénient est évité. De plus, l'acidité fixe mieux le sublimé et empêche sa décomposition.

Le paquet, dit des Accoucheuses, est ainsi formulé :

> Sublimé corrosif............ 0,25 centigrammes
> Acide tartrique.............. 1 gramme
> Carmin d'indigo............. Une goutte

pour un litre d'eau bouillie : on colore par l'indigo, pour reconnaître la solution une fois faite.

Le biiodure de mercure a pour formule HgI ; il se présente à vous sous la forme d'une poudre rouge, à l'état solide. On l'emploie de la même façon et aux mêmes doses que le sublimé. Seulement c'est un sel encore plus facilement décomposable que le sublimé et il faut, au lieu d'acide tartrique, ajouter dans la solution de l'iodure de potassium.

Nous l'employons dans le service à 1/2 0/00, c'est-à-dire à 0^g,50, pour un litre d'eau, additionné de 2 grammes d'iodure de potassium.

L'acide phénique — corps solide, incolore, cristallisé en aiguilles — est extrait du goudron de houille.

On l'emploie dissous dans l'eau, à la dose de 5 p. 100, ce qui est une solution forte, un peu caustique et qui n'est réservée que dans certains cas, très restreints. On l'emploie plus souvent à la dose de 2,5 p. 100, ou même de 1 p. 100. On peut faciliter sa dissolution, en ajoutant, à la solution, de l'alcool ou de la glycérine. Comme le sublimé, le biiodure, il est toxique, surtout pour les enfants. Ces trois antiseptiques ne peuvent non plus s'employer dans l'albuminurie, à cause de leur action sur les reins, par absorption cutanée ou muqueuse.

-Le permanganate de potasse — corps solide noir-rouge — se présente en cristaux prismatiques ou en poudre. Il est très soluble dans l'eau et on peut l'employer à 0^g,50 par litre, cela suffit. Il est surtout efficace contre le vibrion septique, dans le cas de rétention placentaire. Il n'est pas toxique.

Tarnier employait volontiers le sulfate de cuivre ou couperose bleue. C'est un sel à bon marché ; on en met 5 grammes dans un litre d'eau bouillie ; à la longue, il abîme les mains de ceux qui l'emploient.

Je ne vous parlerai pas de la microcidine, du lysol, du salol, du naphtol, ni de l'acide borique qu'on réserve pour les injections vésicales ou le lavage des yeux et qui a peu d'action. Je ferai une mention spéciale du chloral (hydrate de chloral), qui est un très bon antiseptique contre la putréfaction, mais qui est assez cher et peu soluble ; à 1 p. 100, avec un peu d'alcool, il donne de bons résultats dans des cas spéciaux.

Enfin, je terminerai par l'iodoforme. corps solide, jaune, à odeur pénétrante, qu'on emploie en poudre. Il est insoluble dans l'eau, soluble dans l'alcool et l'éther. On réserve la poudre pour les pansements et on l'emploie aussi imprégnant la gaze. Il est toxique pour les enfants.

Quand on a touché de l'iodoforme et qu'on touche de l'argent, il se dégage une forte odeur d'ail. Des personnes pansées à l'iodoforme ont le goût de l'ail dans la bouche, en se servant de leur cuiller ou de leur fourchette.

De tous ces agents, le plus communément employé, à moins de contre-indication, est le sublimé ; puis l'acide phénique vient après. Mais ces agents sont toxiques à certaines doses, et c'est pourquoi je leur préfère un antiseptique nouveau, mais qui a déjà fait ses preuves, c'est l'aniodol.

C'est un corps, dérivé du trioxyméthylène, qui s'emploie aux mêmes doses que le sublimé et qui n'est pas toxique ; on peut donc l'employer dans tous les cas, à tout âge et quelle que soit la surface à désinfecter. Nous pouvons dire qu'il a vu le jour dans notre service et que de nombreux collègues et confrères n'ont eu qu'à se louer de son emploi. Mlle Mouren a publié les résultats qu'il nous a donnés à la Maternité, M. How-thorn ceux qu'il a obtenus aux vénériens, M. Platon ceux qu'il a eus en ville.

Pour les pansements, on se sert de gazes, de coton, stérilisés et imprégnés ou non d'un antiseptique quelconque. On emploie aussi des compresses passées à l'étuve ou bouillies dans des liquides antiseptiques.

Il est, en effet, un agent qui n'est pas un antiseptique, mais qui est le meilleur pour produire l'asepsie ; c'est le meilleur des désinfectants quand on peut l'employer : je veux parler de la chaleur.

Pas un microbe, pas un organisme vivant, ne résiste à une température dépassant 100°, 115° ou 120° par exemple, quand il y est exposé pendant un quart d'heure. C'est pourquoi l'étuve, le flambage et l'ébullition, peuvent donner les garanties d'asepsie les plus absolues. Aussi nous servirons-nous de l'étuve pour les linges de corps et la literie, du flambage pour les instruments et de l'ébullition pour les liquides employés, en ayant soin pour ces derniers de faire monter la température au-dessus de 100°, en ajoutant à l'eau, du sel de cuisine ou du carbonate de soude (5 à 10 grammes par litre).

Voyons maintenant comment nous allons procéder?

D'abord il ne faut pas croire qu'il faille un très long apprentissage pour faire l'antisepsie. C'est très simple, à condition de penser à ce que l'on fait, et pour mieux fixer les idées, je vais prendre les exemples que vous avez tous les jours devant les yeux.

Il arrive une femme enceinte dans le service. Avant de l'examiner, faites-lui laver la vulve et l'anus ; puis prendre une injection vaginale à l'aniodol ou au biiodure. Passez entre ses jupes et la peau un drap propre, ou faites-lui relever ses jupons, enfin lavez-vous les mains. Ici il faut nous arrêter un instant. Le lavage des mains, j'entends le lavage rendant les mains aseptiques, est tellement important que la Société de chirurgie n'a pas craint de consacrer plusieurs séances à discuter cette question et que Wormser, le chef de clinique de Bumm, de Bâle, dans un travail tout récent et très consciencieux, ne craint pas de dire, avec son maître, que la cause la plus fréquente de l'infection puerpérale est la main de l'accoucheur. Il faut se laver les mains à l'eau chaude, avec du savon à l'aniodol, si possible, ou, avec du savon dit de Marseille, et pendant cinq minutes au moins, en se brossant les ongles, que vous aurez préalablement curés avec un corps mousse et non métallique. Les limes à ongles en acier, pointues, déchirent le sillon sous-unguéal et creusent ainsi des lits à microbes ; une lime en os, en bois, au contraire, ou même un fragment de papier plié en triangle, remplissent mieux l'office. Vous pouvez, ainsi que je le fais toujours, vous brosser la peau des mains et des avant-bras. Puis, sans essuyer vos mains (à moins de le faire à un linge sortant de l'étuve), tremper celles-ci dans une solution antiseptique et enduire le doigt qui doit pénétrer dans le vagin, avec de la vaseline. Cette vaseline doit être stérilisée ou additionnée de sublimé à 0,10 p. 100 et tenue dans un vase submergé d'une solution antiseptique.

Vous pouvez alors, à condition de ne plus rien toucher, mettre votre doigt dans les organes de la femme en toute sécurité.

Si la femme est en travail, surtout si les membranes sont percées, surtout si vous n'avez pu lui donner un bain dans lequel il faudra la faire laver et savonner, ce qui doit être fait pour toutes les entrantes, il faut faire la toilette des organes génitaux externes et des régions environnantes, avec soin et minutie. Le mieux est la mousse de savon, suivie d'un lavage à l'aniodol ou au sublimé, ou encore passer sur la région poilue la pommade épilatoire dont nous devons la formule à M. Legier, interne en pharmacie et le mode d'emploi à notre ancien interne,

M. Reybaud. Vous savez que cette pommade est du sulfure de calcium. Pour l'obtenir il suffit de faire passer un courant d'hydrogène sulfuré sur de la chaux vive. Il faut que l'hydrogène sulfuré soit en excès, vous avez alors une pâte consistante, de couleur verte, que vous étendez sur la partie à épiler, en y déposant une couche d'un millimètre. Quelques minutes après, il suffit de laver la partie pour voir tomber tous les poils et quelquefois les pédiculi qu'ils recèlent dans leurs touffes. Un second lavage doit se faire ensuite avec la solution antiseptique choisie par nous. Ici c'est l'aniodol. Puis injection vaginale, et enfin recouvrez la vulve d'une compresse trempée dans l'aniodol.

Durant le travail de l'accouchement, toutes les fois que la femme aura uriné, à fortiori si elle est allée à la garde-robe, lavage nouveau, et toutes les fois que vous devrez la toucher, lavage de vos mains, avec immersion dans la solution antiseptique que vous devrez toujours avoir à votre portée.

Mais l'asepsie des mains ne suffit pas, quand il y a des manœuvres à faire, il faut alors aseptiser aussi les avant-bras et même les bras, dans la version, par manœuvre interne par exemple et dans la délivrance artificielle.

Ces précautions, vous devez les prendre encore plus scrupuleusement, si possible, dans ces derniers cas et toutes les fois qu'il vous faudra pénétrer profondément dans le conduit utéro-vaginal et surtout quand la femme est délivrée ; car quoique la femme enceinte puisse s'infecter par l'absorption des germes déposés dans le vagin ou à la vulve, la femme accouchée est encore plus susceptible de s'infecter par la plaie utérine de l'insertion placentaire.

Je ne puis vous dire en détail la conduite à tenir après le travail, si ce n'est que les injections vaginales sont utiles et quelquefois les intra-utérines. Mlle Mouren, qui vous dirige et à qui vous pouvez vous fier, vous indiquera l'opportunité des unes et des autres. De même elle vous montrera comment vous devez traiter aseptiquement le nouveau-né : le cordon, les yeux.

Les yeux doivent être de votre part l'objet d'une attention toute particulière. L'ophtalmie des nouveau-nés est très grave et peut avoir des suites terribles. Bien des enfants ont perdu définitivement la vue pour n'avoir pas été soignés les premiers instants de leur naissance. Le citron ou le nitrate d'argent (solution à 0,50, 1, ou même 2 p. 100) doivent être employés, même préventivement.

En résumé, propreté des linges touchant la parturiente, propreté des mains de l'accoucheur, et quand je dis propreté, je veux dire propreté absolue, c'est-à-dire asepsie.

Je vois quelquefois des élèves qui me présentent des essuie-mains après que je me suis aseptisé. C'est là une preuve d'ignorance dont il faut se corriger. La serviette, sortirait-elle de la lessive, ne pourrait rien ajouter à l'asepsie de vos mains si ce n'est des microbes. Si elle sortait de l'étuve ce serait différent. Et à propos d'étuve, il faudrait, dans une maternité, qu'à chaque sortie d'une femme, toute la literie y subît une désinfection non fictive. Il est entendu que cela doit se faire ici.

J'aurais encore à vous parler de l'antisepsie dans le cas où la femme est déjà infectée et quel fond nous pouvons faire alors sur la méthode, mais cela touche à la thérapeutique des accidents puerpéraux que nous étudierons plus tard.

Vous voyez, qu'en somme, l'antisepsie qui donne de si grandes garanties ne demande pas une étude bien difficile et qu'à bon compte vous pourrez avoir autant de succès que vous aurez d'accouchements.

INDICATIONS

ET

CONDITIONS D'UNE APPLICATION DE FORCEPS [1]

MESSIEURS,

Après vous avoir fait suivre la progression de la tête fœtale dans l'excavation du bassin, il me paraît opportun d'étudier aujourd'hui, avec vous, les indications d'une application de forceps sur une femme en travail, et chez laquelle la tête se trouve arrêtée sur le plancher du bassin. La connaissance de ces indications sera des plus utiles, et pour les praticiens de l'avenir, qui devront être à même de juger si cette intervention est utile ou même nécessaire, et pour les élèves sages-femmes qui doivent savoir appeler le médecin au moment voulu.

Je supposerai éliminées, pour le moment, toutes complications, et les conditions suivantes réalisées : dilatation complète, bassin normal, fœtus de volume moyen, se présentant

---

(1) Leçon recueillie par M. Dumon, interne du service.

par le sommet, la rotation effectuée, et la tête appuyant suffisamment sur le périnée.

Vous serez parfois appelés auprès d'une femme chez laquelle
le travail, d'abord régulier, s'est peu à peu ralenti, puis définitivement arrêté ; les contractions utérines ne se produisent
plus, la femme ne pousse pas.

D'autres fois, au contraire, les contractions persistent, de
plus en plus rapprochées, subintrantes même, la femme pousse
énergiquement et le fœtus n'avance pas. — Dans le premier
cas vous aurez affaire à de l'inertie utérine ; dans le second, à
une résistance exagérée des parties molles de la mère.

Que faire ? Devrez-vous intervenir systématiquement dans
ces deux cas ? — Je vous rappellerai d'abord que l'opérateur
en appliquant un forceps se propose un double but : soustraire
l'enfant aux dangers qui le menacent, par suite des troubles
qui surviennent fréquemment du côté de la circulation utéro-
placentaire et protéger les parties molles de la femme contre
la compression trop prolongée que leur fait subir la tête fœtale.
Cette attrition des parties molles prépare la rupture du
périnée et l'explique de reste.

Ces deux inconvénients, que l'on cherche à éviter, se trou-
vent-ils réalisés, dans le cas d'inertie utérine ? — Sachez
d'abord, qu'un utérus n'arrive pas d'emblée à ce dernier état ;
mais que les contractions utérines normales au début, s'espa-
cent davantage en diminuant progressivement d'intensité, et
disparaissent enfin d'une façon complète. Et l'entourage
s'étonne, et la femme perd courage.

Or le fœtus souffrira-t-il d'un état semblable ? Évidemment
non ; la circulation utéro-placentaire n'est en rien troublée,
puisque le travail est suspendu. Le stéthoscope vous en fournit, du reste, la preuve ; appliquez l'instrument sur la paroi
abdominale et vous percevrez les battements cardiaques avec
leurs caractères normaux, c'est-à-dire sans précipitation, ni
ralentissement, et leur timbre n'étant nullement assourdi.

Les parties molles de la femme seront-elles davantage exposées ? — Je vous répondrai encore par la négative : le travail se trouvant arrêté, la tête n'est pas trop violemment poussée sur les parties molles : vous n'aurez donc pas de compression trop forte à redouter.

Vous pouvez donc attendre ; mais le conseil est plus facile à donner qu'à suivre, et Pajot avait coutume de dire que dans des cas analogues, ce qu'il y a de plus difficile à faire : c'est de ne rien faire ! Vous serez, en effet, et du côté de la parturiente, et du côté de la famille, vivement sollicité de mettre un terme à cette situation pénible. — Voici, pour ma part, comment je réponds à de semblables instances : rassurez-vous, tout va bien, soyez certains que j'ai autant de hâte que vous d'en finir ; vous verrez, du reste, que le moment venu, je saurai intervenir, je ne suis pas manchot !...

Combien de temps devrez-vous prolonger cette attente ? Interrogeons ici les classiques : les uns vous disent deux heures, d'autres trois heures, d'autres quatre ; il n'y a pas, en réalité, de règles précises ; ce que je tiens seulement à souligner ici, c'est que l'expectation est très souvent utile et qu'après une à deux heures d'attente on peut voir le travail se régulariser, et l'accouchement se terminer par les seules forces de la nature.

J'ajouterai qu'une application de forceps n'est pas toujours inoffensive et qu'elle peut être le point de départ d'accidents qui s'observent moins fréquemment dans les accouchements naturels : danger de plus d'infection, déchirure possible du périnée ; enfin, ainsi que le montrent les statistiques, mortalité infantile plus grande que dans les accouchements spontanés ; autant de causes qui vous commandent la patience, et ne vous permettent pas d'imiter la conduite de l'ancienne école anglaise, interventionniste au premier chef, prétendant, par une application hâtive de forceps, soustraire la femme à la dépression qu'entraîne un travail prolongé et même à l'infection puerpérale.

Bien différente devra être votre conduite dans le cas de résistance exagérée des parties molles ; ici la femme pousse avec énergie, les contractions utérines persistent, très rapprochées même ; il y a presque un état de tétanisation de l'utérus et si vous vous reportez au double danger qu'une application de forceps cherche à parer, vous comprendrez bien. vite que, dans ces conditions, la mère et l'enfant se trouvent sérieusement exposés. L'enfant est en péril ; puisque ces contractions intenses, violentes, se produisant à chaque instant, apportent des troubles graves dans la circulation placentaire et par suite compromettent l'hématose fœtale. Une auscultation attentive vous montrera que les bruits du cœur, d'abord irréguliers, se ralentissent bientôt, deviennent sourds et finissent par disparaître.

La mère est également exposée : attrition des parties molles produite par une compression violente de la tête fœtale contre le périnée, et surtout décollement prématuré possible du placenta, suivi d'une hémorrhagie mortelle pour elle et pour son enfant ; tels sont les deux périls qui la menacent et ils vous font un devoir d'intervenir sans hésiter.

Je me résumerai en deux mots, Messieurs ; ne craignez pas de temporiser dans les cas d'inertie utérine, intervenez au contraire dès que vous aurez constaté une lutte disproportionnée entre les contractions de l'utérus, les efforts de la femme et la résistance des parties molles, surtout si le fœtus manifeste un état de souffrance ; c'est principalement chez les primipares et les primipares âgées, que ces incidents sont d'observation fréquente.

Je n'aurais accompli que la moitié de ma tâche, si je ne vous indiquais maintenant quelles sont les conditions indispensables d'une application de forceps. Vous me permettrez de les ramener à trois principales :

1° Dilatation complète ;

2° Membranes rompues ;

3° Tête engagée dans l'excavation.

Et d'abord, Messieurs, il est de toute évidence que la porte de sortie du fœtus doit être largement ouverte ; je vous rappelle qu'en pareil cas, c'est-à-dire, le col étant complètement dilaté et les membranes rompues, le doigt arrive facilement sur la tête fœtale qu'il peut explorer, et reconnaît nettement le cuir chevelu à la sensation spéciale qu'il lui fournit. On peut même le voir en écartant les parties génitales.

Lorsqu'un praticien, cédant aux supplications de la parturiente ou de la famille, se décide à appliquer un forceps sur un col incomplètement dilaté, il commet, je ne crains pas de le dire, un acte vraiment criminel, car il peut occasionner la mort.

Que se passe-t-il en effet dans un cas semblable? Les branches de l'instrument sont introduites tant bien que mal, et bien souvent l'introduction ne peut se compléter. Si l'articulation a pu se faire, ce qui est loin d'être fréquent, le col résiste aux tentatives de tractions ; vous désarticulez et l'expulsion du fœtus a lieu quelquefois après, naturellement et à votre grande confusion : c'est le cas le plus heureux ; mais il n'en est malheureusement pas toujours de même, le col utérin peut céder, se déchirer et les accidents les plus graves être la conséquence de ce traumatisme, si la déchirure dépasse les culs-de-sac vaginaux.

Il faut encore, ai-je annoncé, que l'œuf soit bien ouvert pour introduire les cuillers du forceps. C'est en effet la déchirure ou le décollement du placenta, l'hémorrhagie qui en est la conséquence et l'expulsion en bloc de l'œuf, l'inversion utérine enfin, que vous verrez se produire, si vous ne tenez compte de ce précepte.

Mais, me direz-vous, le col ne se dilate pas, le fœtus souffre, que faire ? La conduite de l'accoucheur est ici des plus délicates : c'est à la dilatation artificielle du col que vous devrez alors avoir recours, et vous avez pour cela des dilatateurs spéciaux : celui de Tarnier, le ballon de Champetier, etc. ; je traiterai ce sujet dans une prochaine leçon ; car dans les cas que nous étudions aujourd'hui, le col est supposé dilaté, la poche percée, puisque nous voyons le cuir chevelu en écartant les grandes lèvres.

Rasori dit, quelque part, que la répétition est la meilleure des figures de réthorique; vous me permettrez de l'employer aujourd'hui et de vous rappeler quelques-uns des conseils que je vous ai donnés lors d'une de mes précédentes leçons sur la symphyséotomie.

La dilatation complète du col et la rupture des membranes étaient, il y a quelques années, les deux seules conditions exigées pour une application de forceps; je vous dirai, avec le professeur Pinard, d'en ajouter une troisième, *l'engagement de la tête fœtale.*

Or, nous pouvons voir le cuir chevelu à la vulve et cependant le sommet pourrait ne pas être engagé ! Dans les rétrécissements du bassin, ou pour généraliser, dans les cas d'obstacle à la descente, le crâne peut rester amorcé ou enclavé au détroit supérieur et la bosse séro-sanguine se gonfler, s'allonger à ce point qu'elle pourra en imposer pour un engagement. Mais le crâne n'appuie pas sur le plancher du bassin ; puisque, selon le conseil du professeur Farabeuf, vous pourrez toujours alors introduire trois doigts de champ, entre la partie dure du crâne et le plancher.

Vous m'avez entendu apprécier, dans une de nos précédentes réunions, l'application du forceps au détroit supérieur ; je vous rappellerai simplement les inconvénients de son emploi : la prise de la tête fœtale est défectueuse, le forceps dérape souvent, les tractions ne peuvent s'exercer suivant l'axe du bassin ; on court le risque, enfin, de compromettre non seulement les parties maternelles, mais surtout la vie de l'enfant qui subit une forte compression.

Le professeur Pajot a comparé le forceps, ainsi appliqué, à un crayon porte-mine, muni de sa virole (représentée ici par la ceinture pelvienne) ; plus les efforts de traction sont énergiques plus la virole resserre les deux branches et écrase la tête fœtale; le professeur Farabeuf a fourni des preuves à l'appui, je n'ai pas besoin d'insister sur la gravité des lésions ainsi produites. Vous n'aurez donc jamais recours, je veux l'espérer, Messieurs, à ces applications de forceps au détroit supérieur, ayant à votre disposition un procédé autrement merveilleux : je veux parler de la symphyséotomie. La réapparition et la généralisation de cette méthode limiteront donc l'application du forceps aux cas dont je viens de vous parler, qui sont du reste, dans la pratique, de beaucoup les plus fréquents. C'est pourquoi il faut vous rappeler les préceptes que je viens de vous donner qui doivent être ceux de tout bon et consciencieux praticien.

CONDUITE A TENIR DANS LES BASSINS VICIÉS [1]

MESSIEURS,

Dans la série des leçons dernières, nous avons passé en revue les divers bassins viciés que vous serez appelés à rencontrer dans votre pratique obstétricale. Chacun d'eux a fait l'objet d'une description minutieuse, tant au point de vue anatomique qu'au point de vue obstétrical et je n'ai pas l'intention aujourd'hui de revenir sur ce sujet. Ce qu'il y a de très important à connaître pour vous, de capital, c'est de savoir quelle est la conduite à tenir en face d'une grossesse évoluant dans un bassin vicié; quelle est la décision à prendre, en cas d'accouchement, dans un bassin déformé ou aux diamètres diminués.

Que faut-il entendre par bassin vicié? Il faut comprendre dans cette dénomination générale tous les bassins qui diffèrent du bassin normal par la dimension de leurs diamètres et qui, de ce fait, sont la cause d'un accouchement difficile, impossible même. Il est bien entendu, et cela se comprend facilement, car qui peut le plus peut le moins, que dans la classification des bassins viciés nous n'aurons pas en vue les bassins plus grands que nature, qui peuvent être cause de mauvaise présentation,

---

[1] Leçon recueillie par le docteur PLATON, chef de clinique.

mais qui ne sont pas, de par leur constitution, un obstacle à un accouchement normal.

Les bassins viciés doivent leur formation à l'action de causes générales et de causes locales. Causes générales : Altération plus ou moins profonde du tissu osseux, ramollissement de la charpente squelettique dont les conséquences se traduisent par le rachitisme et l'ostéomalacie, destruction même du tissu osseux, entraînant avec elle les lésions des bassins tuberculeux.

Causes locales : elles siègent au niveau des articulations du pelvis ; il y a production de synostose et apparition du bassin oblique ovalaire de Naegelé ou du bassin de Robert.

Les causes vraies, locales encore, qui président à la pathogénie de ces bassins rétrécis et que nous avons étudiées ensemble dans nos précédentes leçons, sont, vous vous en souvenez, les contractions musculaires mal équilibrées et des pressions mécaniques anormales, entraînant une déformation du bassin, par augmentation de tel diamètre avec raccourcissement de tel autre. Je n'ai pas l'intention de refaire aujourd'hui une classification des bassins rétrécis ; cependant pour faciliter la compréhension de cette leçon, pour schématiser en quelque sorte la conduite à tenir en pareil cas, je diviserai les bassins anormaux en bassins symétriques et bassins asymétriques, tout en vous faisant remarquer que les bassins à viciations complexes du rachitisme et de l'ostéomalacie échappent parfois, à ce point de vue, à toute classification.

Les bassins symétriques comprennent :

Le bassin juxto-minor, celui qui a conservé dans le raccourcissement de ses divers diamètres des proportions symétriques et que l'on rencontre rarement.

Le bassin aplati avec l'angle sacro-vertébral saillant et quelquefois la courbure du sacrum corrigée. Bassins annelés et bassins canaliculés de Pinard.

Le bassin ostéomalacique, dont le diamètre antéro-postérieur est diminué effectivement. Le bassin cyphotique ou en entonnoir. Le bassin spondylizémateux, le bassin à spondylolisthésis ou bassin télescopant. Le bassin de Robert avec la synostose de ses deux articulations coxo-vertébrales.

Le bassin à lésions ilio-fémorales, surtout les bassins qui s'accompagnent de luxation congénitale double de la hanche, si bien décrits par Guéniot et qui n'offrent presque jamais de difficulté à la sortie heureuse de l'enfant.

Enfin le bassin masculin et le bassin infantile.

Presque tous ces bassins présentent comme caractères généraux deux diamètres obliques égaux avec raccourcissement du diamètre antéro-postérieur, le promontoire est accessible au doigt qui pratique le toucher et qui sert à mesurer l'angustie pelvienne : la difficulté pour l'accouchement siège au détroit supérieur, exception faite pour le cyphotique et le Robert. Dans ces deux derniers, au contraire, le diamètre transverse est rétréci et l'obstacle siège au détroit inférieur ou dans toute la hauteur quand l'angustie est extrême. Le promontoire est inaccessible et l'engagement se fait en antéro-postérieur et au moment de l'accouchement la difficulté se montre alors que le dégagement veut se faire.

Les bassins asymétriques comprennent les bassins dont un diamètre oblique diffère en dimension de l'autre oblique non seulement au détroit supérieur, mais encore sur tout un côté ; de sorte que le bassin est alors aplati de haut en bas. C'est dans cette catégorie que rentrent le bassin de Nægelé, le bassin pseudo-oblique ovalaire conséquence d'une scoliose, d'une luxation unilatérale ou d'une boiterie quelconque et par conséquent d'une compression inégale.

Nous supposerons, Messieurs, que le diagnostic est établi, que le degré du rétrécissement est connu. C'est là, vous le savez, un point capital et la fréquentation de la clinique vous a déjà suffisamment instruits sur la façon de pratiquer le toucher mensurateur.

Certains auteurs ont cru devoir décrire avec minutie les rétrécissements, au point de vue de leurs dimensions en millimètres, ils sont allés jusqu'à faire des catégories bien

classées selon la longuenr des diamètres et ils ont fièrement
établi là-dessus une thérapeutique qui devenait plus meurtrière
à mesure qu'on demandait davantage à la longueur en centimètres
une indication pour la conduite à tenir.

Certes, je suis loin, Messieurs, de vous dire qu'il est inutile
de mesurer les bassins soupçonnés de rétrécissement ; vous
voyez journellement ici combien cette pratique est suivie d'une
façon rigoureuse et sévère, mais je tiens à vous mettre en garde
contre cette méthode de procéder qui place tout son espoir dans
la mesure du diamètre conjugué et qui laisse à cette mesure le
soin de dicter une conduite toute systématique à l'accoucheur
indécis. Tous les jours en effet, en clinique, vous voyez se
produire, je ne dis pas spontanément, mais sans de trop
grandes difficultés, des accouchements que l'on aurait pu croire
impossibles d'après la mensuration. C'est une surprise agréable
que tout praticien est heureux de constater.

Eh bien ! Messieurs, que faire en présence d'un bassin
rétréci ? Jo crois utile de vous faire voir dans un coup d'œil
rétrospectif ce qui se faisait il y a quelque vingt ans.

Les bassins étaient bien soigneusement classés et étiquetés
d'après leurs dimensions :

Jusqu'à 9 centimètres, il était indiqué de ne rien faire
jusqu'au travail ; à ce moment, si l'accouchement tardait, le
forceps était suffisant ; du reste on espérait avec juste raison
le chevauchement et la réduction des pariétaux, réduction qui
se produit toujours chez les femmes aux contractions énergiques. Sur ce point, l'accord était parfait.

Pour les bassins de 8 centimètres, c'était à une application
de forceps au détroit supérieur que l'on demandait d'assurer la
sortie de l'enfant dont la tête restait fixée en transversale au
détroit supérieur, car, même réduit, le diamètre bipariétal ne
peut entrer dans un bassin de 8 centimètres. Deux cas se
présentaient en l'occurrence : l'application de forceps était
rendue facile par la fixation de la tête, ou bien celle-ci restait
mobile, fuyante, et le forceps avait une très grande difficulté à

saisir la présentation. La grande préoccupation des accoucheurs était, cela se conçoit, d'avoir un enfant vivant. Ainsi se comportaient Dubois et Depaul, surtout ce dernier, qui obtenait la venue heureuse de l'enfant, même après plusieurs applications infructueuses.

Beaucoup d'enfants mouraient ou devenaient idiots. Récemment, le docteur Oddo, un de vos professeurs à l'École, a montré, dans une fort belle étude, des lésions cérébrales remontant à la naissance, causes de troubles cérébraux et de paralysies. Ainsi, dans ces bassins de 8 centimètres, on essayait d'avoir des enfants extraits au forceps, ils passaient dans des angusties dont les diamètres étaient encore diminués par l'épaisseur des branches de l'instrument et on obtenait des enfoncements crâniens, des décès fréquents.

Dans les bassins de 7 centimètres, la pratique était hésitante, les accoucheurs se divisaient en deux camps irréconciliables : les uns, partisans de la réduction opératoire du pôle fœtal, sacrifiaient de propos délibéré une existence, en pratiquant systématiquement l'embryotomie ; les autres intervenaient et par l'opération césarienne faite sans antisepsie, obtenaient comme résultats des statistiques déplorables pour la mère qu'ils voulaient conserver avec l'enfant. Quelquefois enfin, on attendait que l'enfant mourût, tué par la lenteur et la difficulté du travail, pour pouvoir pratiquer sans remords une crâniotomie. Je ne veux pas caractériser cette morale.

Pour la conduite à tenir dans les bassins de 6 à 5 centim. et demi, tous les praticiens étaient d'accord, c'était l'opération césarienne qu'ils pratiquaient à cause des délabrements considérables produits par les instruments fœticides, évoluant dans des bassins aussi étroits. Je sais bien que le professeur Pajot employait encore dans ces angusties, le céphalotribe ; je sais aussi que c'était sa manière de faire, même dans des bassins de 3 centim. et demi, où il y a à peine la place de faire mouvoir l'instrument, mais il fallait l'habileté du vieux maître pour opérer sans entraîner de graves et dangereuses lésions.

Cette pratique d'il y a vingt ans était, vous le voyez Messieurs, fort peu encourageante et fort meurtrière pour les mères et les enfants. Cependant, depuis 1756, en Angleterre, depuis 1831, à Strasbourg, on avait proposé et on pratiquait une opération qui était un progrès énorme: l'accouchement prématuré provoqué. Stoltz avait en effet remis un rapport à ce sujet à l'Académie de médecine, qui se hâta d'en condamner les conclusions, de même que Baudelocque avait un peu terni sa gloire d'accoucheur, en anathématisant cette intervention bienfaitrice. C'est un honneur pour notre École de médecine et une gloire pour la chaire que j'occupe, d'avoir eu à cette époque un défenseur de l'accouchement provoqué, et cela dès la première heure, dans la personne du professeur Villeneuve, qui, un des premiers, défendit et suivit la pratique de Stoltz.

Vous savez, Messieurs, que les indications du mois dans lequel on intervenait étaient données par la longueur du bipariétal qui est de 7 centimètres à 7 mois, de 8 à 8 mois, etc., et selon la mesure du bassin on pratiquait l'accouchement provoqué à 7 ou 8 mois.

Le Dr Stanesco, chef de clinique de Depaul, montra qu'il était possible d'attendre 15 jours de plus que l'époque fixée par le toucher mensurateur, de façon à avoir plus de chances de viabilité infantile. Certes c'était là un grand progrès ; mais toutes les femmes n'étaient pas connues, n'étaient pas suivies dès le début de leur grossesse et alors on opérait trop tard et l'enfant mourait pendant l'accouchement des pressions supportées, ou on opérait trop tôt et l'enfant n'était pas viable.

Ainsi donc, malgré tous les efforts d'esprits éminents, la formule qu'ils voulaient vraie et définitive : sauver l'enfant tout en sauvant la mère, n'était malheureusement qu'un leurre. Il fallut renoncer à l'accouchement provoqué, il fallut chercher autre chose et c'est de ce quelque chose qu'on doit une reconnaissance éternelle à mon éminent maître et ami M. le professeur Pinard. Vous avez compris, Messieurs, qu'il s'agit en l'espèce de la symphyséotomie. Ce n'est pas ici le moment de vous

décrire les diverses phases par où passa cette belle opération,
vous vous rappelez que l'historique et la description de l'opération de Sigault ont fait l'objet d'une leçon précédente.

La symphyséotomie est l'opération qui garantit le mieux la
vie de la mère et celle de l'enfant par l'agrandissement momentané du bassin. Vous avez assisté à plusieurs interventions de
ce genre dans le service, hier encore nous la pratiquions sur une
parturiente, venue de la ville au terme de sa grossesse. Vous
savez par expérience que c'est la meilleure façon de sauver la
mère et l'enfant. La bénignité de cette symphyséotomie est
affirmée par les statistiques et en particulier par la statistique
de l'école de Baudelocque. Je n'ai pas aujourd'hui à m'appesantir
sur cette partie du sujet, qui fera l'objet d'une nouvelle leçon.

L'opération césarienne ne présente pas les mêmes garanties
ni la même bénignité. Je suis pour ma part un partisan si
décidé de l'opération de Sigault que je me suis fait appeler le
plus intransigeant des symphyséotomistes, on m'a même accusé
de faire trop volontiers la section du pubis; on ne se rappelle
pas que je suis l'auteur des « Symphyséotomies qu'on ne fait
pas ». Ce qu'il y a de certain c'est que toutes les fois que l'intervention est indiquée, je la pratique avec conviction. Pour comparer la symphyséotomie et l'opération césarienne, je vous dirai
que la première est une opération de choix, tandis que l'autre
est une opération de nécessité.

Quels sont les bassins susceptibles de l'opération de Sigault?

Les bassins rachitiques, jusqu'à 6 centimètres, si la tête
s'amorce et ne descend pas. Les bassins aplatis et même les
bassins normaux dans lesquels la tête ne descend pas ; les
bassins cyphotiques où la tête s'engage mais ne peut aller plus
loin par suite de la diminution du biischiatique ; les bassins
pseudo-obliques ovalaires, scoliotiques, les bassins atteints de
luxation unilatérale coxo-fémorale, si l'occiput ne regarde pas
du côté malade.

Ce sont là autant de bassins où je pratique la symphyséotomie. Dans le cas d'accouchement dans un bassin oblique

ovalaire de Nægelé, il est impossible d'écarter les deux côtés
du bassin à cause de la synostose existant d'un côté. Si l'on
compare le bassin aux deux battants d'une porte qui joueraient
autour d'une charnière qui serait ici les articulations coxo-vertébrales, le bassin de Nægelé ne possède qu'un battant mobile.
Dans ces cas, il est impossible de pratiquer la symphyséotomie,
l'opération césarienne est indiquée alors, à moins que l'on ne
fasse l'opération de Farabœuf, l'ischio-pubiotomie, qui est la
symphyséotomie du bassin oblique ovalaire. Vous savez,
Messieurs, ce qu'est cette opération pratiquée, pour la première
fois, par le professeur Pinard ; vous en trouverez la description
complète dans les leçons cliniques de ce dernier, je ne m'y attar-
derai donc pas.

Cette opération de Farabœuf est une intervention difficile,
nécessitant une habileté parfaite, et jusqu'à présent je préfère
de beaucoup, dans les cas de bassin de Nægelé, faire une césarienne. Cette dernière opération, depuis la période antiseptique,
depuis que les conditions de survie de l'enfant sont mieux
connues, présente des garanties très sérieuses.

Je la pratique dans les bassins ostéomalaciques, les bassins
chiffonnés de Depaul, dans les bassins à spondylolisthésis, les
bassins spondylizémateux ; je trouve encore des indications à
cette intervention dans les bassins encombrés par des tumeurs :
tumeurs osseuses comme l'ostéosarcome, tumeurs cancéreuses,
fibromes, kystes, etc. C'est alors à la pratique de Porro que je
me rallie.

Il faut, Messieurs, que je me résume : les indications de la
symphyséotomie et de l'opération césarienne que je viens de
vous énumérer sont acceptées par presque tous les accoucheurs
français. Il y a peu d'exceptions à cette entente commune.

Le nombre des partisans de l'accouchement provoqué avant
terme, dans la thérapeutique des bassins viciés, diminue de
jour en jour. Quant à nous, c'est une pratique que nous ne
suivons pas. Vous savez déjà ce que je pense de l'application de
forceps au détroit supérieur, ce sera le sujet d'une leçon

prochaine. Vous savez aussi qu'en Angleterre, on pratique dans les bassins rétrécis la version podalique, préférant que l'enfant se présente tête dernière ; il y a, paraît-il, de beaux résultats et l'on obtient la survie de beaucoup d'enfants ; c'est cette pratique qu'a essayé d'acclimater chez nous le professeur Budin. Pour moi, je ne crois cette version indiquée d'une façon positive que dans les cas de bassin asymétrique avec une angustie peu étendue, la version est alors pratiquée dans le but de diriger l'occiput vers la portion large du bassin.

Tels sont, Messieurs, les principes que je vous engage à suivre et que j'ai suivis dans une pratique déjà longue. C'est le résultat de mon expérience que je vous ai apporté.

QUATRIÈME LEÇON

DE LA BASIOTRIPSIE

Messieurs,

Nous avons eu, ces jours-ci, deux basiotripsies dans le service. Ces deux observations, par leur intérêt propre et par leur comparaison, suggèrent des réflexions que je veux vous présenter et qui me semblent dignes de fixer votre attention.

Aussi bien cette leçon clinique pourrait s'intituler : Des dangers de ne pas examiner les femmes durant leur grossesse, ou au moins à la fin de celle-ci, et, au pis aller avant le travail.

Voici, en effet, ce qui s'est passé pour la basiotripsie que vous m'avez vu pratiquer, le 14 décembre 1900 : On nous avait amené une femme, de petite taille, de gros embonpoint, avec de l'œdème généralisé et plus marqué aux membres inférieurs et à la vulve, en état d'éclampsie. Elle avait eu une forte crise, deux heures avant son entrée ; elle était au début du travail, avec 7 grammes d'albumine (non diagnostiqués). Col effacé, encore fermé ; c'était une Ipare de 29 ans, de profession sédentaire, elle était brodeuse.

En présence de ce cas, le moins instruit de nos élèves eût pensé à deux choses : 1° à la présence de l'albumine dans les urines de cette femme ; 2° à la possibilité d'un rétrécissement du bassin.

Eh bien ! ces deux probabilités ont été méconnues par l'accoucheuse qui nous a adressé cette malheureuse, et elle avait, au contraire, assuré le mari que tout irait bien, l'enfant se présentant par la tête.

La présentation, en effet, était bien longitudinale. Le sommet était en bas ; mais vous savez que cela ne suffit pas pour avoir un bon accouchement, et qu'il faut non seulement qu'il se présente au détroit supérieur, mais encore, avant même la fin de la grossesse chez une Ipare, que ce sommet soit fléchi et engagé. La deuxième condition est la conséquence de la première, si toutefois la tête n'est pas trop grosse ou le bassin trop petit pour que l'engagement, l'accommodation pelvienne se produise. Or, ici, on sentait la tête mobile au-dessus du pubis !

Je veux bien qu'en pratiquant le toucher et en portant le doigt derrière le pubis, on ait pu sentir le sommet ; je veux bien que, plus tard, par le col déjà ouvert, dans ces cas-là, on puisse sentir la bosse séro-sanguine, tendue et assez dure ; mais ce ne sont pas là les caractères de l'engagement. Je vous l'ai dit bien souvent, on peut, sans être très profondément versé dans l'art des accouchements, par un moyen pratique, enseigné par le professeur Farabeuf, se rendre compte si l'engagement est réel : il suffit de pouvoir passer entre le sommet et le plancher du bassin trois doigts, placés de champ, pour être certain que la bosse séro-sanguine s'est peut-être allongée, mais qu'à coup sûr le vertex n'est pas descendu.

Si cette accoucheuse avait su cela, si elle avait compris que le segment inférieur, coiffant incomplètement le crâne, ne remplissait pas, au moment du travail, l'excavation, elle eût été moins optimiste. Si encore elle avait cherché à atteindre le promontoire, elle aurait pu mesurer le diamètre sacro-sous-pubien et le diamètre mi-sacro-pubien ; l'un mesurait 9 centim. et demi, et l'autre 9 centim. un quart au plus ; elle aurait compris que l'accouchement avait des chances de présenter des difficultés. Si elle avait pensé que cette femme, boiteuse, pouvait avoir une déformation du bassin, elle aurait pu constater, en la regardant simplement de dos, que le bassin était aplati, légèrement il est vrai, du côté gauche ; que la hanche gauche était plus élevée que la droite, et que le pli interfessier, au lieu d'être vertical, était oblique de haut en bas et de gauche à droite ; enfin, que le pli sous-fessier du côté droit n'était pas sur la même ligne horizontale que celui du côté gauche ; bref, que le bassin appartenait à cette catégorie qu'on appelle pseudo-oblique ovalaire.

Sans doute, dans les bassins rétrécis, l'expulsion du fœtus, surtout quand il est petit, se fait quelquefois spontanément, et vous avez pu en voir un exemple récent, chez cette petite femme rétrécie (9 centim.), couchée au n° 2 de la salle des accouchées de la Maternité ; mais quand nous avons examiné cette femme pendant la dernière quinzaine de sa grossesse, nous avons trouvé le sommet engagé, occupant toute l'excavation, ayant par conséquent franchi le promontoire saillant, et nous avons été rassuré sur le pronostic de l'accouchement qui a eu lieu spontanément.

Bien que la taille, seule, de notre parturiente, ait dû attirer l'attention de l'accoucheuse, sur une malformation possible du bassin, elle a commis une négligence plus grave encore qui a été la source de tous les accidents, c'est d'avoir méconnu l'albuminurie qui était plus que probable, même à un examen superficiel. C'est la méconnaissance de ce symptôme, toujours important, qui a laissé la malheureuse femme arriver à l'expression la plus élevée de l'intoxication gravidique, de l'hépato-toxémie, je veux dire cette complication si effrayante de l'éclampsie. Je ne fais point ici de récriminations, mais de l'enseignement, et, de pareils faits doivent être gravés dans vos esprits, pour que leur souvenir vous soit une sauvegarde.

Après avoir jugé sévèrement la conduite de la sage-femme, vis-à-vis de sa cliente, jugeons maintenant notre conduite avec non moins d'impartialité et de conscience.

Cette femme arrive le 12 décembre, à 5 heures du soir, les

membranes rompues depuis une heure du matin. On croit
percevoir les battements du cœur fœtal, à peine perceptibles,
dit l'élève de garde. On apprend que cette femme a eu au
moins une crise d'éclampsie, elle est actuellement en travail,
avec des contractions irrégulières. Col à peine ouvert. A
10 heures du soir, les contractions deviennent violentes, et il
s'écoule par les organes génitaux une perte fétide. Les douleurs continuent toute la nuit. Dès son arrivée on lui prodigue
les soins que comporte son état et l'on fait une antisepsie
rigoureuse.

Nous la voyons en travail le jeudi 13. Les contractions sont
assez régulières et soutenues, le col a une dilatation, comparable à une pièce de deux francs. La tête est en gauche transversale, dans la situation que nous avons dite, et la descente
ne s'est pas effectuée. Le promontoire est accessible, j'ai déjà
dit les dimensions des diamètres sacro-sous-pubien et mi-
sacro-pubien.

Le fœtus est mort, car non seulement on n'entend plus les
bruits du cœur, après plusieurs examens stéthoscopiques,
mais encore il est sorti du méconium en assez grande quantité.
Les crises d'éclampsie n'avaient plus reparu. L'albumine avait
diminué. Que fallait-il faire ?

Avec un col si peu dilaté, et ce peu de dilatation s'explique,
de reste, il fallait attendre !... Attendre quoi ? La dilatation
complète pour agir ?... Non pas, mais une dilatation suffisante
pour pratiquer la basiotripsie ; je rappelle que l'enfant était
mort. Pourquoi la basiotripsie? et qu'est-ce que cette intervention ? Parce que la basiotripsie est une opération sans
danger pour la mère et qui non seulement diminue le volume
de la tête, mais la réduit au minimum, et, par conséquent, peut
la faire passer par une filière pelvienne assez exiguë et par un
col incomplètement ouvert. Celui-ci, à 5 heures, se laissait
dilater.

Vous savez ce qu'est le basiotribe, cet instrument inventé
par le professeur Tarnier, en 1882, et qui a remplacé, en

France du moins, le céphalotribe. C'est celui qui nous a servi
l'autre jour que je vous présente ici. Il est formé de trois branches : un perforateur, branche médiane, qu'on enfonce non
seulement dans la voûte du crâne, mais encore dans la base.
Quelquefois, cette base du crâne est très élevée et l'instrument
s'enfonce profondément, ça a été notre cas, dans les parties
génitales. Il faut le conduire sur le doigt, bien entendu, et
pousser assez fort, non pas pour vaincre la résistance de la
voûte, car le plus souvent il attaque celle-ci au niveau des
sutures ou des fontanelles, mais pour entamer le sphénoïde
que doit intéresser la pointe quadrangulaire du perforateur.
Quand celui-ci est fiché dans la base du crâne, on introduit une
des branches de l'instrument, la petite, la gauche, comme pour
le forceps ordinaire, et on l'articule avec le perforateur ; une vis
à ailette réunit ces deux branches et les rapproche jusqu'à ce
qu'elles viennent en contact, c'est le petit broiement, qui suffit
quelquefois pour extraire la tête. Ici il a fallu employer, vu le
degré d'angustie et le volume du crâne, le grand broiement,
c'est-à-dire, après avoir fixé, par un petit crochet qui s'abaisse
du perforateur sur la petite branche, cette dernière, nous avons
enlevé la vis et nous avons introduit, sur le côté droit du bassin,
la grande branche droite, replaçant la vis de broiement ;
nous avons pu rapprocher les trois branches par leur extrémité
inférieure et serrer à bloc ; vous voyez le dispositif, ce qui nous
a donné un écrasement de la tête aussi complet que possible.
Vous avez vu le résultat ! La matière cérébrale, qui déjà
s'était écoulée en partie, lors du petit broiement, a continué à
sortir et la tête est apparue à la vulve, après un tour de main
qui consiste à orienter les diamètres nouveaux de celle-ci
avec les diamètres du bassin. La tête, ainsi pressée, a, en
effet, son grand diamètre perpendiculaire à la ligne qui réunit
les deux branches de l'instrument, il faut donc présenter
ce grand diamètre transversalement au détroit supérieur,
et d'avant en arrière, pour lui faire franchir le diamètre
coccy-pubien.

Vous avez vu que la prise était bonne. Les deux oreilles sortaient par les fenêtres des cuillers.

Les orbites comprimés s'étaient vidés des globes oculaires, saillants en dehors, et vous pouvez constater, sur cette tête broyée, préparée par M. Pellissier, que la base du crâne porte l'empreinte du trou fait par le perforateur. Enfin, pour finir l'extraction, les épaules mettant obstacle à la sortie du tronc, nous sommes allé à la recherche des bras, en passant, non sans difficulté, l'index successivement sous les deux aisselles, encore très élevées. Il importe, en effet, quand les épaules ne veulent pas sortir, bien qu'on les ait orientées convenablement, de ne pas trop tirer sur la tête, car le cou s'allonge et l'on pourrait produire la décollation.

Les bras sortis, l'extraction n'a plus été que l'affaire d'un instant, et le corps tout entier de ce fœtus a été expulsé. Il pesait 2,750 grammes, auxquels il faut ajouter le poids de l'encéphale, 340 à 350 grammes, à peu près, ce qui fait un poids total de 3,000 grammes, moyenne des enfants à terme. Celui-ci était déjà macéré. L'épiderme s'enlevait en certains endroits. Enfin Mlle Mouren a fait la délivrance artificielle, après avoir donné des injections avant et après, dans l'intérieur de l'utérus. La perte a été modérée. Il va sans dire que l'intervention a été faite sous le chloroforme.

Je vous présente maintenant les ciseaux de Smellie, le perce-crâne de Blot, le cranioclaste de Braun, le céphalotribe de Baudelocque, le céphalotribe de Tarnier. Tous ces instruments dont nous nous somme servis souvent jadis, hélas! quelquefois sur des enfants vivants, avaient l'inconvénient de ne pas protéger suffisamment les organes maternels, en ne réduisant pas suffisamment le volume de la tête. Cette réduction maxima est un des grands avantages du basiotribe, quand on le manie avec prudence. Le seul inconvénient serait, quand la tête est très élevée, d'intéresser le vagin avec le perforateur ; aussi faut-il toujours, comme le recommande Tarnier, l'introduire entre les doigts, qui lui font un chemin jusque sur l'endroit où s'applique la pointe. Il faut avoir soin également, ce que j'ai omis de vous dire, mais non de faire faire, qu'un aide fixe la tête solidement à travers la paroi abdominale et l'applique, le plus fortement possible, contre le pubis.

Je vous ai dit que l'intervention à laquelle vous avez assisté était sans danger pour la mère, et pourtant notre opérée est dans un état grave, peut-être succombera-t-elle ! c'est que déjà elle était non seulement intoxiquée, mais infectée. Le fœtus putréfié a répandu, quand il est sorti, une odeur nauséabonde. Ces gaz méphitiques, développés dans la cavité utérine, sont un grand danger ; ils nous commandaient de faire de grands lavages intra-utérins, c'est ce qui a été fait. Nous ne sommes donc pas responsable de cette cause nocive. Mais il y a eu une déchirure du col, du côté gauche, peu profonde, il est vrai, de même qu'une déchirure superficielle du périnée. Est-ce notre faute ? et aurions-nous dû attendre la dilatation complète pour les éviter ?

D'abord chez les albuminuriques, surtout en travail depuis longtemps (trente-six heures dans notre cas), les tissus sont très friables, et de deux maux il fallait choisir le moindre, c'est-à-dire que si nous avions attendu plus longtemps, nous nous serions exposés à des accidents plus redoutables encore. L'œuf était ouvert, le fœtus mort, l'infection aurait été plus grande, plus intense ; et puis ce qui nous a aussi décidé à agir, c'était la crainte d'une rupture utérine, à raison de cette friabilité des tissus, à raison des contractions énergiques qui s'accentuaient de plus en plus pour lutter contre l'obstacle qui empêchait la tête de descendre. Cette rupture du tissu utérin était possible, probable même, elle eût été mortelle. Nous avons cru bien faire de la prévenir.

Ce qui s'est passé, dans le service de la clinique le surlendemain, va vous prouver qu'une basiotripsie, faite dans de meilleures conditions, est presque inoffensive ; c'est le deuxième cas dont je veux vous entretenir.

Il s'agit d'une IIIpare, âgée de 27 ans, ménagère, à terme,

entrée le 3 décembre. Elle avait eu un premier accouchement
en 1897, qui avait été spontané, et lui avait donné un enfant
vivant. En 1898, avortement gémellaire, à quatre mois et demi
de grossesse, après une chute. Le père de l'enfant actuel n'est
pas le même que celui des autres. Elle a eu ses règles du 1er
au 5 mars 1900, et est par conséquent à terme. Elle avait des
traces d'albumine qui ont disparu en peu de jours, par le
régime lacté. Je note en passant, cette albuminurie du surmenage, qui disparaît, par le repos et l'usage du lait, très rapidement.

Le ventre est moyennement développé, l'utérus est médian,
le sommet se présente en O.I.D.T., il est amorcé. L'angle sacro-
vertébral n'est pas accessible ; on pouvait espérer un accouchement normal, en raison de ces conditions et du précédent
accouchement.

Toutefois, après une dilatation complète qui a marché régulièrement, la rupture tempestive de la poche des eaux, le
sommet engagé ne progresse plus, le front est serré entre les
deux branches descendantes du pubis, comme dans un étau, la
rotation s'est faite en occipito-sacrée.

A ce moment, le fœtus vivait encore, quoique compromis ;
peut-être une décision prompte, une symphyséotomie immédiate l'eût sauvé ? M. Riss ne voulut pas prendre une résolution
aussi grave, et pensa qu'une application de forceps serait plus
tôt faite, la tête lui paraissant si près de sortir. Mais son attente
fut trompée et deux applications n'aboutirent qu'à la mort du
fœtus, déjà compromis je l'ai dit. L'indication devenait alors
précise, et, en mon absence et celle de M. Platon, M. Riss,
aidé par Mlle Mouren, fit la basiotripsie et il eut raison. Il l'a
faite avec tout le soin et l'habileté possibles, et je n'ai qu'à le
complimenter de son exécution. Certainement, si je n'avais pas
été absent, prévenu à temps, j'aurais fait la section pubienne,
et peut-être aurions-nous eu cette satisfaction d'avoir un enfant
vivant et une mère qui, comme aujourd'hui, aurait été très bien.
Mais là n'est pas la question que nous traiterons une autre fois ;

ce qu'il est essentiel que vous reteniez aujourd'hui, c'est que ces deux basiotripsies ont été faites dans des conditions absolument différentes, et que s'il y a eu des accidents dans l'une, ce n'est pas à l'intervention qu'il faut les imputer.

Je me résume :

Toutes les fois que vous aurez en vue un accouchement, demandez à examiner la femme durant sa grossesse.

Examinez les urines plusieurs fois dans le cours de cette grossesse, et surtout à la fin.

Examinez au moins une fois le bassin.

Rendez-vous compte de l'engagement, dès le huitième mois chez une primipare, la dernière quinzaine chez une multipare.

Renseignez-vous sur les accouchements antérieurs, chez celle-ci, sur le sort de ses enfants.

N'oubliez pas de demander si la paternité est la même pour cette dernière grossesse, car la paternité peut influer sur le volume du fœtus.

Enfin si vous ne trouvez pas les conditions normales que nous avons exposées dans le cours de nos leçons, qui vous ont présenté le tableau de la grossesse physiologique et de l'accouchement spontané, veillez au grain; corrigez les présentations vicieuses et tenez-vous prêts à intervenir, sans vous laisser forcer la main, sans vous laisser devancer par les accidents ou les complications.

Enfin, ne sacrifiez jamais la vie d'un enfant vivant.

En suivant ces conseils, vous vous conduirez en praticiens honnêtes et prévoyants, et si vous n'avez pu éviter un malheur, vous aurez du moins la conscience d'avoir rempli tout votre devoir; j'ai la conviction d'avoir agi ainsi.

BASIOTRIPSIE ET SYMPHYSÉOTOMIE

Messieurs,

Nous avons eu, pendant les vacances, deux cas de dystocie fort intéressants et dont la comparaison est trop instructive pour que je ne saisisse pas l'occasion de vous les exposer avec quelques réflexions.

Voici le premier fait : Dans la nuit du 28 au 29 décembre 1900, on nous apportait une femme de 31 ans, secondipare, en travail depuis le 26, à 8 heures du soir. La poche est rompue depuis la veille. La dilatation égale une pièce de deux francs, les bords du col sont tuméfiés, l'auscultation est nulle. Un liquide jaune verdâtre s'écoule des organes génitaux. L'enfant se présente par le sommet, variété gauche transversale.

Un billet du médecin, qui l'envoie à la Maternité, mentionne « que les tractions, avec le forceps, ayant échoué, et le bassin « ayant un rétrécissement de sept centimètres, la crâniotomie « est indispensable. » En effet, à 9 heures du matin, la dilatation est à peu près complète, car le col était dilatable, je pratique la basiotripsie, et le grand broiement permet de ramener, assez facilement, un fœtus masculin du poids de 1,750 grammes, crâne vidé, et mesurant cinquante centimètres. La délivrance a lieu spontanément vingt minutes après. Aucune particularité à noter, la femme est bien aujourd'hui. Son premier accouchement avait aussi nécessité la basiotripsie. Je reviendrai tout à l'heure sur ce fait.

Le second est le suivant : bipare, 28 ans, que nous avions dans le service depuis trois semaines, rachitique, petite, déformée, avait déjà subi la symphyséotomie, il y a quatre ans, enfant mort depuis.

Les douleurs commencent le dimanche matin 30 décembre, le sommet se présente au détroit supérieur mobile et non engagé, en droite transversale. Le col s'efface avec lenteur, la dilatation marche très lentement, les membranes se sont rompues brusquement, la nuit qui a précédé le début des contractions, et le fœtus est vivant. On surveille les battements du cœur, prêt à me faire appeler pour une intervention s'ils se modifient dans leur rythme.

Le 31, au matin, la dilatation est comme une pièce de cinq francs. La bosse séro-sanguine s'engage, le sommet paraît fixé. Le pariétal gauche bombe au-dessus du pubis, le crâne paraît à cheval sur son bord supérieur.

Le P. S. P. $= 8$ à $8 \frac{1}{4}$, c'est-à dire que nous avons affaire à un rétrécissement de 7 centimètres au plus. A 9 heures du matin, nous pratiquons, pour la deuxième fois chez cette femme, la symphyséotomie et nous remarquons, en incisant la symphyse, que, contrairement à ce qui se passe d'ordinaire, où la réunion d'une symphyse coupée est purement fibreuse, il existe des stalactites osseuses qui ébrèchent le tranchant du bistouri. Quoi qu'il en soit, cette opération ne présente aucune particularité et s'exécute avec rapidité. Une application de forceps amène un enfant vivant de 2,950 grammes.

L'écartement des pubis n'a été poussé que jusqu'à 6 centimètres, suture avec trois fils d'argent. Délivrance par expression. La femme est bien, vous l'avez vue aujourd'hui.

Quant à l'enfant, la bosse séro-sanguine siégeait sur le pariétal postérieur, le droit qui chevauchait sur le gauche, ce dernier ayant été fixé dans la dernière période du travail, sur le bord supérieur du pubis. La tête était très déformée, aujourd'hui vous ne trouvez plus trace de déformation.

Tels sont les deux cas de dystocie dont je veux vous parler ; car ils me paraissent très suggestifs par leur comparaison. Ces deux femmes, toutes deux secondipares, ont eu chacune deux accouchements semblables. La première a subi, une première fois la basiotripsie, il y a un an, puis une seconde ces jours-ci ; la deuxième, au contraire, a subi une première symphyséotomie, il y a trois ans, puis une seconde le 31 décembre 1900. Toutes deux étaient rétrécies, à peu près au même point, mais tandis que la deuxième a eu deux enfants vivants, la première n'a eu que deux enfants dont il a fallu broyer la tête.

Cela ne prouve pas, comme on l'a dit récemment, que toutes les méthodes sont bonnes pour délivrer les femmes ; mais, qu'au contraire, quand on a souci, comme le recommande Levret, de deux existences, et qu'on peut et qu'on doit les préserver toutes deux, il y a de bonnes et de mauvaises méthodes.

Je ne fais le procès de personne ! quand un confrère agit selon sa conscience et ses capacités, je ne me reconnais pas le droit de le blâmer ; mais j'ai bien, je suppose, le droit de rapprocher des faits semblables qui se sont terminés différemment et de juger par un *argumentum ad hominem*, laquelle des méthodes employées par ce confrère ou par nous, donne le plus de garantie à l'humanité. Cela c'est de la clinique ! Or ce confrère, Messieurs, s'appelle légion, malheureusement et malgré les efforts, les conseils et les exemples de l'école de Baudelocque et de son représentant, de son maître le plus autorisé, j'ai nommé M. Pinard ; et, il y en a encore trop qui agissent comme celui qui nous a envoyé la première parturiente. Au reste, c'est un praticien instruit et adroit, puisqu'il a pu apprécier à sa juste valeur le degré de rétrécissement et appliquer plusieurs fois le forceps sur cette tête élevée sans produire de lésion maternelle, ni déchirure, ni infection.

Mais, si j'insiste sur cette conduite, c'est pour vous montrer combien ont été fâcheuses pour l'enfant ces interventions. Oui! qu'on le sache bien, les applications de forceps au détroit supérieur ont vécu. Leurs dangers, même pour la mère, mais surtout pour le fœtus, sont considérables. Pour la mère, elles risquent de compromettre l'intégrité des parties molles, même et surtout quand l'intervention réussit, et pour le fœtus, elles compromettent presque toujours sa santé, sinon sa vie.

Certainement, il n'y a pas dix ans encore, on agissait de la sorte ; on allait même plus loin ; on faisait la basiotripsie sur des enfants vivants, ou bien, par un compromis de conscience, que je ne vous engage pas d'imiter, on attendait que l'enfant fût mort pour le crâniotomiser. Mais enfin, direz-vous, l'application du forceps au détroit supérieur donnait des succès, et l'on avait encore des enfants vivants ; je n'en disconviens pas et, sans vouloir me demander ce que devenaient ces enfants, au point de vue de leur avenir pathologique, consultons les statistiques. Celle de Pinard et Varnier vous donnera 34 p. 100 de décès, d'autres 50 p. 100. N'est-ce rien qu'un enfant mort sur deux ou même sur trois ? A quoi sert le progrès ? doit-on se contenter d'un pareil résultat ?

Farabeuf a bien montré le rôle néfaste du forceps. Cet instrument merveilleux, comme tracteur, quand il se substitue à la force de vis à tergo, manquant dans l'inertie utérine, alors que le sommet est descendu dans l'excavation, devient des plus dangereux quand il s'agit de faire passer une tête, à peine compressible, à travers un anneau rigide osseux, trop étroit. La force de traction, dans ce cas, se complique d'une force de pression égale, d'après les calculs de Farabeuf, à dix fois la première. Ainsi une traction de 40 kilog. donne une compression de 400 kilog. ! quelle est la tête qui pourra résister ? C'est que le forceps, serré par la filière pelvienne, fait tout à fait l'effet d'un porte-crayon qui enserre le crayon d'autant plus qu'on pousse davantage l'anneau vers l'extrémité. Le crayon ici, c'est le sommet, l'anneau, c'est l'anneau osseux que constitue le détroit supérieur. Mais cette question est si importante que vous me permettrez d'insister sur cette pratique du forceps au détroit supérieur.

La thèse si remarquable du docteur Lepage nous fournit des enseignements précieux sur la façon de procéder. Les cliniciens étaient partagés sur ce point et l'on décrit dans les livres classiques — celui de Ribemont, par exemple, le dernier mais non le moins bon — trois méthodes, pour arriver au but désiré, l'extraction du fœtus, avec le moins de fracas possible.

1° On appliquait les deux branches sur les côtés du bassin, aux extrémités du diamètre transverse, l'une à gauche, l'autre à droite, et comme le fœtus a presque toujours le sommet en position transversale, une des cuillers portait sur l'occiput, jusqu'à la nuque, l'autre sur le front. Or, consultez l'ouvrage de Farabeuf et Varnier, qui est un véritable monument de logique pratique, et vous vous rendrez compte que si la prise de l'occiput est bonne, celle du front est mauvaise. La branche occipitale tiendra bien, la branche frontale glissera jusqu'au bregma qu'elle déprimera fortement sans pouvoir s'y fixer autrement qu'en s'y enfonçant, au grand préjudice du sinus longitudinal ; mais généralement le forceps dérapera. Que si vous voulez la pousser jusqu'à la racine du nez, vous ne pourrez pas articuler votre forceps, la branche occipitale étant retenue par le bec de la cuiller qui appuie sur le sillon de la nuque. De plus, vous produirez la déflexion et vous augmenterez, par la pression longitudinale de la tête, son diamètre transverse, c'est-à-dire celui qui est en rapport avec le promonto-pubien que vous auriez au contraire tout avantage à diminuer.

2° On appliquait, pour obvier à ces inconvénients, le forceps obliquement, c'est-à-dire dans la direction des diamètres obliques du bassin et obliques de la tête. Comme le fait observer Lepage, si, dans le premier cas, l'application était régulière par rapport au bassin, sinon au fœtus, ici l'application n'est régulière ni pour l'un ni pour l'autre ; cette méthode a été connue pendant longtemps sous le nom de *méthode allemande*. Une

des branches du forceps était placée en arrière, derrière l'oreille
postérieure ; l'autre, en avant, sur la bosse frontale et l'apophyse
orbitaire externe du côté opposé, et l'on réduisait ce diamètre
par la pression, en augmentant forcément l'autre, c'est-à-dire
celui qui, la tête se diagonalisant, devait se présenter au diamètre minimum du bassin et si l'on tirait, même très en arrière,
la tête s'engageait, mais le frontal postérieur s'effondrait,
s'enfonçait sur le promontoire. Cependant la prise était solide
et bien qu'on eût, par cette manœuvre, défléchi le sommet, on
pouvait avoir encore des enfants vivants. Dans deux bassins,
l'un normal, l'autre rétréci, ayant permis des accouchements
spontanés, nous avons observé dernièrement deux cas de ces
enfoncements crâniens. Les enfants ont survécu, mais que
deviendront-ils ? l'avenir seul nous l'apprendra.

Et encore, quand le travail a lieu spontanément, la pression
qui s'exerce sur la tête se fait lentement, ou, au moins, progressivement et j'appelle votre attention sur la différence du processus avec les cas où l'enfoncement est au contraire brusque
et soudain. Certainement un encéphale peut s'accommoder d'une
compression, lorsque celle-ci se fait peu à peu et non lorsqu'elle
est le fait d'un épanchement soudain.

3° Depuis 1883, Pinard, frappé de ces applications défec-
tueuses, revenant à la pratique des accoucheurs Levret, Smellie
et Baudelocque, a démontré que la seule bonne prise d'une tête
fœtale était la prise régulière, c'est-à-dire par le méridien latéral, passant un peu en avant de l'oreille, quelle que soit la
hauteur où se trouve le sommet. Cette prise régulière, pour le
détroit supérieur, consistera donc à appliquer une des branches
en arrière, à l'extrémité du diamètre transverse de la tête, l'autre
en avant symétriquement ; c'est là la meilleure garantie pour
le fœtus.

Mais cette méthode a encore l'inconvénient de se priver de
l'utilisation de la concavité du sacrum. La branche postérieure
fait l'effet de la corde de l'arc sacro-coccygien, elle ponte, comme
dit Varnier, cette concavité, et dès lors la bosse pariétale posté-

rieure ne peut plus s'y loger pour faire glisser derrière le pubis la bosse pariétale antérieure. Pour opérer la descente, il faut tirer en arrière, très en arrière, dans l'axe du détroit supérieur, c'est-à-dire qu'il faudrait aller au delà du coccyx, après avoir scié le périnée, comme dit Farabeuf, quoique le forceps de Tarnier évite un peu cet écueil.

Ainsi donc, quelle que soit la méthode employée, même la troisième, qui est la moins défectueuse, deux facteurs concourent à nous les faire rejeter.

1° Le plus souvent, mauvaise prise et réduction du diamètre serré au delà des limites compatibles avec la vie ou du moins la santé du fœtus.

2° Difficulté de tirer dans l'axe et d'engager la tête régulièrement, d'où déchirure profonde des parties molles.

Le résultat définitif, c'est l'impossibilité fréquente de sortir un enfant vivant ou de terminer l'accouchement, et c'est, alors que la vie du fœtus est compromise, la nécessité d'avoir recours à la basiotripsie.

Mais enfin, direz-vous, vous remplacez cette intervention par la symphyséotomie ! N'est-ce rien qu'une opération de cette importance ?

Sans parler du résultat que vous avez sous les yeux, vous serez édifiés, si vous vous reportez aux statistiques publiées.

Je pose en principe, et, après celle de bien d'autres, ma pratique vient le confirmer, que la symphyséotomie est évidemment conservatrice pour l'enfant, quand on la pratique assez tôt, alors que sa vie n'a pas été compromise par des tentatives d'application de forceps ou par un trop long travail ou par toute autre cause. Je pose en principe que la sécurité pour la mère est complète, je dirai absolue, quand elle n'est exposée qu'au seul danger de la symphyséotomie. Si l'on élague les cas où la femme est déjà infectée, les cas d'éclampsie, ceux d'hémorrhagie par inertie utérine ou par placenta prævia, on verra que la statistique donne 0 pour la mortalité, aussi bien maternelle qu'infantile. M. Bar, qui n'est pas un très chaud partisan de la symphyséotomie et qui ne paraît la faire qu'à son corps défendant, a fourni une statistique de 20 cas, sans décès de mères, ni d'enfants. Vous pouvez, par ces chiffres, vous rendre compte des bienfaits de cette intervention.

Jusqu'à présent, on considérait, avec juste raison, le bassin osseux comme inextensible ; la section pubienne vient nous permettre de l'agrandir. Ce n'est plus à une réduction du contenu, mais à une augmentation du contenant que nous allons avoir recours. Mais il est temps que je vous dise en quoi consiste cet agrandissement et jusqu'où il peut aller ? Ce que l'on peut obtenir de l'écartement des pubis ? En un mot, quel est le bénéfice de la méthode ?

Une fois la symphyse disjointe par la section du cartilage interpubien, une fois l'arcuatum coupé, les pubis ne s'écartent que d'un à deux centimètres, ce qui est insuffisant ; il faut alors porter les cuisses dans l'abduction pour augmenter l'écartement. On peut le pousser jusqu'à 5, 6, 7 centimètres et même 8 et 9. Mais généralement 7 centimètres sont suffisants pour les bassins ayant un rétrécissement déjà assez important de 7 centimètres de diamètre sacro-pubien utile. Cet écartement ne se produit pas sans que les symphyses sacro-iliaques ne soient intéressées, j'entends disjointes plus ou moins. C'est qu'en effet, les deux moitiés de l'arc antérieur du bassin en s'ouvrant, comme les deux volets d'une fenêtre, ont pour centre d'évolution les articulations sacro-iliaques qui en figurent les charnières. On a objecté que l'intégrité, ainsi compromise, de ces deux symphyses était un grand dommage pour l'avenir de la statique de la femme. Vue théorique, mais non justifiée, aussi bien d'ailleurs que la mobilité pubienne par défaut de consolidation de la symphyse antérieure du bassin ; car j'ai très souvent montré aux élèves et quelquefois aux confrères qui me font l'honneur de suivre ma visite, que jamais nous n'avons eu de femmes symphyséotomisées qui aient eu des articulations pelviennes mobiles. J'ai pu montrer, et je crois que c'est une règle générale, que du dixième au douzième jour, le pubis était revenu à l'état normal, au point de vue de son fonctionnement et que les symphyses sacro-iliaques étaient consolidées.

La statique n'est donc pas compromise.

Farabeuf a démontré que l'écartement pubien augmentait non seulement les dimensions du diamètre sacro-pubien, mais encore que les branches pubiennes, en s'abaissant et en s'éloignant de la ligne médiane, substituaient, à ce diamètre antéro-postérieur linéaire, un triangle isocèle dont les deux côtés étaient formés par une ligne allant du milieu du promontoire à chaque angle pubien abaissé et dont l'obliquité augmentait encore les dimensions antéro-postérieures du bassin. De plus, la bosse pariétale antérieure se logeant dans la base du triangle, peut s'y avancer de deux centimètres et demi, au grand bénéfice de la descente. Mais l'augmentation des dimensions du bassin ne porte pas que sur le diamètre antéro-postérieur du détroit supérieur ; le diamètre transverse, les diamètres obliques, aussi bien de l'excavation que du détroit inférieur, participent à l'agrandissement, tout comme ceux de la ligne innominée.

Voici les chiffres donnés par le célèbre anatomiste. Ils varient avec le degré d'angustie, si bien que l'on peut dire que, au grand profit de la méthode, plus le bassin est aplati et plus il gagne, même avec un écartement moins considérable.

Écartement interpubien	BASSINS DE :					
	5 cent.	6 cent.	7 cent.	8 cent.	9 cent.	10 cent.
5 cent.	23 m/m	21 m/m	19 m/m	17 m/m	16 m/m	14 m/m
6 cent.	29 m/m	26 m/m	23 m/m	21 m/m	19 m/m	18 m/m
7 cent.	34 m/m	31 m/m	28 m/m	25 m/m	23 m/m	21 m/m

Je cherche en vain les objections à la généralisation, à la

vulgarisation de la symphyséotomie et je me demande, sans aucun parti pris, si aucune autre méthode de faciliter la descente et l'expulsion d'un fœtus normal, à travers une filière pelvienne rétrécie, peut être comparée à celle-là ?

Ceux qui y sont contraires n'ont même pas l'excuse de la difficulté de l'opération ; et pour finir, laissez-moi vous dire un mot de la technique que vous m'avez vu employer dans cette dernière intervention, laquelle du reste m'a toujours donné de bons résultats.

Je passe sur les préparatifs : antisepsie de la région pubienne et des organes génitaux; cathétérisme vésical préalable ; chloroformisation, qui demande à peine dix grammes de chloroforme. La femme en position obstétricale, sur le bord du lit, les membres inférieurs demi-fléchis, confiés à deux aides intelligents, je me place entre ceux-ci et j'incise, sur la ligne médiane, la région prépubienne, en commençant par le bord supérieur de la symphyse. L'incision, de 4 centimètres, se dévie en bas, vers la gauche du clitoris, pour l'éviter. Je porte le bistouri profondément jusque sur la surface articulaire — je ne me préoccupe nullement du peu de sang veineux qui s'écoule — et reconnaissant, avec l'index gauche, l'interligne articulaire, j'incise, avec le bistouri boutonné, la symphyse, du haut en bas, à petits coups, protégeant de la face dorsale de mon index gauche, la tête fœtale qui appuie sur le pubis. Je m'arrête sur l'arcuatum, pour vous montrer que l'écartement, qui ne s'est pas encore produit, va suivre l'incision de celui-ci et se révèlera à vous par un craquement particulier. Je fais porter les genoux dans l'abduction, pour obtenir un écartement voulu (ici de 5 à 6 centimètres), et je protège la plaie avec un tampon de gaze iodoformée, pour m'occuper de l'accouchement. Généralement, la tête descend immédiatement; dans quelques cas l'expulsion spontanée a lieu, il suffit d'attendre quelques instants. Dans le cas actuel, j'ai dû appliquer le forceps de Tarnier, afin de préserver plus sûrement les jours du fœtus, en treminant rapidement l'accouchement.

Après l'extraction, je fais la suture ; puis quand la délivrance comporte l'intervention, je la fais le plus souvent par expression ; ou bien j'attends qu'elle se fasse spontanément. Tout cela s'est passé ainsi devant vos yeux, je n'insiste pas. Il est entendu qu'après la sortie du fœtus, je fais comprimer fortement les grands trochanters, et quand j'ai fini la suture prépubienne, je continue la compression par une ceinture qui maintient et enserre le bassin.

Eh bien, résumons cette leçon :

Vous avez vu parallèlement l'emploi d'une basiotripsie, rendue nécessaire par des manœuvres fœticides ; l'emploi de la symphyséotomie, qui nous a permis de vous montrer une mère et son enfant vivants et bien portants ; à vous de choisir désormais, ou plutôt, non, vous ne choisirez pas et vous vous déclarerez partisans de l'intervention par la section pubienne, au nom de l'humanité, au nom de votre propre satisfaction, et je terminerai par cette phrase ironique de Farabeuf :

« Moins on est obligé d'écraser de têtes, moins on se donne de fatigue et mieux cela vaut. »

LA SYMPHYSÉOTOMIE

ET LE FORCEPS AU DÉTROIT SUPÉRIEUR

Messieurs,

Je veux vous entretenir aujourd'hui de deux faits importants qui se sont passés, ces jours-ci, dans le service de la Maternité. Vous allez voir quel précieux enseignement ils comportent, et quelle conclusion on peut en tirer. Laissez-moi d'abord vous les exposer sans commentaire :

Au milieu de la nuit du 5 au 6 décembre, jeudi à vendredi, on nous apporta une femme, primipare, âgée de 42 ans, à terme, avec une dilatation complète et une présentation du sommet, poche des eaux rompues. Le travail avait commencé la veille, il y avait un rétrécissement du bassin peu prononcé, mais qui ne permettait pas à la tête de franchir le détroit supérieur. Si bien qu'en ville cette malheureuse dut subir une ou plusieurs applications de forceps. Le médecin qui lui a donné ses soins est un praticien occupé qui jouit d'une excellente réputation que lui ont value la bonne volonté et le dévouement qu'il met au service de ses malades. Il prétend n'avoir fait qu'une tentative très douce; nous devons croire à sa parole. Quoi qu'il en soit, quand

cette femme arriva, les battements du cœur fœtal n'étaient plus
perçus, un liquide verdâtre et nauséabond s'échappait de ses
parties génitales. Vous savez que j'étais souffrant, et qu'en
l'absence de mon excellent collègue, le Dr Benet, M. Jourdan,
notre interne dévoué et distingué et M. Juge, notre ancien interne, aujourd'hui premier interne à la Conception, pratiquèrent,
ainsi que le commandait la circonstance, la basiotripsie sans trop
de difficulté. L'extraction se fit donc sans encombre et la délivrance ne présenta rien d'anormal. Bien qu'il n'y ait pas eu
d'hémorrhagie, la femme, sans doute par *choc*, succomba quelques heures après, assez brusquement du reste, et l'on put constater que les pubis laissaient entre eux un écartement de la largeur
de deux travers de doigt. Je répète que je m'abstiens de commentaire, et je ne retiens que ce résultat, absolument navrant :
femme et enfant morts. Si vous voulez, nous formulerons cette
conclusion malheureuse : femme moyennement rétrécie, enfant
sacrifié sans bénéfice pour la mère ; ou si vous voulez encore :
bassin rétréci, enfant diminué de volume, tête réduite, passage
à travers une filière agrandie inconsciemment.

Permettez-moi, avant toute réflexion, de rapprocher de ce
cas, le second dont j'ai à vous parler.

Il s'agit d'une femme primipare, de 27 ans, venue depuis
quelque temps à la Maternité, à terme ou près du terme.

Chez celle-ci, le travail avait commencé l'avant-veille (mercredi 4 décembre). La tête se présentait au détroit supérieur
mais ne s'engageait pas, cette femme était rétrécie, comme
l'attestaient les mensurations prises déjà et dont je vous donnerai ici les dimensions exactes :

Baudelocque... 17   Bisépineux........ 23
Bicrétal......... 27   Sacro-sous-pubien.. 10 centim.
          Le bassin était symétrique.

La dilatation, le jeudi 5 décembre au soir, était comme un
écu de 5 francs. La poche des eaux s'était rompue la veille dans
la nuit. Je fis mettre un ballon de Champetier dans le vagin et

j'attendis la dilatation complète. Le vendredi matin, 6 décembre, à ma visite, voyant que la tête ne descendait pas, mais était arrêtée en transversale gauche, au-dessus de l'angle sacro-vertébral, je me décidai à pratiquer la *symphyséotomie*, la dilatation étant quasi-complète, les battements du cœur devenant précipités et le méconium se mêlant aux glaires qui s'écoulaient par le vagin.

Je vous parlerai plus tard de la technique opératoire; pour le moment, je vous dirai seulement que nous avons eu le bonheur d'extraire par une application de forceps post-opératoire et avec un écartement de 5 centim., un enfant vivant de 3 kilogr. 125 gr. avec un B. P. de 8 centim. et demi. Le crâne présentait une petite eschare sur le pariétal postérieur en avant de la bosse, et un petit enfoncement produit par la saillie du promontoire. La mère et l'enfant du reste sont très bien aujourd'hui.

Voilà deux faits brutalement exposés et qui se sont produits dans les mêmes vingt-quatre heures! Voyons maintenant les détails :

Et tout d'abord n'êtes-vous pas frappés comme moi, par cette pratique si différente et par ces résultats si différents aussi?...

D'une part, la prétention de respecter l'intégrité des parties maternelles et de sortir, coûte que coûte, un enfant vivant ou mort, plutôt mort que vivant; d'autre part, le parti pris de porter atteinte à l'intégrité de ces parties maternelles et d'extraire un enfant vivant. Mais me direz-vous dans le premier cas, si la mère a succombé, si les organes génitaux ont été intéressés, si le bassin a subi un agrandissement fortuit, l'intention ne peut être incriminée! Certes je ne suspecte pas l'intention, mais je condamne la méthode. On a vu du reste, ajouterez-vous peut-être, des applications de forceps au détroit supérieur réussir avant la rénovation de la symphyséotomie, et même depuis; on a vu des mères et des fœtus résister au traumatisme! Cela est vrai — mais n'est-il pas mieux de ne pas les y exposer? N'est-il pas vrai aussi qu'on a vu des femmes accoucher heureusement avant la pratique de l'antisepsie? Est-ce une raison pour se priver de ce secours aujourd'hui? Quelle statistique pourrait donc supporter la comparaison des femmes emportées par la fièvre puerpérale avant la période de la doctrine antiseptique et depuis?

Si quand on n'avait comme ressource ultime que l'application du forceps au détroit supérieur ou l'opération césarienne, l'accouchement prématuré ne peut être mis en cause ici, nous en parlerons plus tard; si, dis-je, quand on ne pouvait délivrer une femme que par ce moyen, la césarienne l'exposant bien davantage, il était bon, il était raisonnable de l'employer, ne doit-on pas avouer qu'il nous réservait des mécomptes, non seulement pour la vie du fœtus, mais pour celle de la mère? Si l'on peut supprimer ces mécomptes, ces aléas, n'est-ce pas un devoir de le faire?

Pour l'école de Baudelocque, pour le maître éminent qui a rénové la symphyséotomie en France, et qui a banni cette pratique, conservatrice en apparence seulement; pour ses disciples, la réponse n'est pas douteuse, et depuis deux ans, mon excellent collègue, maître et ami, le professeur Pinard a prêché cette doctrine, dans tous les cas où la tête est retenue au détroit supérieur, mobile, amorcée ou enclavée : « il faut laisser le forceps et même la version, pour pratiquer l'agrandissement momentané du bassin ».

M. le professeur Farabeuf est venu prêter à cette opinion l'appui de sa grande autorité d'anatomiste et a démontré tout le mal que faisait cet instrument merveilleux de préhension et de traction, qu'on appelle le forceps, quand on voulait étendre ses indications jusqu'à aller saisir une tête fœtale au niveau ou au-dessus de l'angle sacro-vertébral.

Supposez une tête arrêtée en transversale au niveau du promontoire. Cette tête est légèrement défléchie, l'occiput est à droite ou à gauche, le pariétal postérieur ne s'applique pas sur l'angle sacro-vertébral, mais est dans l'aileron du sacrum, à droite ou à gauche. C'est un diamètre voisin du bitemporal qui est en rapport avec le conjugué vrai. La suture fronto-pariétale est, par un de ses côtés, appliquée contre la saillie de l'angle sacro-vertébral et la tête n'est pas synclitique, mais oblique, autrement dit inclinée sur le pariétal postérieur, quelfois sur le pariétal antérieur (Nægelé). Elle ne descend pas et si vous touchez la suture sagittale vous la trouverez dans la direction du diamètre transverse, mais plus rapprochée du pubis que du sacrum et de beaucoup.

Ici permettez-moi de vous mettre en garde contre une cause d'erreur. Il semble quelquefois que la tête s'engage, parce que la bosse séro-sanguine descend et vient toucher le plancher du bassin ; et pourtant la voûte du crâne est toujours au détroit supérieur. La tête est amorcée, mais non engagée, ce n'est pas le véritable engagement. Farabeuf l'a très bien démontré et a donné un moyen pratique pour éviter l'erreur. Introduisez un, puis deux et trois doigts entre la tête et le plancher, refoulez la bosse et placez-les de champ, vous pourrez mesurer la distance qui sépare la tête du plancher pelvien. Tant que vous pourrez faire cette manœuvre, la tête n'est pas engagée, elle est au détroit supérieur !... Voulez-vous appliquer le forceps ? Comment pourrez-vous le faire ? « L'idéal de toute application du forceps», dit Lepage qui a fait une excellente thèse sur ce sujet, « doit « être de faire ou de laisser exécuter à la tête fœtale, en l'en- « traînant, tous les mouvements qu'elle exécuterait si l'accou- « chement était spontané ». Quo vergit natura, eo ducendum. Pour cela faire, trois conditions sont nécessaires : 1° *Prise régulière;* 2° *traction dans l'axe du canal à parcourir;* 3° *mobilité de la tête dans son parcours.*

Et bien ! la première de ces conditions est déjà difficile. On peut y arriver cependant en glissant une branche entre le sacrum et le pariétal postérieur, et l'autre, entre le pariétal antérieur et le pubis. Ainsi placées, leur concavité regardant du côté de l'occiput, les deux branches diminuent déjà d'un centimètre environ le petit diamètre par où doit passer la tête. La pression que subit cette dernière doit aller crescendo à mesure que vous tirerez, et Pajot l'a ᵒomparée, avec beaucoup de bonheur, à un crayon dans un porte-crayon dont on serrerait l'anneau. Plus on tirera sur le forceps, et plus l'anneau pelvien serrera les branches ; et alors que deviendra la troisième condition, la mobilité de la tête ? Farabeuf a démontré qu'une force de 30 kilogr., ce qui n'est pas exagéré, appliquée à l'extrémité du manche, décuple et produit sur la tête une pression de 300 kilogr. Trouvez-vous maintenant extraordinaire les enfoncements, les fractures du crâne fœtal, les hémorrhagies intracrâniennes, les contusions des centres nerveux ? Et si la tête résiste, c'est que les parties contondantes céderont. C'est que, comme dans le cas dont nous nous occupons, les symphyses auront été disjointes par l'effort qui veut faire descendre la tête, vaille que vaille.

Ici se place un facteur important : c'est la disposition du sacrum dont la concavité n'est pas utilisée ; la branche postérieure du forceps passant au-devant d'elle comme un pont, comme la corde d'un arc, et encore supposons-nous que cette concavité n'est pas diminuée et que le bassin n'est pas canaliculé. C'est encore le professeur Farabeuf qui a démontré l'importance du diamètre mi-sacro-pubien qui permettra ou ne permettra pas à la tête, l'angustie du détroit supérieur franchie, de se loger dans la concavité sacrée, dans l'excavation. Imitant le jeu de la nature, et pour se rapprocher de l'idéal signalé plus haut, il a construit un levier préhenseur et mensurateur qui peut dans quelques cas faire basculer la tête en l'inclinant successivement d'arrière en avant, pour engager la bosse pariétale postérieure, et d'avant en arrière pour faire descendre l'antérieure. Voilà bien du travail pour arriver à un résultat médiocre, comparé à celui de la symphyséotomie.

DEUXIÈME CONDITION : *Tirer dans l'axe !* Est-ce facile ? C'est là l'échec de tous les forceps, même de celui de Tarnier. Il faut, pour pouvoir tirer dans l'axe du détroit supérieur, porter le manche très en arrière, si en arrière que le périnée ne résiste pas, ni le coccyx et ce ne sera pas encore assez ! Non, même à ce prix, vous tirerez encore 2 ou 3 centim. trop en avant ; car il ne faut pas oublier que la saillie du promontoire vous empêchera de porter l'axe de traction dans l'axe du détroit supérieur. Contusions, attritions, ruptures, déchirures des parties molles, disjonction des symphyses pour la mère ; pression exagérée de la tête et ses conséquences, pour le fœtus : voilà des méfaits qui, s'ils ne sont pas toujours mortels, sont du moins bons à éviter. Il faudrait, pour hésiter entre les deux méthodes, que l'on nous démontrât que la section pubienne est dangereuse pour la femme en travail comme l'était, par exemple, autrefois l'opération césarienne. Il n'en est pourtant rien ! consultez les statistiques : la nôtre par exemple ; il est vrai qu'elle ne comporte pas un chiffre élevé, mais enfin 15 symphyséotomies, 15 succès pour les mères, — succès aussi pour tous les enfants qui n'avaient pas subi des manœuvres fœticides auparavant. Comparez la proportion des cas malheureux (femmes et enfants) dans les deux pratiques et vous trouverez un nombre de vies infiniment supérieur au crédit de la symphyséotomie qu'à celui de toutes les autres méthodes. D'ailleurs, je n'ai pas l'intention de me borner à ces considérations générales et nous allons serrer de plus près la question en ce qui concerne l'examen clinique de nos deux observations.

Nous avons procédé à la mensuration du bassin et à l'autopsie de la femme ayant subi les manœuvres susdites, en ville et ici.

Baudelocque	17	Sacro-pubien minimum	9
Bicrétal	25 1/2	Coccy-pubien	9
Bisépineux	22	Mi-sacro-pubien	10
Sacro-sous-pubien	10 1/2		
Coccyx ankylosé.			

Il a fallu, pour prendre ces mesures, resserrer les pubis et rapprocher les os coxaux, car la symphyse pubienne présentait un écartement de 6 centim., les surfaces articulaires étaient encroûtées de cartilages ; les symphyses sacro-iliaques étaient relâchées, les ligaments antérieurs respectés, mais la mobilité était très grande. La face antérieure du sacrum était plate. Le vagin par sa face antérieure était décollé, une déchirure existait sous l'arcuatum divisé et suivait la branche ischio-pubienne droite. Il y avait un épanchement sanguin dans la trompe droite et dans la fosse iliaque du même côté, peu abondant du reste. Du côté gauche on trouvait aussi du sang épanché, au-devant de la symphyse sacro-iliaque gauche, de même que dans la cavité de Retzius et dans le petit bassin. L'utérus était intact, vide, haut de 17 à 18 centim. et pesant 1,100 gr. Il est probable que cette femme avait perdu beaucoup de sang avant son entrée et qu'elle a succombé au traumatisme; son aspect tétait masculin, elle avait les cuisses courtes, mais ne présen ait pas de signe de rachitisme. Elle avait de la barbe, des poils sur le ventre et sur les jambes, pas de seins. Il y a donc eu là une lésion plus grave que celle qu'on aurait produite en faisant systématiquement la symphyséotomie qui, pratiquée avant les manœuvres obstétricales, aurait sans doute sauvé cette femme et son enfant, qui pesait, sans la matière cérébrale, 3,250 gr. C'eût été un cas analogue à la deuxième, chez laquelle le traumatisme a été insignifiant. Il faut bien accepter que ce traumatisme a été néfaste chez l'une autant qu'inoffensif chez l'autre. Je ne voudrais dire du mal de personne, mais vous trouverez maintes observations, où les femmes ont échappé à des manœuvres d'applications de forceps au détroit supérieur, de basiotripsie et même d'embryotomie, quand celles-ci ont été dirigées par des mains expérimentées, c'est-à-dire qui ont l'habitude de ces opérations, ce qui n'est pas le cas pour nombre de praticiens, fort distingués d'ailleurs, parce qu'ils n'ont pas l'occasion de pratiquer souvent de telles interventions.

J'ai relevé dans la thèse, très suggestive à ce point de vue, de M. Broissard sur la rupture utérine, bien des observations où cet accident était dû à des manœuvres ayant précédé l'entrée des femmes à la Maternité. La plupart de ces observations semblent copiées sur les nôtres, tant elles leur sont semblables ; exemple : Primipare, sommet, bassin rétréci, forceps en ville, *déchirure du col jusqu'au corps de l'utérus*, tête mobile au détroit supérieur, basiotripsie à l'hôpital, mort de la mère.

Autre : Tripare. Bassin de 7 centim. et demi, tête mobile au-dessus du détroit supérieur, forceps, tête fuit ! autre tentative, forceps dérape ! Basiotripsie, crâniotomie, mort de la mère.

Autre encore : Primipare, 33 ans, *rien d'anormal*, tentatives de forceps en ville, rupture utérine ; arrivée à la Maternité, la tête à la vulve, forceps facile, mère et enfants morts. Et je n'en trouverai comme cela que trop, si je pouvais vous citer les cas de notre service ; aussi je ne continue pas. Je ne veux faire le procès de personne. J'admets cependant, à la grande rigueur, que les parties maternelles, dans certains cas de rétrécissement moyen, comme celui de notre femme, puissent être préservées ; j'admets qu'elles échappent à l'infection ; mais il est évident que des deux existences que nous devons sauvegarder, le fœtus se trouve bien plus compromis par l'application du forceps au détroit supérieur que par la symphyséotomie.

Cette opération, que je voudrais voir entre les mains de tous les praticiens, parce qu'elle est facile, parce qu'elle ne s'éloigne pas de la chirurgie usuelle, parce qu'elle ne compromet rien, je l'admets même en cas de mort du fœtus, quand la basiotripsie ne nous est pas familière ; car j'estime qu'avec un bistouri, porté, à ciel ouvert, sur une région peu dangereuse, on risque moins de produire des accidents graves, que par un forceps, manié maladroitement ou témérairement, à plus forte raison par un basiotribe, dans des organes qui se dérobent à nos regards. Mais c'est dans la conservation de l'enfant surtout que la symphyséotomie reprend toute sa supériorité. Je n'en veux pour preuve que les antécédents de multipares à qui on la fait subir. Quelques chiffres fixeront nos idées à ce sujet.

Dans la statistique de Spinelli, expression de la pratique de l'école de Naples, je trouve cinq multipares qui avaient eu douze enfants morts, avant les cinq vivants qu'elles durent à la section du pubis. Les diverses statistiques de Pinard et Varnier, où nos cas sont englobés, comprennent cinquante-cinq multipares. Elles ont eu ensemble cent quatre-vingt-quatorze grossesses avant d'être symphyséotomisées et ont perdu cent cinquante-deux enfants (mort-nés), soit les 4/5 environ, exactement 78 p. 100. Les cinquante-cinq femmes dans leur dernière grossesse ont donné, grâce à la symphyséotomie, quarante et un enfants vivants, c'est-à-dire les trois quarts et encore, si vous lisiez les observations, vous verriez que dans quatre cas, l'enfant était mort avant l'opération, et que dans tous les autres, il a succombé à des lésions antérieures à la symphyséotomie, tentatives d'extraction dont je m'abstiens depuis.

Je me résume et je dis : que la symphyséotomie doit remplacer, à terme, les manœuvres, dangereuses pour la mère et fatales pour l'enfant.

DE L'HÉMATOCÈLE PELVIENNE

MESSIEURS,

Vous vous rappelez cette femme couchée au nº 1 de la salle de gynécologie, entrée dans le service le 28 mai, au soir. Voici quels étaient ses antécédents :

Nullipare, de 22 ans, toujours bien réglée jusqu'au 20 mars 1895. Du 28 mars au 10 mai, absence de règles. Le 10 mai, elle se rend chez un dentiste pour se faire extraire une dent ! Pendant cette opération, elle éprouve, dans le ventre, une violente douleur, accompagnée de vomissements et de syncope partielle. En même temps légère perte rouge qui se continue pendant quinze jours, mais ne se montrant qu'une heure ou deux et surtout la nuit.

La malade prétend, à cette époque avoir perdu des « morceaux de chair ». Elle reste chez elle pendant 10 jours, recevant les soins d'une sage-femme qui lui avait déclaré qu'elle avait avorté !...

A notre visite, nous la trouvons pâle, amaigrie et sans fièvre, pouls petit et fréquent, température 37°,5. Elle est couchée sur le dos et prostrée. Elle nous déclare souffrir de l'abdomen.

A l'examen, son ventre paraît être augmenté de volume, il est ballonné, très douloureux à la pression, surtout au niveau de la fosse iliaque droite. A gauche, on sent une tumeur mal limitée dont la consistance nous échappe à cause de la douleur provoquée par la palpation.

On se demande cependant si ce n'est pas un utérus gravide, mais en disproportion de volume avec le temps présumé de la grossesse, c'est-à-dire de l'époque où les règles ont manqué. Matité dans cette région, s'élevant à 14 centim. et transversalement à 8 centim. Le toucher vaginal fait constater une tumeur volumineuse, diminuant le calibre du vagin, dont elle repousse en avant la paroi postérieure et occupant tout le cul-de-sac postérieur, en refoulant en avant et en haut, tout contre le bord supérieur des pubis, le col de l'utérus. Cette tumeur, non fluctuante, mais rénitente en certains endroits, mollasse en certains autres, semble remplir toute l'excavation. C'est elle qui fait saillie dans la cavité abdominale.

Par le toucher rectal, on ne trouve que la face postérieure de cette tumeur qui nous empêche de sentir la face postérieure de la matrice ; cet examen enlève toute idée de rétroflexion ou de rétroversion.

Le lendemain, le ventre était moins douloureux et l'on pouvait faire deux constatations : 1º que l'utérus, augmenté de volume comme au quatrième mois de la grossesse, était situé dans la région hypogastrique sur la ligne médiane, et que son fond était séparé de la région ombilicale par un méplat, très appréciable ; 2º qu'entre la tumeur abdominale, derrière l'utérus et la saillie du cul-de-sac de Douglas, il y avait continuité, accusée par une correspondance manifeste de la pression abdominale sur le doigt qui pratiquait le toucher vaginal.

Notons encore, comme phénomènes fonctionnels, une constipation datant de 48 heures, l'absence de vomissements actuels et l'absence de rétention d'urine.

En présence de ce tableau clinique, nous ne pouvions guère penser qu'à une hématocèle rétro-utérine, accompagnée de phénomènes péritonéaux. En effet, le début de la maladie : en rapport avec la perturbation des menstrues, le lieu d'élection de la tumeur : en arrière de l'utérus et en avant du rectum, c'est-à-dire dans le cul-de-sac de Douglas, la soudaineté des accidents ayant amené la syncope et provoqué des douleurs si vives dans le bas-ventre, les vomissements même, la pâleur de la face, la constipation par compression, devaient nous faire penser à ce syndrome clinique de l'hématocèle rétro-utérine si bien décrite par Nélaton en 1851 et qui d'après Trousseau offre au médecin une double indication, hémorrhagie et péritonite et réclame une double intervention. Oui, nous avions bien eu une hémorrhagie manifestée par les phénomènes généraux de toute hémorrhagie interne, oui, nous avions bien eu de la péritonite, manifestée par la douleur, le ballonnement du ventre, la constipation, les vomissements, le hoquet! — Mais poser le diagnostic d'hématocèle pelvienne n'était que la moitié de la solution du problème.

Quand vous avez fait le diagnostic d'ictère ou d'ascite vous n'avez fait qu'un diagnostic superficiel! De même ici, il ne suffisait pas de reconnaître et la situation de la tumeur et sa nature, pour avoir résolu la question ; il fallait encore faire le diagnostic étiologique, pathogénique, en un mot trouver qu'elle avait été l'origine de cet épanchement sanguin, enkysté dans la cavité péritonéale.

Si vous consultez vos traités classiques, à l'article Hématocèle pelvienne, depuis Nélaton jusqu'à M. Routier, c'est-à-dire jusqu'aux auteurs les plus récents, pour ne parler que des Français, vous serez frappés de la concordance de leur opinion sous le rapport du tableau clinique de l'affection et au contraire de leur divergence sur les causes de l'épanchement.

Faut-il rappeler ici les deux grandes théories, trop exclusives : de l'hémorrhagie ovarienne, admise par Nélaton et aussi par Laugier, quand l'ovaire est altéré, variqueux par exemple ; en regard de celle de Trousseau qui était l'hémorrhagie tubaire, l'hémorrhagie de la muqueuse des trompes, à l'époque cataméniale ? Puis l'hémorrhagie par refoulement du liquide sanguin de l'utérus dans les trompes et de celles-ci dans le péritoine, qu'il y ait ou non obstacle dans le conduit tubo-utérin : l'hématocèle cataméniale, cataclysmique, de Bernutz, dramatique de Barnes et enfin l'hématocèle due à une dyscrasie, comme dans le scorbut, le purpura et dans les fièvres éruptives, ainsi que Bouillaud en a cité un exemple pour la variole et Scanzoni pour la rougeole.

Aucune de ces causes ne nous satisfait, pour le cas présent !

car enfin qui nous prouve que les ovaires de notre femme étaient malades, congestionnés ou variqueux ? Qui nous prouve que les trompes laissaient suinter du sang dans la cavité péritonéale ? Les règles avaient été normales jusqu'au 10 mars. Les règles se suppriment sans incident, sans douleur, sans phénomènes généraux, sans troubles sympathiques, ce qui exclut l'idée de l'hématocèle par rétention ou refoulement, et, deux mois après, brusquement la scène change, si bien que la malade, qui s'était crue enceinte, pense avoir avorté et l'accoucheuse la confirme dans cette supposition. Après une crise violente qui ressemble bien à une hémorrhagie interne soudaine, la tumeur apparaît em plissant le cul-de-sac de Douglas, remontant jusqu'à l'ombilic, repoussant l'utérus en avant et en haut, et ajoutons à tout cela que cette femme rend des « morceaux de chair », c'est-à-dire des morceaux de membranes, de caduque probablement.

« Le critérium du diagnostic différentiel, dit Martin, sera « essentiellement fourni par le mode de début de l'affection. Si « la menstruation a fait défaut une ou plusieurs fois et que l'ap- « parition des accidents ait été brusque, on aura le droit de « considérer la tumeur pelvienne comme une hématocèle d'ori- « gine gravidique tubaire. »

Veit, Schrœder sont du même avis et insistent pareillement sur cette origine en rapport avec la suppression tranquille des règles !

Lawson Tait met hors de doute que l'hématocèle pelvienne soit le mode ordinaire de terminaison des grossesses extra-utérines. « Ces faits sont sans doute plus fréquents qu'on ne le « suppose. Il en est des avortements intra-péritonéaux comme « des fausses couches par les voies ordinaires, si souvent mécon- « nues, quand l'accident a lieu dans les premières semaines de « la conception. »

Gallard allait encore plus loin et soutenait que toutes les hématocèles étaient le résultat d'une grossesse extra-utérine, opinion à laquelle Trousseau opposait les hématocèles observées chez les vierges. Ce clinicien en cite un cas dans ses remarquables leçons, qui était dû à une perturbation menstruelle, chez une jeune fille dont l'hymen était intact.

Nous admettons donc pour le moment que chez notre malade, le sang épanché était dû à la rupture d'un œuf extra-utérin. Nous verrons, tout à l'heure, si notre hypothèse est légitime! Notre génération est plus éclectique que nos anciens maîtres, et tout en admettant le rappport presque constant qui existe entre l'irrégularité menstruelle et le début de l'affection, elle ne rejette point les autres origines résumées par Gaillard Thomas, dans les trois catégories suivantes :

1° Le sang s'échappe directement des vaisseaux du bassin ou du voisinage du bassin (varices, altérations des organes pelviens) ;

2° Le sang reflue de l'utérus ou des trompes (sang menstruel ou grossesse extra-utérine);

3° Il y a transsudation du sang à la suite d'une dyscrasie ou d'une péritonite.

Certainement le péritoine altéré peut produire une hémorrhagie; cependant ce processus, ainsi que le fait remarquer Trousseau, est bien plutôt celui des muqueuses que celui des séreuses. En dehors du traumatisme ou d'une cachexie (cancer-tubercule) avec altération des vaisseaux ou d'une pachy-péritonite (comparable à la pachy-méningite) où les vaisseaux sont aussi altérés, on trouve des épanchements séreux, purulents, des fausses membranes et non du liquide sanguin. A ce propos, nous dirons cependant que Virchow a insisté sur les vaisseaux de nouvelle formation, se rompant sous les pseudo-membranes et pouvant fournir le sang de l'hémorrhagie intra-péritonéale ; ce dernier processus est généralement rejeté, malgré la grande compétence de son auteur en anatomie pathologique.

Et puisque nous sommes sur ce terrain de la péritonite, disons tout de suite que si elle accompagne ou complique l'hématocèle, on lui doit la limitation de la nappe sanguine, l'enkystement des caillots, par agglutination des feuillets séreux qui formeront la poche adventice de la tumeur. Mais il faut pour cela que le

sang épanché soit altéré ou qu'un agent quelconque (gonocoque,
coli-bacille, streptocoque, etc.), pyogène ou non, y soit mélangé.
Je crois de plus en plus à la fréquence des péritonites septiques
et peut-être même rien qu'à celles-là. Aussi bien, convient-il
de faire justement le diagnostic différenciel entre le phlegmon
péri-utérin, la cellulite pelvienne et l'hématocèle.

Dans cette dernière affection, la tumeur est d'abord molle et
fluctuante; puis devient résistante (nous avons vu que dans
notre cas, elle était assez dure pour que la fluctuation ne s'y
constatât plus, la tension du cul-de-sac de Douglas était telle
que la tumeur était rénitente); la tumeur de la cellulite au
contraire est d'abord dure, puis se ramollit, quand elle tend à
suppurer.

Dans l'hématocèle l'utérus est porté en avant, presque toujours
sur la ligne médiane et la tuméfaction, derrière lui, est presque
toujours symétrique. « La direction du col en avant, dit Barnes,
appartient en propre à l'hématocèle ». En effet, celui-ci est
toujours derrière le pubis. Dans le phlegmon péri-utérin, la
tuméfaction prédomine toujours d'un côté et l'utérus est porté
à droite ou à gauche, très rarement en avant.

L'hématocèle s'élève jusqu'au-dessus du pubis et quelquefois
atteint l'ombilic, la tumeur pelvi-péritonitique ne dépasse
jamais le niveau de la symphyse ou de l'arcade crurale. La
marche de celle-ci est lente, progressive, tandis que l'hématocèle atteint tout d'un coup le maximum, puis diminue ou
procède par nouveaux bonds, nouvelles poussées.

« La formation insidieuse, progressive et douloureuse
« d'une tumeur (dit Martin) dans le cul-de-sac de Douglas
« plaide en faveur d'un épanchement inflammatoire.» De plus
la pâleur extrême de la face ne se rencontre jamais dans la
pelvi-péritonite.

Vous voyez donc bien que dans notre observation nous avions
tous les signes objectifs de l'hématocèle et que l'origine était
probablement une grossesse extra-utérine, c'est ce dernier
point qu'il nous reste à établir.

Revenons à notre malade !

Vous vous rappelez le traitement que nous avons institué dès le premier jour. Vu l'extrême sensibilité du ventre, nous avons prescrit un grand bain, des frictions à l'onguent napolitain, des injections antiseptiques chaudes et à l'intérieur de l'opium, du lait et de l'alcool.

Le lendemain, 30 mai, nous constatons un peu de détente et l'examen du ventre est plus facile, le diagnostic peut être plus affirmatif.

Le 31 mai, nous incisons le cul-de-sac de Douglas, incision transversale, à un centimètre du col, de deux travers de doigts. Issue de caillots sanguins, en très grande quantité, que nous essayons de diluer dans la poche en y introduisant une sonde en verre intra-utérine de Tarnier. Longue injection tiède au biiodure à 0,20 p. 1000. Avec les doigts, puis avec une cuiller à potage nous facilitons la sortie des caillots; il y en a toujours. Quelques-uns sont très adhérents aux parois de la poche, nous les respectons; quand le liquide sort clair, nous cessons l'injection et nous bourrons la poche de gaze iodoformée; tampons dans le vagin. La femme avait été aseptisée, sondée et chloroformisée, bien entendu. Nous avons aussi, durant le sommeil anesthésique, introduit l'hystéromètre dans l'utérus et nous avons trouvé 14 centimètres comme diamètre longitudinal de la cavité de l'organe.

L'augmentation de volume de la matrice, la grande quantité de caillots que nous avons trouvés, nous font persister dans notre diagnostic de grossesse extra–utérine éclatée, probablement de la variété tubaire; à l'intérieur, alcool, caféine, lait, quinquina.

Le 1er juin, température: 37°,6; abdomen souple moins douloureux; la malade se sent soulagée; le soir 38°,4.

Le 2 juin, matin 37°,5; soir 39°,5, frissons, vomissements. Le tampon avait été enlevé et la malade injectée comme l'avant-veille.

Le 3, même état; le 4, matin 39°,3; soir 40°,2. Dans la nuit du 4, il s'est fait un écoulement abondant de sang. La malade est très affaiblie. L'abdomen est moins douloureux, mais la tuméfaction persiste.

Le 5, température : 40°,1. Pansement, grand lavage, drain à demeure. A partir de midi, vomissements, violentes douleurs dans l'abdomen. Le thermomètre monte à 41°,1 et puis baisse brusquement à 37°; refroidissement, collapsus et mort le lendemain à cinq heures du matin.

A quoi est due la mort de cette malheureuse femme ? Incontestablement, nous avons assisté à des phénomènes de péritonite, à cette complication si fréquente qui vient à la suite de poussées nouvelles : épanchement et inflammation. Tout à à l'heure, nous verrons ce que nous avons trouvé à l'autopsie, mais il est une question qu'il faut toujours se poser quand on perd un malade. C'est de se demander si l'on a bien fait ce qu'il y avait à faire ? Si l'on a bien rempli toutes les indications du traitement ? Enfin si l'intervention chirurgicale n'a pas été intempestive ou téméraire ?

Je crois qu'ici la réponse n'est pas douteuse ! au point de vue chirurgical, nous avons fait le minimum de ce qu'il y avait à faire ! Nous sommes intervenus dès que le vagin a été aseptisé et nul doute que nous devions cet insucès au débridement trop tardif du cul-de-sac vaginal. Mais ce n'est pas le 31 mai qu'il fallait faire cela ; c'était quinze ou vingt jours avant. Cette femme était infectée. N'oubliez pas qu'il s'agissait, en somme, d'un avortement interne, si je puis ainsi dire; que des manœuvres de délivrance ou, au moins, des injections, et qui sait comment et avec quel appareil, avaient été faites en ville; qu'elle souffrait depuis vingt jours quand elle est venue chez nous et que déjà, compliquant l'hématocèle, la péritonite était apparue ! Rappelez-vous les douleurs du premier jour, le ballonnement, la constipation !...

Vous trouverez dans les auteurs des cas semblables, plus rares heureusement, depuis la période de l'antisepsie qui a rendu plus hardis les médecins, autrefois partisans décidés de l'expectation, à cause des terminaisons funestes qui suivaient trop souvent ce genre d'intervention.

J'ai encore présent à l'esprit un fait analogue, qui se passa à Marseille, il y a trente ans environ ! Nélaton y était venu opérer une dame des plus élégantes et des plus jolies de la haute société marseillaise. Il avait incisé, et avec quelle adresse, vous n'en doutez pas, le cul-de-sac de Douglas, pour une hématocèle provoquée, chez cette dame, par les manœuvres gynécologiques d'une certaine femme qui a fait beaucoup parler d'elle, il n'y a pas encore longtemps, jusque devant la Cour d'assises et qui pratiquait la médecine sous le couvert de son mari, docteur lui-même. C'était elle qui découvrait des pierres dans la matrice, au grand ébahissement de ses clientes. Cette dame, opérée par Nélaton qui avait placé un drain dans le fond du vagin, succomba de la même façon que notre malade, sans qu'il s'agît cependant de grossesse extra-utérine.

Aujourd'hui, la même opération doit réussir et nous aurions réussi sans doute en opérant plus tôt. Je n'en veux pour preuve que le cas publié, en 1890, par M. Routier, dans une leçon clinique, où l'on dirait qu'il s'agissait de notre malade, tant les deux observations se ressemblent. Notre confrère se conduisit comme nous, mais avec plus de bonheur, car sa malade a guéri. J'ai eu moi-même plusieurs succès en agissant de la sorte et j'estime que lorsque la tumeur fait saillie dans le cul-de-sac postérieur, qu'elle a refoulé en avant l'utérus dont le col comprime souvent le col vésical derrière le pubis, qu'elle comprime en arrière le rectum, c'est par la voie vaginale qu'il faut intervenir. Elle est moins dangereuse, quoi qu'en disent Lawson Tait et Gusserow, quand le vagin est bien aseptisé, c'est ce qui nous a retardé de deux jours, l'asepsie du vagin, et l'incision occupe une situation déclive, très favorable à l'évacuation naturelle de la poche sanguine.

Ce n'est pas qu'il ne faille intervenir quelquefois par la laparotomie et j'y ai songé un instant, chez notre femme, en voyant le volume de la tumeur et la difficulté d'atteindre les caillots de la partie supérieure de la poche; mais j'ai pensé, et je m'applaudis de ma réserve aujourd'hui, que cette intervention, peut-être plus radicale, aurait été plus périlleuse, vu le peu de résistance du sujet. Il eût fallu ouvrir la cavité péritonéale avant la poche et nous eussions eu beaucoup de peine à la préserver du contenu de celle-ci; de plus, les manœuvres nécessitées pour l'enlèvement des caillots auraient amené un choc auquel la malade aurait succombé.

Pozzi, il est vrai, a proposé une méthode qui trouve son application quelquefois; c'est, en respectant l'intégrité du péritoine, de pénétrer par la voie abdominale à deux travers de doigt au-dessus du pli crural. On refoule alors la séreuse, on ouvre la poche après l'avoir fixée à la paroi et l'on fait le drainage de Mikelwich. Ce procédé me paraît encore meilleur pour l'abcès pelvien que pour l'hématocèle. D'autant que, dans ce dernier cas, on peut laisser un drain que l'on fait sortir dans le Douglas par une contre-ouverture et l'on peut laver par un courant de liquide aseptique toute la cavité.

Les résultats de l'autopsie, faite par M. Lop, vont nous prouver que nous n'avons pas à regretter de nous être abstenu de ces opérations, plus importantes que celle que nous avons pratiquée.

Nécropsie, vingt-neuf heures après la mort. — Incision médiane de l'abdomen. Le péritoine pariétal adhère au péritoine viscéral. La masse intestinale refoulée contre le diaphragme est maintenue par des adhérences très solides. Épiploon épaissi, intestin vascularisé. Dans la fosse iliaque droite, on trouve une masse compacte de caillots mous (500 gr. environ). Dans la fosse iliaque gauche, au-dessous du côlon descendant, fausses membranes et pus concret. Le pus avait diffusé jusque sous le côlon transverse. Des caillots en abondance occupent le cul-de-sac rétro-utérin.

Dans l'aileron postérieur du ligament large gauche se trouve une tumeur ovoïde, du volume du poing, qui se laisse énucléer. Elle est constituée par un caillot organisé; on fend celui-ci, mais il ne présente rien de particulier. Le caillot enlevé, on voit qu'il était situé au niveau du pavillon de la trompe, considérablement dilaté et disposé en bissac; une des poches supérieure, l'autre inférieure. L'ovaire de ce côté paraît sain. La trompe droite est très épaissie, elle a le volume du pouce. L'ovaire droit est intact. L'utérus, augmenté de volume (9 centimètres), paraît sain, il est exsangue, la muqueuse ne paraît pas modifiée. Le rectum et le vagin, la vessie, ne présentent rien de particulier. L'ouverture de l'incision était bien située et le drain était encore dans la poche.

Ce qu'il y a de plus important dans cette autopsie, c'est la

quantité énorme de caillots qui restait encore dans l'abdomen ;
c'est la fusée purulente qui remontait jusque derrière le côlon
transverse ; c'est enfin le point de départ de l'épanchement
sanguin qui a été manifestement la trompe gauche. Le caillot
existant encore dans le pavillon et les deux cavités qui se rencontrent souvent dans les grossesses extra-utérines, plaident
en faveur de cette origine de grossesse tubaire. Si nous n'avons
pas trouvé la caduque dans l'utérus, n'oublions pas qu'elle avait
été éliminée et que l'organe était exsangue.

Ainsi donc nous concluons : grossesse extra-utérine tubaire
gauche, hématocèle rétro-utérine consécutive et péritonite com·
pliquant cette situation déjà si grave.

Nous ajouterons que nous avons rempli les indications
qu'offrait ce cas malheureux, ce qui est bien une sorte de con-
solation professionnelle quand on a perdu son malade.

GROSSESSE EXTRA-UTÉRINE [1]

MESSIEURS,

Nous allons profiter du cas si intéressant qu'il nous a été donné d'observer, pour traiter aujourd'hui de la grossesse extra-utérine. Jusqu'à présent, nous avons étudié la grossesse et l'accouchement normaux. Le fœtus a évolué dans l'organe de la gestation, l'utérus, qui a pris des proportions convenables et parallèles à celles du fœtus ; mais quelquefois — et encore plus souvent qu'on ne le pense — l'ovule fécondé peut se développer en dehors de l'utérus.

Les classiques admettent (et pour le comprendre vous n'avez qu'à vous rappeler le trajet que suit l'ovule de l'ovaire à l'utérus), les classiques, dis-je, admettent trois grandes classes de grossesses extra-utérines :

1° Dans la trompe ou tubaire ;
2° Dans l'ovaire ou ovarique ;
3° Dans l'abdomen ou abdominale.

Mais il y a encore des variétés dans chacune de ces classes ;

---

(1) Leçon recueillie par Mlle LECERF.

c'est ainsi que la tubaire comprend : l'interstitielle, la tubaire proprement dite et la tubo-ovarique ou du pavillon.

L'ovarique vraie était contestée jusqu'à ce jour. Les uns l'admettaient; les autres la niaient. Mme Tussenbroeck l'a démontrée, à Amsterdam, par une pièce anatomique remarquable. Quant à l'abdominale, on admet que très rarement elle est primitive, c'est-à-dire que l'ovule fécondé tombe d'emblée dans le péritoine; ou bien elle est secondaire, ce qui est très fréquent et est une des terminaisons ordinaires de la tubaire ou de la tubo-ovarique. Dans la tubo-ovarique l'œuf se développant entre le pavillon et l'ovaire et s'assimilant en grossissant les parties ambiantes du péritoine, se forme une paroi adventice. Dans la tubaire proprement dite la rupture de la trompe, qui ne peut suffire à l'ampliation de l'œuf, le laisse passer dans la cavité péritonéale. Cliniquement on se trouve presque toujours en présence de l'œuf inclus dans le conduit tubaire ou de l'œuf greffé sur le péritoine, généralement dans le cul-de-sac de Douglas ou encore entre les deux feuillets du ligament large (grossesse interligamentaire).

On comprend très bien qu'au début de cette grossesse l'œuf puisse se développer dans le tissu de la trompe, analogue et en tout semblable à celui de l'utérus, surtout par les éléments de la muqueuse et la possibilité de voir cette muqueuse fonctionner comme la caduque utérine; mais quand l'œuf acquiert les dimensions de la seconde moitié de la grossesse, l'extensibilité de la trompe est vaincue, et, de là, rupture et issue de l'œuf dans l'abdomen. C'est à cette terminaison, selon L. Tait, qu'aboutissent toutes les grossesses tubaires interligamentaires ; c'est ce qui fait que les auteurs, mieux instruits aujourd'hui que l'attention s'est portée sur cette intéressante question, admettent deux grandes divisions pour le diagnostic et le traitement de la grossesse extra-utérine : a) 1re moitié; b) 2me moitié.

Vous avez vu, quand nous avons fait nous-mêmes cette distinction pour diagnostiquer la grossesse normale, combien difficile était ce diagnostic dans la première moitié; jugez ce

que doit être ce diagnostic, quand il va s'agir de la grossesse
ectopique. Nous allons cependant essayer de le faire.

Quand on lit avec une scrupuleuse attention les observations,
déjà nombreuses, publiées sur ce sujet, il s'en dégage des
caractères cliniques assez accentués pour pouvoir arriver à
établir le diagnostic ; ce sont tout d'abord des symptômes
subjectifs qui rappellent les signes de présomption de la grossesse normale. Maltakowski insiste sur leur importance. Au
début on croit à une grossesse ordinaire et ce n'est qu'à la fin
du premier mois, quelquefois à la fin du deuxième, que la scène
change et que quelque chose d'anormal se produit ; ce quelque
chose d'anormal ce sont les troubles fonctionnels du côté de
l'intestin et de la vessie et aussi des accidents péritonitiques :
douleurs abdominales limitées d'un côté et vomissements faisant
craindre une péritonite, sans fièvre généralement et sans élévation de température, avec un pouls rapide, nerveux ; plus
tard les règles qui, ayant manqué, semblent vouloir revenir au
moment de l'époque correspondante, mais l'écoulement n'est
que peu abondant : quelques gouttes de sang, et encore du sang
clair, presque de la sérosité ; à ce moment aussi les douleurs se
montrent pendant quelques jours ; il y a une crise dysménor-
rhéique ; enfin, au toucher on sent un utérus gros et ramolli ;
le col rappelle celui de la grossesse au début. Mais à côté de
cet utérus augmenté de volume, on sent aussi une tumeur qui
le déplace, le rejette du côté opposé ou le fléchit, plus souvent
en avant qu'en arrière, et l'on peut diagnostiquer alors un
hémato-salpinx. C'en est un en effet, car l'on discute encore
aujourd'hui pour savoir si les hémato-salpinx ne sont pas des
grossesses tubaires. Que l'on ne trouve souvent pas d'embryon
dans les caillots qui encombrent le conduit tubaire, cela est
certain ; mais cela ne veut pas toujours dire que l'on n'ait pas
affaire à une grossesse avec fœtus résorbé. Le diagnostic (Pillet
a fait à ce point de vue un travail très important) doit se compléter alors par l'examen histologique qui révèle dans cette
trompe, plus ou moins altérée, des villosités placentaires ou

choriales. Si l'embryon est mort de bonne heure, tout peut rentrer dans l'ordre, sans qu'on ait diagnostiqué la grossesse tubaire; mais le plus souvent on constate, après la mort du fœtus, une fluxion mammaire, suivie même de sécrétion lactée, et, phénomène plus important, une véritable crise, avec expulsion d'une caduque ou de débris de caduque par le vagin.

Malheureusement il n'en est pas toujours ainsi. La trompe éclate et cette rupture donne lieu à des phénomènes d'hémorrhagie interne et des phénomènes péritonéaux, vraiment effrayants par leur soudaineté, et qui peuvent être suivis d'une mort subite. En voici un exemple;

Le 5 juillet 1893, pendant que je faisais ma leçon, on vint nous appeler, Mme Moulin, alors maîtresse sage-femme, et moi, pour une femme qui allait mourir. En effet, nous nous transportons immédiatement à la Maternité et nous nous trouvons en face d'une femme de 28 ans, dans le collapsus, qui succombait quelques minutes après. Or, voici l'histoire de cette femme, entrée depuis la veille. Elle avait eu une première grossesse, interrompue par un avortement à 3 mois; cette fois elle se croyait enceinte de 3 ou 4 mois — et depuis un mois elle était soignée pour des poussées de péritonite par le Docteur B... Le ventre était très douloureux, ballonné; l'examen est difficile à cause de l'extrême sensibilité. Elle n'a pas senti remuer encore, quoiqu'on ait entendu très distinctement les bruits du cœur. Ce que l'on croit être le fond de l'utérus est dévié à gauche à deux travers de doigt au-dessous de l'ombilic; le toucher très douloureux révèle un col à peine ramolli, l'orifice fermé et des culs-de-sac très distendus. Le contact du doigt éveillait de fortes douleurs. Interrogée la veille, cette femme avait dit avoir eu ses dernières règles la semaine de Pâques (il y avait 3 mois 1/2) et les premiers jours de juin nouvelles règles, mais non comme de coutume; c'est un écoulement de sérosité sanguinolente qui dure trois jours. Cette perte est suivie d'un peu de répit dans les douleurs qu'elle accusait déjà à ce moment; quelques jours après, nouvel écoulement, accompagné de crises douloureuses avec vomissements et syncopes. Le mari dit qu'il semblait qu'elle allait mourir.

L'élève qui la reçoit croit à une menace d'avortement provoqué, mais Mme Moulin ne constate à l'examen que ce que nous avons dit plus haut. Lavements laudanisés, frictions mercurielles, lait, potion de Rivière. (Les urines ne contiennent pas d'albumine.) La nuit du 4 au 5 est bonne et le matin la crise cataclysmique se montre avec soudaineté et nous n'arrivons auprès de la malade que pour la voir mourir. A l'autopsie : épanchement considérable de sang dans le péritoine, il remplit tout le bassin ; on vide celui-ci des caillots qu'il contient et l'on trouve une tumeur attenant à la trompe gauche, grosse comme un œuf de dinde, présentant une déchirure dans toute sa hauteur et contenant un fœtus de quatre mois environ qu'on a déposé au musée de la Maternité. En de semblables circonstances Fuech fut appelé auprès d'une malade qui croyait avoir une indigestion et mourut subitement ; à l'autopsie on trouva un embryon de six mois dans le péritoine. Vous avez là le tableau de cette terminaison funeste et soudaine de la grossesse tubaire par éclatement. J'avais diagnostiqué, n'ayant vu cette femme qu'au dernier moment, une rupture utérine, dont la terminaison est presque toujours la même.

D'autres fois, au contraire, la femme après des hémorrhagies successives, révélées par des syncopes et des poussées péritonitiques, se rétablit à peu près et l'on constate alors (ce qui éclaire le diagnostic), à côté de l'utérus ou dans le cul-de-sac de Douglas, une tumeur qui est plus ou moins distincte de l'utérus. C'est ce qui nous est arrivé à la clinique l'an passé, où nous avons pu, après un diagnostic ferme, ouvrir le cul-de-sac postérieur et vider un kyste hématique, contenant un petit fœtus de trois mois. La femme guérit.

Chez celle que nous avons opérée avant-hier, nous avons abordé la tumeur par la voie abdominale et je dois dire que notre diagnostic, malgré l'opinion de notre chef de clinique, Pujol, à la sagacité duquel je me plais de rendre hommage, était

fort hésitant. Je vais vous dire pourquoi, après vous avoir présenté l'énumération des symptômes qu'offrait la malade.

C'est une femme de 28 ans, secondipare, qui avait eu ses
règles le 15 janvier, après une suppression de deux mois. Elle
a de nouveau un écoulement de sang ces jours passés et fait
appeler M. Pujol; celui-ci, qui avait assisté à plusieurs poussées
hémorrhagiques, diagnostiqua une grossesse extra-utérine, et
nous procédons à notre examen, avec cette arrière-pensée de
trouver une grossesse ectopique. Malheureusement, soit par
oubli, soit par dissimulation, la malade n'est pas très explicite
dans ses réponses et ne nous avoue pas avoir rendu des débris
de caduque (de peau, disait-elle), ce qui eût été précieux comme
renseignement; c'est seulement la veille de l'opération qu'elle
le confie au Dr Platon, qui omet de nous en parler. Nous fûmes
donc forcé, en quelque sorte, d'asseoir notre diagnostic sur
l'examen direct.

Vous avez vu cette femme, elle est forte, bien constituée,
ne présentant aucun signe de souffrance sur sa physionomie,
n'ayant pas non plus le teint des femmes qui ont subi des
pertes de sang. Le ventre, peu douloureux, n'est pas tendu;
une couche adipeuse ne permet pas de bien délimiter la tumeur
qui se sent cependant à l'hypogastre, au milieu de la distance
qui sépare le pubis de l'ombilic. Les seins ne présentent pas
trace de sécrétion lactée; il n'y a eu à aucun moment de fluxion
mammaire. Enfin le toucher devait nous induire en erreur;
quoiqu'on sentît bien dans le cul-de-sac postérieur une petite
tumeur qui était séparée de l'utérus par un sillon étroit et profond. Quant au col, il ne rappelait en rien celui d'une grossesse; il était en éteignoir, l'orifice externe ouvert; et quand on
introduisait le doigt dedans, on sentait un bourrelet dur,
comme cartilagineux et bosselé; ce dernier phénomène, qui
n'est noté dans aucune observation de grossesse extra-utérine,
nous fit penser avec l'écoulement sanguin, assez odorant et un
peu sanieux, à une dégénérescence cancéreuse ou à un néoplasme
de l'utérus. Celui-ci était gros, rappelant assez les utérus fibro-

mateux, et il se déplaçait avec la tumeur. Nous avions donc pensé à faire l'hystérectomie abdominale totale. Heureusement que l'intervention eût été la même si nous avions diagnostiqué une grossesse extra-utérine; mais durant l'opération, ayant reconnu notre erreur, nous avons ouvert le kyste fœtal et extrait un fœtus macéré de quatre mois environ, et nous avons fait la marsupialisation, c'est-à-dire, suturé les parois du kyste aux parois abdominales, après l'avoir vidé des caillots qu'il contenait. Nous reviendrons plus tard sur la conduite à tenir dans ce cas-là. Disons tout de suite que le kyste fœtal coiffait l'utérus comme l'épididyme le testicule ; il remontait au-dessus du fond de l'organe et venait faire saillie à l'hypogastre.

Vous trouverez dans la littérature médicale nombre d'observations où, croyant ouvrir une hématocèle, même suppurée, ainsi qu'en a rapporté un exemple M. Marchand, à la Société de Chirurgie (avril 1893), le chirurgien se trouve en présence d'une grossesse ectopique avec fœtus, et quelquefois fœtus vivant.

Baldy, sur une femme de 24 ans, diagnostique une salpingite double. Après laparotomie, il trouve à gauche un kyste ovarique et à droite une grossesse tubaire. Il n'y avait pas eu de phénomènes caractéristiques de grossesse extra-utérine.

D'autres fois vous diagnostiquerez, et avec raison, une grossesse extra-utérine et vous ne trouverez pas le corps du délit, le fœtus. C'est ce qui m'est arrivé le printemps dernier à Saint-Loup, où je fus appelé près d'une femme qui, selon l'accoucheuse, avait avorté d'un placenta, sans fœtus et sans écoulement de sang. Cette femme, tripare, avait en effet rendu une grosse caduque épaisse et présentait avec un col refermé une tumeur hématique dans le cul-de-sac de Douglas. Je fis l'incision de Laroyenne et vidais avec la main un kyste rempli de caillots; l'embryon avait été résorbé, il restait quelques débris de membranes. Les suites furent heureuses ; la malade guérit rapidement.

Rappelez-vous donc que l'expulsion partielle ou totale de la caduque, et Croom y insiste, est le fait capital pour asseoir le diagnostic. Malheureusement, d'après Pinard, il manque souvent, de même que les signes subjectifs de la grossesse. Cependant, d'après ce dernier auteur, les règles manquent toujours pendant la grossesse extra-utérine et ne reparaissent que deux ou trois mois après la mort du fœtus; alors il peut se passer un phénomène qui explique ce que nous avions trouvé chez notre opérée : une tension excessive du kyste fœtal. C'est cette tension qui nous avait donné la sensation de col induré, rigide, avec cet orifice béant, ce que Barnes avait déjà observé, dans l'utérus ramolli, il est vrai.

Rappelez-vous encore ce phénomène important sur lequel insiste Maltakowski, la sécrétion lactée, même quand le fœtus est mort. Maltakowski, en effet, l'a trouvée dans trois grossesses extra-utérines qu'il a opérées, alors que dans 200 cas de tumeurs abdominales, il ne l'a jamais rencontrée. Dans la prochaine leçon sur le diagnostic de la grossesse extra-utérine de la deuxième moitié de la grossesse, nous apprécierons de nouveau tous ces symptômes, qui auront encore une plus grande signification.

Disons en terminant que deux conditions mises en lumière, l'une par Landau, l'autre par Freund, expliquent le développement de la grossesse tubaire et la rupture de l'oviducte. La première, ce sont les diverticules qui retiennent l'œuf et amincissent la trompe; la deuxième, la disposition persistante en tire-bouchon que Freund a signalée chez le fœtus et qui doit s'effacer à la puberté. Ces deux conditions paraissent trop rationnelles pour être contestées, seulement il est difficile de constater l'une ou l'autre dans tous les cas, de même qu'au point de vue clinique, on n'observe que rarement la longue période de stérilité précédant la grossesse extra-utérine à laquelle Parry et Barnes accordent une grande valeur, et les maladies antérieures des organes génitaux, dont Pinard a démontré le peu de fréquence.

GROSSESSE EXTRA-UTÉRINE [1]

(Suite et fin.)

Messieurs,

Je vais vous parler aujourd'hui d'une intervention pour grossesse extra-utérine que la plupart d'entre vous m'ont vu pratiquer à la Maternité, le 13 février 1900. Nous avons dû attendre que cette femme fût guérie, pour appeler votre attention sur le diagnostic et le traitement de la grossesse ectopique dans sa deuxième moitié, à propos de ce cas, comme nous l'avions fait déjà pour la première moitié, à propos d'un autre fait clinique.

Voici d'abord l'observation rédigée par Mlle Mouren, notre maîtresse sage-femme.

Observation.

Rédigée par Mlle MOUREN, maîtresse sage-femme.

Mme M..., âgée de 32 ans, a eu une première grossesse à 25 ans ; évolution normale, accouchement spontané, très rapide, d'un garçon à terme qu'elle a nourri pendant deux ans. Les règles n'ont pas été sus-

---

(1) Leçon recueillie par Mlle LECERF.

pendues pendant l'allaitement. Rien dans les antécédents à noter,
avant la grossesse actuelle.

Le 20 avril 1899, Mme M... a ses règles comme d'habitude, durant
quatre jours; depuis plus rien, jusqu'en juin; à part l'absence des
menstrues, il n'y avait aucun signe de grossesse. Le 19 juin, alors
qu'elle vaquait à ses occupations habituelles, les soins du ménage,
étant debout, elle est prise brusquement de douleurs abdominales
intenses qui l'obligent à se coucher. Un docteur appelé constate un
frisson, sans température et croit à un avortement, car une légère
perte rosée s'est montrée en même temps que les douleurs. L'avortement, dit le docteur, paraît inévitable ! Les douleurs s'arrêtent, mais
l'écoulement persiste, peu abondant, il est vrai, à partir de ce moment
toutes les semaines. Elle a remarqué que c'était périodique, tous les
samedis, toujours sur le soir, crises violentes, points de côté, douleurs
lancinantes, frissons.

Cet état qui dura jusqu'à la fin de juillet, avec des alternatives de
mal et de mieux, amène un amaigrissement sensible. La station debout,
très pénible, est même impossible durant les crises. La femme est
obligée de garder le lit, où, suivant son expression, elle est clouée,
comme paralysée.

En juillet, les crises se compliquent de vomissements glaireux.
L'appétit diminue, mais les digestions restent faciles. Il y a de fréquentes
syncopes et de l'insomnie.

En août, un autre docteur conseille à la malade de quitter le lit, de
manger des œufs et de prendre des lavements laudanisés. Un mieux
sensible se produit. La femme dort et s'alimente, à la fin du même
mois : perte de sang considérable et perte d'eau à la suite desquelles le
ventre qui avait grossi diminue considérablement, au point que la
femme ne se croit plus enceinte.

En septembre cependant la grossesse paraît normale, la malade
n'éprouve plus aucun malaise, elle maigrit pourtant et perçoit les
premiers mouvements actifs du fœtus.

En octobre. Nouvelles crises intenses, pas de syncopes, mais des
douleurs abdominales violentes, non continues et dans l'intervalle, le
ventre n'est pas douloureux. Il y a une crise environ tous les dix
jours. L'enfant remue et provoque des douleurs, on atténue celles-ci
en comprimant le ventre. Il y a des vomissements.

Novembre. Crises plus violentes encore, l'état général devient mauvais. Le Dr M..., trouvant le cas grave, conseille une consultation. Il croit à une grossesse normale, avec quelque chose de particulier.

Décembre. Le 10, la malade vient nous consulter à la maternité. Le diagnostic de grossesse est confirmé, les battements du cœur sont très nets, la tête fœtale ballotte, semble-t-il, au fond de l'utérus. Le palper est extrêmement difficile, cette femme souffre du ventre et on ne peut faire un examen complet. Le col est ramolli, orifice externe légèrement entr'ouvert. Nous conseillons à Mme M... de se présenter de nouveau dans quelques jours, pour assurer et compléter le diagnostic.

Le 26 décembre, les mouvements ne sont plus perçus par la mère et à partir de ce moment les douleurs disparaissent, aussi cette dame ne se croit-elle plus enceinte.

Janvier. Le 16, après une bonne journée, le soir colique, perte de sang et expulsion d'un morceau de chair (expression de la malade). La sage-femme appelée, croit à un avortement. Le lendemain la perte continue avec douleur. Le 26, expulsion d'un morceau de chair blanchâtre. Le Dr Queirel est appelé et, portant le diagnostic de grossesse extra-utérine, propose une intervention. La malade refuse, ne se sentant pas trop mal, dit-elle.

Février. Le 9, une nouvelle crise se produit et la femme consent à entrer à la maternité.

État de la malade à son entrée. — État général mauvais, pouls petit, 120 pulsations, pas de température, pas de douleur abdominale, ventre peu développé. La tumeur siège à gauche, en remontant vers l'ombilic on sent le tête du fœtus et la *crépitation* des os du crâne. Utérus gros. régulièrement développé, débordant le pubis de 4 travers de doigt. Au toucher, on trouve le col long, déchiqueté ; lèvre antérieure beaucoup plus longue que la postérieure. Ramollissement d'environ la moitié de la partie vaginale. Le doigt ne peut pénétrer dans la cavité cervicale. L'utérus tout entier est porté en avant ; le col, abaissé et en arrière, appuie sur le rectum. Dans la station debout la malade éprouve une grande gêne et une pesanteur dans cette région. Pas de troubles urinaires.

Depuis le 26 décembre, les vomissements ont cessé ; depuis le mois de janvier, il y a des alternatives de diarrhée et de constipation.

L'état de la femme étant mauvais, on fait une injection de sérum artificiel de 1,000 grammes, le 11 février, veille de l'opération. Dans la nuit du 11 au 12, frissons; vomissements alimentaires. Le 12 à deux heures du matin, T. 39°; à 6 heures, 38°. Injection de sérum, lait glacé.

Le 13 février 1900, laparotomie à 9 heures du matin. Extraction d'un fœtus mort, du poids de 2,600 grammes; on laisse le placenta et l'on draine. Pas d'incident.

Suites opératoires très simples jusqu'au 7 mars. Dans cette même journée une douleur aiguë se déclare du côté du rectum et se continue jusqu'au soir. L'état général s'aggrave et donne des inquiétudes. T. 39°, à 9 heures du soir. M. Queirel est appelé, il refait le pansement, fait faire une injection de 500 grammes de sérum artificiel et toute la nuit fait faire alternativement des piqûres de caféine et des piqûres d'éther. Le matin la malade est plus calme; à trois reprises différentes, nous avons eu des alertes semblables; il semblait que l'opérée allait rendre l'âme. Cependant on la remontait et l'élimination du placenta suivait sa marche régulière, si bien que cette femme quitte le service le 5 avril, tout à fait rétablie, la plaie abdominale complètement fermée.

J'ai tenu à vous donner cette observation dans tous ses détails pour vous montrer l'évolution de cette grossesse extra-utérine où se retrouvent la plupart des symptômes signalés par les auteurs, j'entends ceux qui ont fait une reproduction fidèle de ce qui se passe cliniquement et non ceux qui ont traité cette question au point de vue dogmatique et selon la logique et les probabilités. C'est ainsi en effet qu'il faut procéder en clinique.

Il faut serrer les faits de près. Il faut savoir analyser les manifestations des maladies selon qu'elles se présentent conformes, ou non, à ce qu'il semblerait qu'elles devraient être et ne leur donner une signification que lorsqu'elle en découle rigoureusement. En un mot, comme faisaient les anciens, interpréter la nature servilement et non point tâcher de l'enfermer dans des raisonnements philosophiques ou métaphysiques.

Certes je ne nie pas que l'esprit philosophique doive entrer en ligne de compte, mais il ne doit pas précéder l'interprétation de faits qui semblent sortir de la norme.

En un mot, il faut se garder de trop vite généraliser.

Amassons des matériaux, comparons-les et n'en tirons des déductions que lorsque notre expérience sera faite sur la question.

Cela dit, à propos des symptômes que l'on décrit, sans qu'ils soient constants, même communs, dans la grossesse extra-utérine. Son histoire a fait de grands progrès dans ces derniers temps et l'on peut dire qu'en France le professeur Pinard n'y a pas été étranger, parce que justement il s'est plus appliqué à fournir des observations cliniques qu'à chercher l'explication, le pourquoi de la grossesse ectopique.

Certainement : *Felix qui potuit...* Mais en attendant de connaître la cause et de l'expliquer, ne nous attardons pas dans des conjectures qui jusqu'ici n'ont rien donné de positif.

Ce qu'il y a de vrai dans la question qui nous occupe, c'est que dans la grossesse ectopique, dépassant 5 mois, on trouve toujours une tumeur distincte de l'utérus, kyste fœtal ; on trouve toujours des modifications du côté de la matrice, semblables à celles de la grossesse normale, sauf la concordance du volume et de l'âge de cette grossesse ; on trouve toujours des troubles du côté du tube digestif et souvent du côté du système urinaire, des phénomènes péritonéaux, souvent sans fièvre et enfin un état général assez mauvais. Nous avons eu tout cela dans notre observation : on pouvait en effet sentir bien distinctement par le palper et le toucher les deux tumeurs, l'une petite, l'utérus, rejeté à droite et avant, l'autre plus volumineuse (et dépassant l'ombilic), dans la fosse iliaque gauche, le kyste fœtal ; on avait de plus l'assurance que ce fœtus était mort, les bruits du cœur ne s'entendaient plus, et, ainsi que l'a signalé Pinard, on pouvait produire la crépitation osseuse, d'une façon très manifeste. Nous avions eu aussi, dans les commémoratifs, cette succession de crises douloureuses péritonéales qui manquent rarement et ces phénomènes syncopaux qui accompagnent souvent l'évolution de l'œuf et ne sont que la manifestation évidente des poussées hémorrhagiques qui se passent dans le péritoine. Poussées hémorrhagiques qui disparaissent, quand le fœtus a succombé; et par ce qui s'est passé ici, on pouvait, nous verrons que c'est important, savoir le moment où la mort avait eu lieu.

Ainsi donc nous avions de bonnes raisons de croire que nous étions en face d'une grossesse extra-utérine, ayant dépassé le terme, avec fœtus mort, retenu dans la cavité abdominale! Or, devant ce diagnostic ferme, quelle conduite avions-nous à tenir ?

Aujourd'hui que, d'une part, nous sommes fixés sur la gravité du pronostic des grossesses extra-utérines, livrées à elles-mêmes et, d'autre part, sur les nombreux succès opératoires de la chirurgie abdominale, il semble tout naturel de se décider à opérer. C'est ce que Pinard a formulé dans cette phrase, devenue axiome classique : « Toute grossesse extra-utérine diagnostiquée commande l'intervention chirurgicale », et, en effet, nous avons suivi ce précepte, au grand profit de la femme. Nous aurions voulu pouvoir dire au grand profit de l'enfant. Il est des cas, en effet, où l'on a pu avoir un double succès, et, en guérissant la mère, lui donner un enfant vivant.

Permettez-moi de vous faire observer que Pinard en proclamant la nécessité de l'intervention, ne dit pas intervention immédiate, et voici pourquoi ! C'est qu'il est des moments favorables à l'intervention et d'autres qui ne le sont pas et, cliniquement, il importe de faire des distinctions.

Si la femme est en danger de mort, si elle est en proie à une hémorrhagie grave ou à une succession d'hémorrhagies qui l'ont fortement anémiée, opérer le plus tôt sera le mieux ; il ne faut pas temporiser, il faut même se presser ; sinon, il vaut mieux choisir l'époque de l'opportunité de l'opération, que le fœtus soit mort ou vivant ; et voici pourquoi : Quand le fœtus est vivant, il importe de lui donner le maximum de chances de vie, alors qu'il est dans la cavité abdominale dans une si anormale situation; et, à condition de surveiller la femme, en la mettant au repos le plus absolu pour éviter la rupture des parois adventices du kyste fœtal, adventices du côté maternel ;

à condition de surveiller la circulation fœtale et le développement du kyste fœtal, on peut attendre le plus possible pour se rapprocher du terme supposé de la grossesse. Mais cela ne doit se faire que quand la femme peut être soumise à une surveillance rigoureuse, avec un chirurgien, ou un accoucheur toujours prêt à intervenir à la moindre alerte.

C'est ainsi que le professeur Pinard a agi dans deux cas où le succès a couronné sa conduite. Il va sans dire que, dans ces cas-là, on a un élément très important de diagnostic, dans les battements du cœur du fœtus et aussi dans la contraction de la petite tumeur, l'utérus, que l'auteur n'a du reste pas manqué de signaler comme un signe important. Pour avoir la certitude que l'œuf est bien extra-utérin, il faut, avant l'intervention, ne jamais manquer de pratiquer le cathétérisme intra-utérin, soit avec le doigt, soit avec une sonde en caoutchouc et de gros calibre. Car, plus encore dans les cas où l'enfant est vivant, que lorsqu'il est mort, on peut commettre des erreurs de diagnostic et prendre, ainsi que l'a si bien mis en lumière M. Lepage, une grossesse utérine pour une grossesse extra-utérine, et cela est bien plus fâcheux qu'une erreur de diagnostic avec fœtus mort, si l'on a quand même décidé l'intervention, la laparotomie. Je n'ai pas besoin d'insister.

Au point de vue de la technique opératoire, elle est la même dans les deux catégories de cas.

Quand le fœtus est mort, convient-il d'intervenir de suite ?

Le professeur Pinard conseille d'attendre, si l'on peut, cinq ou six semaines et même deux mois, à cause des modifications vasculaires qui vont se passer après la mort et qui ne se produisent que lentement, mais tout au bénéfice de l'intervention, en nous mettant à l'abri des hémorrhagies, par décollement partiel ou total du placenta. Il arrive en effet, si l'on a pu attendre le travail de régression vasculaire, d'oblitération des vaisseaux, que le placenta pourra s'énucléer en quelque sorte et être retiré en même temps que le fœtus. Mais, en dehors de ces cas particuliers, gardez-vous de toucher au placenta. La lecture de toutes les observations, publiées jusqu'à ce jour, prouve qu'il faut se borner à couper le cordon et ne pas tirailler le placenta, ni chercher à détacher le kyste fœtal. Il faut se borner à drainer et à marsupialiser, c'est-à-dire suturer les parois du kyste à la paroi abdominale, de manière à isoler la cavité amniotique de la cavité péritonéale. Les tamponnements à la gaze iodoformée et les lavages quotidiens à l'aniodol suffiront à permettre au placenta de se détacher sans accidents. C'est ainsi que nous avons fait, quoique la mort du fœtus remontât à la fin de décembre.

Vous m'avez vu suivre cette pratique et m'en tirer assez facilement, mais il ne faut pas croire que cette intervention soit toujours aussi simple. Les adhérences, avec les viscères abdominaux, peuvent quelquefois créer des difficultés très grandes, même insurmontables et qui compliquent singulièrement la situation. C'est ainsi que Pinard a trouvé, une fois, une anse intestinale en écharpe sur le kyste fœtal; Routier, une autre fois, des adhérences intimes avec la vessie et l'uretère, si bien qu'il a fallu suturer celle-là et aboucher celui-ci dans le réservoir urinaire, pour réparer la brèche de l'une et la section de l'autre.

Quelquefois enfin le placenta est partiellement décollé et fournit un écoulement de sang abondant, c'est un des rares cas où il faut compléter le décollement et tâcher de se rendre maître de l'hémorrhagie par le tamponnement et la compression.

Malgré ces points noirs que je devais vous signaler, c'est encore l'intervention qui donne la meilleure statistique, et, c'est à elle qu'il faudra recourir; si vous ne voulez pas courir le risque d'assister à une interruption brusque et fatale de la grossesse ectopique, par hémorrhagie ou par péritonite suraiguë, ou encore, dans les cas que l'on estimait jadis les plus favorables, à une émaciation et un dépérissement progressifs de ces femmes qui portent des fœtus morts et plus ou moins transformés dans leur abdomen.

Je sais bien qu'on a toujours cité le fait de Quimperlé qui a trait à un fœtus dont la rétention aurait duré cinquante-six ans.

Le professeur Tarnier, quelque temps avant sa mort, présenta aussi, à l'Académie de médecine, un fœtus renfermé pendant treize ans dans la cavité abdominale d'une femme qui l'avait bien supporté. Lemonnier a également cité un cas de grossesse extra-utérine à terme, remontant à 1872 et diagnostiquée par Demarquay et Guéneau de Mussy. Ce qu'il y a de curieux c'est qu'en 1878 et 1881, cette femme eut deux nouvelles grossesses, avec accouchements naturels et suites de couches normales, et, enfin, en juillet 1896, c'est-à-dire vingt-quatre ans après, venant confirmer le diagnostic de 1872, une expulsion de débris osseux, fragments du lithopédion, par l'intestin.

Ces faits sont exceptionnels, mais ce qui jadis était la règle, quand on n'opérait pas ces tumeurs, c'était de voir dépérir les femmes, en proie à des suppurations du kyste fœtal, que l'on provoquait quelquefois et qui, dans les cas heureux, s'éliminait en entier ou par fragments dans les organes voisins : l'intestin, la vessie, l'utérus même, ou à travers la paroi abdominale, après avoir déterminé des phénomènes d'inflammation auxquels le plus souvent les femmes ne résistaient pas.

SUR L'OBSTRUCTION ABDOMINALE [1]

Messieurs,

La malade, couchée au n° 2 de la salle Sakakini, est âgée de 43 ans. C'est une femme amaigrie, ayant mené une existence de misère et exerçant dernièrement la profession de marchande de journaux, sur la voie publique. Journellement exposée aux intempéries, se nourrissant mal, elle présente sur le visage et les régions dorsales des mains des plaques de pellagre.

Ses réponses aux questions sont sans précision, contradictoires même, soit par suite d'une débilité mentale réelle, soit à cause de son état fiévreux actuel. Aussi ne retiendrons-nous de son interrogatoire que les quelques faits suivants.

Mère de deux enfants, elle est encore réglée; elle a fait déjà plusieurs séjours à l'hôpital, pour divers accidents nerveux s'accompagnant de perte de connaissance et pour une attaque de choléra en 1885.

Elle y est entrée de nouveau le 9 juin et ce qui l'amène présentement ce sont des vomissements consécutifs à une constipation opiniâtre, remontant à une quinzaine de jours. Les vomissements n'ont apparu que ces jours-ci.

---

(1) Recueillie par le Dr PUJOL, chef de clinique.

Constamment allongée dans le décubitus dorsal, notre
malade a la respiration fréquente, le pouls est petit et rapide à
gauche, le pouls radial droit étant imperceptible, à cause d'une
anomalie artérielle probable ; la température oscille aux environs
de 39°.

Par son volume, l'abdomen attire immédiatement l'attention ;
il rappelle un peu le ventre ascitique, ou ventre de batracien,
étalé dans les flancs ; toutefois les parois en sont tendues, et,
sous la peau, s'accusent des reliefs sinueux, dessinant les anses
intestinales dilatées.

La palpation de cet abdomen ne provoque pas la moindre
douleur ; elle donne une sensation de rénitence et ne décèle
la présence d'aucune tumeur solide développée dans l'abdomen, aux dépens d'un des nombreux viscères occupant cette
cavité.

Le ventre distendu est en tous points sonore. La percussion
ne révèle pas de matité au niveau des flancs, dans le décubitus
dorsal, ni dans le flanc déclive, pendant le décubitus latéral ; il
n'y a donc pas d'épanchement liquide libre dans la cavité péritonéale. Vous savez, en effet, que dans l'ascite, les anses intestinales plus légères flottent au-dessus du liquide qui se répand
dans les parties latérales et inférieures, de sorte que, le malade
étant couché, la partie médiane et supérieure de l'abdomen est
sonore, tandis que les hypocondres et le bas-ventre sont mats.
La matité se déplace avec le liquide, et, comme lui, siège
toujours dans les parties déclives ; si l'on fait tourner le patient
sur le flanc droit ou sur le flanc gauche, la sonorité s'accusera
dans le côté élevé, tandis que le côté inférieur présentera de la
matité. C'est ce qu'on connaît en clinique sous le nom de « signe
d'Aran ».

La sonorité de l'abdomen de notre malade est très exagérée ;
ce n'est pas là le timbre habituel que donne la percussion des
anses intestinales normalement distendues, même par la tonalité
plus élevée, occasionnée par une distension intestinale modérée
et à laquelle on donne le nom de météorisme ; c'est une sonorité

plus accusée encore, produite par une accumulation considérable de gaz, c'est du tympanisme ; autrement dit nous avons affaire à une tympanite abdominale, mais ce n'est là qu'une constatation et non un diagnostic.

Quel est le siège exact qu'occupent ces gaz dans le ventre de notre malade ? est-ce la cavité péritonéale, est-ce plutôt la cavité intestinale ?

La tympanite péritonéale est rare. Cazeaux en a cité un exemple ; Darmann en a décrit les signes : les gaz s'accumulent à la partie supérieure de l'abdomen ; on a, à ce niveau, une sonorité exagérée et même du tintement métallique, le thorax paraît étroit et l'abdomen évasé dans le haut. On peut déceler, entre la face antérieure du foie et la paroi abdominale, la présence de bulles gazeuses. La tympanite péritonéale succède à une perforation de l'intestin, par laquelle les gaz intestinaux passent dans la cavité de la séreuse. Les phénomènes généraux sont intenses et caractéristiques, ce sont les symptômes d'une péritonite suraiguë, succédant aux signes divers de la maladie variable qui a déterminé la perforation.

Notre malade n'a jamais présenté et n'offre actuellement rien de semblable, aussi n'avons-nous cité la pneumatose péritonéale que pour l'éliminer.

C'est donc dans la cavité de l'intestin que se trouve accumulée cette collection gazeuse ; et ce sont ces gaz qui, en distendant les anses intestinales, rendent visibles leurs sinuosités à la surface de l'abdomen.

La tympanite intestinale peut être localisée à un segment de l'intestin : ainsi au cours de l'appendicite est-elle susceptible de se rencontrer au niveau de la fosse iliaque droite ; dans l'occlusion intestinale, si l'obstacle est haut situé, le tympanisme n'occupe qu'une portion de l'intestin grêle. Quand l'intestin grêle seul est le siège de pneumatose, l'abdomen est saillant et sonore en son milieu, au pourtour de l'ombilic. Mais dans le cas qui nous occupe, la tympanite est généralisée et le côlon participe manifestement à la distension, puisque le tympanisme est plus accusé au niveau de l'arc colique, en raison de la plus grande capacité de ce segment intestinal.

Nous sommes donc amené à poser le diagnostic de tympanite intestinale généralisée.

Reste à rechercher les causes qui ont déterminé cette pneumatose.

La tympanite intestinale peut tenir soit à une hypersécrétion de gaz avec diminution de tonicité des tuniques musculaires de l'intestin, soit à un arrêt au cours des gaz et des matières fécales, c'est-à-dire à un étranglement herniaire ou à une occlusion interne.

Dans les dyspepsies, les fermentations lactiques et butyriques donnent lieu à une grande production de gaz ; au cours de maladies générales l'intestin parésié se laisse distendre ; mais c'est surtout chez les hystériques que l'on observe la dilatation paralytique de l'intestin avec pneumatose.

Cette tympanite hystérique peut donner lieu à des erreurs de diagnostic et faire croire à l'existence de tumeurs que l'on a désignées sous le nom de tumeurs fantômes ; car si l'on se laisse entraîner à une intervention chirurgicale, on ne trouve absolument rien à l'ouverture de l'abdomen ; très souvent même ces tumeurs s'évanouissent pendant le sommeil chloroformique, pour reparaître après que le sujet est réveillé, ainsi que Thiriar, de Bruxelles, l'a bien mis en lumière.

Ce n'est pas seulement la dilatation paralytique de l'intestin qui peut donner lieu à l'illusion de tumeur fantôme, puisque ce genre de tumeur se rencontre chez les nerveux en tous points de l'économie, elle relève alors de la dilatation paralytique des *vasa vasorum* ; fréquentes au sein chez les femmes, les tumeurs fantômes se rencontrent souvent aussi à la langue et quelquefois aussi aux mollets, surtout chez les prêtres. Si un vaisseau de gros calibre se laisse distendre, on peut avoir les signes d'un anévrysme, mais la paroi n'en présente pas la dureté habituelle. Ces tumeurs fantômes sont susceptibles de faire commettre de grandes erreurs de diagnostic, il est même parfois difficile au médecin de ne pas se laisser suggestionner lui-même par les apparences et par les supplications des malades, qui ont en général une grande propension à réclamer une intervention. Ces malheureux obsédés arrivent souvent à la folie, ou se portent à des tentatives de suicide. Payer et Thiriar, de Bruxelles, ont bien étudié ce genre de tumeurs.

Bien que notre femme ait présenté, à certains moments, des accidents nerveux, nous éliminerons la possibilité d'une pneumatose par dilatation paralytique de l'intestin ; car alors l'état général reste satisfaisant, on n'observe pas de fièvre ; de plus, la malade présente des stigmates hystériques que nons n'avons point relevés sur notre sujet.

Aurions-nous affaire à un étranglement herniaire ? A la vérité, la malade est affectée d'une double hernie inguinale ; mais ces hernies sont facilement réductibles et on ne peut pas présumer qu'on les réduit en masse, l'étranglement persistant sur le collet du sac, puisqu'elles ne sont point douloureuses et que les accidents datent de quinze jours déjà.

Nous avons exploré soigneusement toutes les autres régions faibles de la ceinture abdomino-pelvienne par lesquelles peuvent se produire une hernie : régions crurale, ischiatique, lombaire, ligne blanche, et nous n'avons rien trouvé de particulier.

Une hernie interne est encore possible, hernie diaphragmatique et surtout hernie à travers l'hiatus de Winslow ; ces hernies sont favorisées par la plus grande longueur de l'intestin. On a remarqué que l'alimentation avait une influence sur le développement intestinal ; les végétariens ont l'intestin plus long ; c'est ainsi que les Russes, qui font un ordinaire moins substantiel que les Allemands, ont l'intestin plus allongé.

Rokitansky, Blandi, Gross, Péan ont rencontré et étudié la hernie à l'hiatus de Winslow. On trouve généralement dans ces cas une tumeur mate, au-dessus de l'ombilic. Dans un cas de Maggioli, on pensait à une tumeur du côlon transverse, alors qu'il s'agissait d'une hernie de l'hiatus de Winslow, dont la durée se prolongea pendant un mois.

Il nous reste à envisager maintenant l'hypothèse d'une occlusion intestinale.

L'occlusion intestinale est complète ou incomplète. Dans l'occlusion complète, le malade ne rend par l'anus ni gaz ni matières fécales : s'il expulse quelques excréments, siégeant, au moment de l'occlusion, au-dessous de l'obstacle ; si, selon la formule consacrée, il vide le bout inférieur de son intestin, c'est sous la forme de matières solides. Dans l'occlusion incomplète, au contraire, il existe encore un certain degré de perméabilité intestinale ; les fèces sont liquides. Dans l'occlusion complète, les vomissements surviennent plus ou moins rapidement, selon le siège de l'occlusion, d'abord alimentaires, puis bilieux, enfin fécaloïdes. Pour notre malade, il n'y a pas d'hésitation à conserver, il s'agit sans aucun doute d'une occlusion intestinale complète, il y a absence absolue d'émission gazeuse ou fécaloïde par l'anus. Si les vomissements sont encore sans caractère, c'est probablement à cause du siège très bas de l'obstacle.

Nous avons maintenant substitué à notre premier diagnostic, purement symptomatique de tympanite intestinale, un diagnostic plus précis d'occlusion intestinale. Mais il nous le faut parfaire encore, car ainsi posé, ce diagnostic reste encore incomplet. Nous devons maintenant établir la cause et la nature de cette occlusion, et en préciser autant que possible le siège.

Les accidents d'occlusion intestinale se présentent, au point de vue clinique, sous la forme d'accidents brusques ou d'accidents progressifs ; il y a, si vous le préférez, une occlusion intestinale aiguë et une occlusion intestinale chronique.

L'occlusion intestinale aiguë débute ordinairement, sans prodromes, par une douleur déchirante, en un point de l'abdomen ; les vomissements succèdent bientôt, alimentaires, bilieux, puis fécaloïdes. La constipation est rapidement absolue, le malade n'émet aucun gaz par l'anus. Les traits s'altèrent, le nez s'effile, les yeux se creusent, la température s'abaisse, le pouls devient petit, la voix s'éteint, c'est le choléra herniaire.

Cet état bien caractéristique succède à l'étranglement herniaire proprement dit ou à une occlusion par volvulus, iléus ou invagination.

Le volvulus ou torsion de l'intestin sur lui-même est favorisé par l'allongement du mésentère. L'invagination est surtout fréquente chez l'enfant ; l'intestin se retourne comme un doigt de gant, il y a intussusception, ou, pour employer un terme moderne, télescopement intestinal. On peut percevoir alors une sorte de boudin allongé, correspondant au siège de la partie invaginée et le malade élimine quelquefois des fragments d'intestin sphacélé.

Notre malade n'a présenté aucun de ces accidents aigus, lesquels, si l'on n'intervient pas rapidement, enlèvent promptement le patient. C'est depuis quinze jours qu'elle est malade et actuellement les vomissements ne sont point encore fécaloïdes, la température n'est point abaissée, il y a même de la fièvre, 39°. Nous avons manifestement affaire à une occlusion chronique.

L'occlusion chronique reconnaît parfois les mêmes causes que l'occlusion aiguë, mais alors ces causes agissent d'une manière plus lente. C'est ainsi qu'on peut avoir des occlusions évoluant d'une manière chronique à la suite de volvulus, d'invagination, d'iléus, d'étranglement par brides peu serrées, etc. Nous devons ajouter à ces causes la compression par tumeurs de voisinage, l'obstruction par corps étrangers et le rétrécissement de l'intestin.

La palpation la plus minutieuse de l'abdomen de notre patiente n'a pu déceler la présence d'aucune tumeur abdominale, solide ou liquide, du foie, des reins, de la rate, de l'utérus ou des ovaires. Les touchers vaginal et rectal n'ont fait non plus rien reconnaître de particulier. C'est encore là une cause d'occlusion à éliminer.

Les corps étrangers sont susceptibles, eux aussi, d'apporter obstacle au cours régulier des matières fécales. Ce sont généralement des corps étrangers introduits par la bouche, ils sont beaucoup plus fréquents chez les enfants. Ils peuvent également se former sur place, tels les entérolithes, sur lesquels M. Oddo et après lui M. Dieulafoy ont récemment attiré l'attention. On perçoit généralement dans ces cas une tumeur et le malade rend du sable dans ses matières.

Reste maintenant l'hypothèse d'un rétrécissement de l'intestin. Après avoir éliminé, et pour cause, le rétrécissement congénital traumatique, nous ne retiendrons que les rétrécissements consécutifs à une affection ulcéreuse de l'intestin.

Nous éliminerons d'abord le cancer, dans lequel il y a des hémorrhagies intestinales et parfois rejet de débris cancéreux ; dans lequel l'état général est mauvais, les téguments anémiés, jaune paille, le malade cachectique.

La fièvre typhoïde, la dysenterie ont un processus tout particulier sur lequel il est inutile d'insister.

Nous nous rattacherons plutôt au diagnostic d'entérite chronique de nature probablement tuberculeuse. Notre malade a présenté en effet des alternatives de diarrhée et de constipation. Au toucher rectal profond, le doigt est retiré enduit de glaires filantes et claires, sans odeur. Le poumon droit présente au sommet de la submatité et l'auscultation permet d'y entendre des râles humides.

Les lésions tuberculeuses de l'intestin amènent un épaississement des tuniques, puis consécutivement un rétrécissement de son calibre. Les tuniques muqueuse et musculeuse sont lésées et le processus inflammatoire s'étend parfois jusqu'à la séreuse. Le rétrécissement qui résulte de ces lésions peut porter sur une très grande longueur de l'intestin. Billroth a réséqué ainsi deux mètres d'intestin et l'opéré a guéri.

Où siège cette lésion tuberculeuse ? La généralisation de la pneumatose à toute l'étendue de l'intestin nous fait penser, avec raison, que c'est dans le segment le plus inférieur du gros intestin.

De plus, la longue durée des accidents, leur marche lente, sont bien en rapport avec le siège présumé de la lésion. En effet, les accidents sont d'autant plus éloignés que l'oblitération siège plus bas ; l'absorption étant en majeure partie conservée, les vomissements n'apparaissent que fort tard.

Nous sommes ainsi arrivé, par éliminations successives, à poser le diagnostic de tympanite généralisée, par occlusion intestinale complète, occasionnée par un rétrécissement organique de nature tuberculeuse.

Que convenait-il de faire dans ce cas ?

Quand la malade est entrée dans notre service, le 9 juin au soir, M. Bartoli, notre interne, lui fit immédiatement donner un lavement purgatif qui fut expulsé seul ; puis un lavement électrique resta sans résultat. La malade prit quelques pilules de belladone et suça de la glace.

Le lendemain matin, quand nous la vîmes pour la première fois, nous la trouvâmes dans un état de faiblesse extrême, avec un pouls misérable et une dyspnée marquée. Nous nous bornâmes à pratiquer trois ponctions capillaires, avec l'aspirateur de Potain, dans les anses intestinales démesurément distendues. Ces ponctions donnèrent issue à des gaz fétides et amenèrent une légère diminution de la tension abdominale, ce qui permit de pratiquer une exploration plus méthodique. Le soir, lavement de sérum qui est rejeté.

Le lendemain, 11 juin, la malade est moins affaiblie, elle a supporté un peu de lait ; le pouls s'est relevé, la dyspnée est moins forte.

Nous nous décidons à pratiquer un examen sous le chloroforme. La malade est endormie ; et sous l'influence de l'anesthésie le ballonnement ne diminue pas, ainsi qu'il arrive dans le cas de péritonisme hystérique.

Nous avons alors pratiqué le toucher rectal profond, en essayant, mais sans y parvenir, d'introduire la main entière, selon le procédé de Simon. Nous avons pu toutefois introduire trois doigts et nous avons été arrêté par un obstacle siégeant au-dessus du muscle de Horner, au niveau du promontoire ; cet obstacle était un rétrécissement intestinal, que le doigt était impuissant à dilater. Nous avons alors essayé d'introduire une sonde, mais elle n'a pu passer ; ces manœuvres ont amené l'issue de matières glaireuses, filantes, dont je vous ai parlé.

Vu l'état de la femme, nous rejetons l'idée d'une laparotomie et nous nous décidons à pratiquer un anus iliaque pour parer autant que possible aux accidents immédiats, nous réservant de compléter plus tard notre intervention, si par bonheur notre opérée guérissait.

De quel côté convenait-il de pratiquer l'incision : à droite ou à gauche ?

Nélaton préférait faire l'anus artificiel dans la fosse iliaque droite, à cause de nombreux cas où l'obstacle siège au niveau du cæcum. Amussat conseille, au contraire, l'anus gauche afin de pratiquer l'entérotomie le plus bas possible et de laisser à l'opéré une plus grande longueur d'intestin utilisable.

C'est l'anus gauche que nous préférâmes à cause du siège de la lésion.

Nous pratiquâmes sur la paroi abdominale, soigneusement aseptisée, une incision de 6 à 7 centimètres. Le péritoine fut suturé à la paroi, puis incisé ; la première anse intestinale qui se présenta à l'ouverture fut également suturée à la paroi, puis incisée. C'était une anse de l'intestin grêle. Aucun gaz ne s'échappa par cette ouverture, qui donna issue à une petite quantité de matières jaunâtres provenant de lait digéré. La palpation permit de percevoir au-dessous le côlon descendant rempli de matières fécales et distendu en forme de boudin, audevant de l'articulation sacro-iliaque gauche.

La plaie intestinale fut drainée à la gaze iodoformée et le pansement soigneusement fait. Durée de l'opération : une heure.

La malade fut rapportée dans son lit dans un état aussi satisfaisant que possible. On lui fit dans la journée plusieurs injections de sérum artificiel. Vers le soir le pansement est déjà fortement souillé de matières fécales et la tension abdominale paraît moins accusée. L'état général n'est cependant pas meilleur. La malade est plus agitée, plus loquace; elle a une température plus élevée, atteignant 40°, le pouls est presque imperceptible ; il n'y a pas eu de vomissements.

Le 12, au matin, M. Bartoli enlève le pansement, rempli de matières fécales jaunâtres en grande abondance. Le ventre est moins tendu. Il fait un lavage de la plaie et applique un nouveau pansement. La température atteint 40°,2 ; le pouls est toujours misérable, l'opérée est agitée et dans un état de subdélirium du plus fâcheux augure. On continue les injections de sérum et de cognac; mais la mort survient vers 4 heures du soir.

L'autopsie, qui sera pratiquée ce soir, nous permettra de vérifier l'exactitude de notre diagnostic. C'était là un cas difficile et pour le diagnostic et pour le traitement. Si la malade s'était présentée plus tôt, elle eût été en de meilleures conditions pour subir une opération qui aurait eu alors toute chance de réussite.

Résultat de l'autopsie. — L'autopsie, pratiquée par M. Bartoli, a donné les résultats suivants :

A l'ouverture de l'abdomen, on constate que le côlon est excessivement distendu dans toute son étendue. L'S iliaque a subi une torsion au niveau de son union avec le rectum dans la fosse iliaque droite. La compression de l'intestin au-dessus du point aplati ne chasse pas les gaz dans l'ampoule rectale. On remarque d'autre part que la portion du côlon située au-dessus de la torsion, est injectée et remplie de matières fécales dures.

L'intestin grêle au contraire est affaissé et presque complètement masqué par le côlon.

L'anus iliaque a porté sur une portion de l'iléon. La masse intestinale, détachée et examinée, donne les résultats suivants : longueur de l'intestin grêle 6 m. 25 centim., longueur du gros intestin 3 m. 30 centim.

L'ouverture de l'intestin grêle donne issue à un peu de matières fécales jaunâtres ; il n'y a pas d'ulcération.

Dans le gros intestin, il y a une quantité considérable de matières fécales, molles dans le cæcum et le côlon, dures dans

l'S iliaque. On trouve à ce niveau, au milieu de matières ster-
corales, un noyau de prune. Il n'y a pas d'ulcération. Au niveau
du point tordu, l'épaisseur de l'anse sigmoïde a diminué de plus
de la moitié; la paroi de l'intestin est réduite, sur l'étendue de
trois à quatre travers de doigt, à une lame tellement mince que,
sous l'influence du lavage et de l'étalement, elle s'est rompue.
Au-dessous, le rectum est normal.

La torsion était complète, l'intestin faisant un tour complet
sur lui-même.

Les autres viscères étaient sains; on a remarqué seulement
des adhérences pleurales anciennes au sommet du poumon droit,
de la congestion intense des deux bases pulmonaires et des
signes d'endocardite chronique scléreuse, sur la valvule mitrale.

Notre diagnostic était donc erroné, quant à la nature de l'occlusion, exact quant à son siège.

Un fait remarquable, c'est la plus grande longueur propor-
tionnelle du gros intestin, eu égard à celle de l'intestin grêle.

Le rapport était de 1 à 2 au lieu de 1 à 3. C'est là sans doute
une des causes qui a prédisposé au volvulus.

DE LA RIGIDITÉ DU COL

MESSIEURS,

Nous avons eu, ces jours-ci, un cas trop intéressant de rigidité du col, pour que je ne saisisse pas cette occasion de vous parler de cette cause de dystocie.

Les auteurs admettent qu'il y a rigidité du col, quand celui-ci ne s'efface ou ne se dilate pas, ou encore met un temps très long à se dilater. Quelquefois la dilatation, ayant bien marché au début pour acquérir les dimensions d'une pièce de 2 francs, ne progresse plus et l'on trouve le col dans des conditions particulières qui ont fait adopter trois variétés classiques de ce genre d'accidents, savoir : 1° rigidité spasmodique, 2° anatomique, 3° pathologique. Pour cette dernière tout le monde s'entend bien. La rigidité est due à une modification pathologique du tissu cervical, exemples : les cicatrices provenant d'opérations, cautérisations, ou traumatismes antérieurs, ayant transformé le tissu dilatable du col en un tissu inodulaire qui se déchire, éclate, mais ne se laisse pas distendre peu à peu par les agents de la dilatation ; la syphilis, non pas seulement en tant que créant des ulcérations indurées et même cicatrisées du museau de tanche, mais encore en modifiant profondément la texture du

col, par son processus ordinaire, comme dans les accidents ter-
tiaires. Celle-ci amènerait, d'après Doléris (1885) et Fusola (1886),
une sclérose généralisée du tissu cervical, une transformation,
pour ainsi dire, fibro-cartilagineuse, soit une induration, due à la
fois à l'hyperplasie conjonctive étouffant l'élément musculaire
et à des endartérites oblitérantes de tous ses vaisseaux.

Ce mot de modification pathologique n'est même pas suffisant
pour exprimer une autre cause de rigidité pathologique plus
grave ; je veux parler des fibromes ou du cancer. Là, il y a un
véritable envahissement des éléments normaux, une substitution
d'un tissu qui remplace celui du col par celui du néoplasme.
Cette question de la dégénérescence fibro-sarcomateuse ou
carcinomateuse, épithéliomateuse du col est extrêmement intéressante, et, dans ces derniers temps surtout, on s'est appliqué
à trouver la solution la plus heureuse, grâce aux progrès de la
chirurgie, pour résoudre ce problème obstétrical.

Je la traiterai un autre jour en présence d'un de ces cas où il
faut prendre parti pour une intervention grave et importante,
quelquefois même sans espoir d'une guérison durable pour la
mère.

Ainsi donc, comme tout le monde, vous savez ce qu'est la
rigidité pathologique ; mais ce préambule était nécessaire pour
bien vous montrer combien ces cas de rigidité pathologique qui
sont en quelque sorte préparés de longue main, avant même la
grossesse, sont différents de celui dont je vais vous exposer les
intéressantes particularités.

Et d'abord voici l'histoire de la femme qui fait l'objet de notre
observation. Il faut que je vous la raconte pour justifier notre
conduite, nous discuterons ensuite les indications de la rigidité
du col, dite anatomique ou spasmodique, encore que nous
soyons plus ou moins éclairés sur la nature de cet accident.

Obs. — L. E..., 19 ans, perleuse, Ipare, entre à la maternité le 3 juin 1901,
avec une présentation du sommet en gauche transversale, orifices
ouverts, poche des eaux volumineuse. Plusieurs fois examinée, elle

nous permet de constater d'une part que le P.S.P. est seulement de 11 centim., que la tête est retenue au détroit supérieur et que la dilatation, malgré des douleurs suivies, ne progresse pas elle reste à 2 francs.

Le 6 juin à 1 heure du soir, après 3 jours d'un travail impuissant à dilater le col, on perce la poche des eaux, espérant que la tête descendra et, s'appliquant mieux sur l'orifice du col, le dilatera,

Le 7 juin, au matin, la dilatation n'a pas augmenté ; le col, après une nuit de souffrances, est devenu dur et œdémateux ; on peut insinuer le doigt entre le col et la présentation et faire le pourtour de celle-ci ou plutôt de la bosse séro-sanguine qui est très saillante. On peut comparer cette manœuvre à la sensation que l'on a, quand, faisant un trou dans l'écorce d'une mandarine, on passe l'index entre cette écorce et la pulpe.

La femme est énervée, les contractions sont subintrantes, la température est de 38°, les battements du cœur fœtal sont très perceptibles, mais commencent à avoir un rythme irrégulier.

Que fallait-il faire ?

Je vous ferai remarquer que s'il y avait là une rigidité du col, elle n'était pas primitive, quoique s'étant montrée dès le début, et que, même si le col s'était dilaté après plusieurs jours d'attente, il est probable que la tête ne serait pas descendue et qu'il aurait fallu intervenir. Mais si l'obstacle créé par le col n'était que secondaire, il était important.

Vous savez qu'en cas de disproportions de la tête et du bassin, quand elle est arrêtée au détroit supérieur, j'ai l'habitude de faire la symphyséotomie et la sténose osseuse vaincue, le sommet s'engage dans l'excavation, où, s'il ne progresse pas par les seuls efforts de la nature, nous allons le saisir avec le forceps. Mais notez bien que pour procéder à cette dernière manœuvre, il faut que le col soit largement ouvert et c'était précisément le contraire ici. Après avoir vaincu la dystocie des parties dures, il eût fallu vaincre aussi celle des parties molles, du col, non sans péril pour la mère. Je sais bien que Pinard et Zweifel ont, dans de semblables cas, sectionné la symphyse pubienne et que dès lors la tête s'engageant et appuyant sur l'orifice du col a pu le dilater. Je serais assez partisan de cette manière de procéder et j'ai agi ainsi dans un cas où le col n'était pas tout à fait dilaté et a cédé après la symphyséotomie, mais, pas plus que dans ceux de Pinard et de Zweifel, ce cas n'était superposable à celui qui nous occupe.

N'oubliez pas en effet, Messieurs, que ce col ne se faisait pas seulement remarquer par un défaut de dilatation, mais encore était dur et épais, en un mot qu'il n'était plus dilatable ; enfin que l'œuf était ouvert depuis vingt-quatre heures et que la femme avait déjà 38° de température. Notez encore que nous avions de l'infection dans le service, infection venue du dehors, mais, vu notre mauvaise installation, qui n'en était pas moins dangereuse, et vous comprendrez que je n'aie pas voulu courir la chance, après avoir fait une première intervention importante, la symphyséotomie, d'en faire une seconde sur le col, débridement, incision, etc.

Et voilà pourquoi nous nous sommes décidé pour l'opération de Porro. Pourquoi, me demanderez-vous, le Porro et non pas l'opération césarienne conservatrice ? C'est, je le répète, à cause des chances d'infection, moins probable dans l'intervention radicale que dans l'hystérotomie. Et puis, bien que partisan très résolu et très convaincu de la repopulation, nous nous sommes dit que cette femme, atteinte d'un rétrécissement du bassin, irait, si elle devenait enceinte, accoucher qui sait où et dans quelles conditions ?

Je ne vous dirai qu'un mot de la technique opératoire que nous avons suivie. Elle est très simple, c'est celle qu'a rappelée le professeur Pinard dans sa récente leçon sur ce sujet : ouverture médiane de la paroi abdominale, après laquelle nous faisons sortir et basculer l'utérus vers le pubis et, avant de l'ouvrir, nous fermons en arrière de lui le péritoine et la paroi abdominale. Incision de la face antérieure de la matrice, après avoir protégé le péritoine par une cravate, faite de coton emprisonné dans de la gaze, au niveau du pédicule.

L'incision a porté sur l'insertion placentaire qui se faisait sur la face antérieure de l'utérus. Le placenta très vite détaché, nous ouvrons l'œuf et sortons une fille de 3,020 grammes qui était bien en O. I. G. T.

Pendant tout ce temps-là, notre interne, M. Aubert avait saisi le col utérin entre ses deux mains, lui faisant un anneau, prêt à le serrer au besoin. L'enfant extrait, bien vivant, nous embrochons le col, passons, au-dessous de la broche, un lien en caoutchouc qui le serre ainsi que la base du ligament large, laissant au-dessus sur les côtés de l'utérus, les annexes. Nous sectionnons le tout au niveau de l'orifice interne du col, section absolument exsangue. Cautérisation au thermo de l'orifice du col, suture de la paroi laissant saillir le pédicule au dehors.

Aujourd'hui 21 juin, la femme est en parfait état, sa feuille de température est parfaite, elle allaite son enfant qui a gagné 300 grammes.

Et maintenant vous allez me demander à quelle rigidité nous avions affaire ? Spasmodique ou anatomique? Si vous consultez les auteurs pour savoir quelle est la différence entre les deux variétés de rigidité, vous trouverez ceci : dans la spasmodique l'orifice externe du col est appliqué sur la partie qui se présente, ses bords sont minces, douloureux, tendus, ils donnent la sensation d'une corde de contre-basse que l'on ferait vibrer ; dans la rigidité anatomique, au contraire, le col est épais, dur, il ne s'applique pas bien sur la partie fœtale, comme la peau de la mandarine qui ne s'applique pas sur la pulpe, il donne la sensation de cuir bouilli.

Messieurs, je ne nie pas cette distinction; je ne nie pas qu'il y ait des cas, surtout dans les accouchements prématurés, aussi chez les vieilles primipares, où l'orifice semble rétracté et ne paraît pas vouloir obéir aux sollicitations des contractions utérines; cas où les lèvres du col restent minces, et où, après un certain temps donné à l'expectation, elles cèdent tout d'un coup pour permettre rapidement une dilatation complète ; telle est la rigidité spasmodique. Elle est rare et ce sont de pareils faits qui ont pu donner le change sur la gravité du pronostic et faire conseiller de ne pas intervenir!

Mais, la plupart du temps, vous assistez en clinicien à ce
spectacle-ci : la femme souffre depuis quelque temps, l'effacement
est complet, la dilatation commence et sans qu'il n'y ait rien de
changé en apparence, les douleurs continuent et l'orifice du col
reste le même, pendant des heures. Et si cet état de choses se
prolonge, le col, d'abord mince, semblable à celui de la rigidité
spasmodique, s'épaissit, s'œdématie, s'indure et vous donne la
sensation de cuir bouilli. Mais voici la différence : tandis que,
dans le premier cas, les lèvres du col, je ne crains pas de le
répéter pour mieux le graver dans votre mémoire, s'appliquent
sur la présentation, dans le second au contraire elles en sont
plus ou moins distantes et deviennent de plus en plus épaisses,
de plus en plus dures ; alors rigidité anatomique, si vous voulez, bien que MM. Wallich et Bouffe de St-Blaise n'aient trouvé
dans de semblables cas aucune modification dans les éléments
anatomiques du col, si ce n'est une sorte d'œdème, d'infiltration,
de sérosité dans ces éléments anatomiques. Et la rigidité, dite
anatomique, ayant succédé au spasme du col, pas plus que lui
n'est cause du défaut de dilatation, mais bien conséquence de
l'absence des conditions qui la favorisent. C'est ce que Doléris
a appelé « fausse rigidité anatomique », celle que nous avons
observée dans notre cas clinique, celle que l'on rencontre le
plus souvent dans la pratique.

Donc le col ne se dilatera pas, moins parce que son tissu
résistera d'emblée, que parce que la tête n'appuiera pas, parce
l'œuf sera ouvert et que la poche des eaux ne soutiendra pas la
dilatation ; parce que le segment inférieur de l'utérus sera comprimé excentriquement par la tête contre les parois dures du
bassin et qu'elle laissera au-dessous d'elle une zone flasque et
molle qui va s'épaissir, s'infiltrer, par un phénomène analogue
à celui qui produit la bosse séro-sanguine ; parce que encore
un placenta, inséré bas, va empêcher l'adaptation de la présentation. C'est pour toutes ces raisons dont on trouve toujours
au moins une, si ce n'est toutes, dans les observations que vous
lisez, que la rigidité se produit bien différente, en cela, de la

pathologique qui, elle, est primitive et peut être cause unique du défaut de dilatation.

Ici, Messieurs, je veux tout d'abord vous mettre en garde contre une exagération qui est peut-être excusable au début de la carrière, mais qui n'en est pas moins fâcheuse dans ses conséquences, puisqu'elle nous invitera à intervenir, là où vous auriez pu vous en dispenser, au très grand profit de la parturiente : c'est de confondre la lenteur du travail, quelquefois son interruption passagère, l'inertie utérine par inhibition, avec la rigidité du col ! Il faut savoir, et cela particulièrement chez les Ipares et surtout chez les Ipares âgées, que le travail peut traîner en longueur, sans présenter d'autre inconvénient que de mettre à l'épreuve votre patience, sans que le col ne devienne le prétexte à intervenir. C'est ainsi que voulant me remémorer les cas malheureux qui m'avaient laissé une impression aussi durable que fâcheuse, j'ai eu soin, en faisant relever ces cas de dystocie, dans notre service, depuis 1886, de mettre de côté les cas de travail lent qui ne pouvaient se réclamer d'une rigidité du col.

Il nous est resté 10 cas dus à cette dystocie. Une fois la rigidité était pathologique, et due à la syphilis ; c'était une femme de 20 ans, Ipare, en travail depuis deux jours quand elle entra à la maternité, en 1886, et à laquelle nous fûmes obligés de faire des incisions de l'orifice cervical. Après bien des péripéties, elle sortit guérie, mais aujourd'hui je n'aurais plus la même façon d'agir.

Les 9 autres observations sont des rigidités spasmodiques ou anatomiques ! ne chicanons pas sur l'étiquette qu'il convient de leur donner ! Une seule de ces femmes était multipare. IIIpare. Elle avait, avec une présentation du sommet, un placenta prævia. Les membranes furent rompues à deux francs de dilatation, pour activer le travail et les injections chaudes, en réveillant les douleurs, permirent une expulsion spontanée, après trente heures de travail.

Le col était mince et douloureux ; la tête n'appuya qu'après la rupture artificielle de la poche et dès lors le travail fut régulier.

Les 8 autres femmes étaient toutes des primipares, la plupart assez âgées. Voici leur âge respectif :

2 de 32 ans;	1 de 28 ans ;
2 de 30 ans;	1 de 24 ans ;
1 de 29 ans;	1 de 20 ans ;

4 (soit 50 p. 100) avaient des placentas prævias.

Sur ces 8 femmes, 3 ont succombé, 5 sont sorties, bien portantes.

Parmi ces dernières, deux fois il y a eu rigidité spasmodique peu importante, qui a cédé aux injections chaudes et a permis d'appliquer le forceps à la dilatation presque complète (24 ans, léger rétrécissement, et 30 ans); une fois, il y a eu rigidité anatomique ou plutôt œdème du col, pour un travail qui a duré trois jours et qui, grâce aux injections très chaudes, a permis une expulsion spontanée (30 ans).

Dans un cas (32 ans, rachitique rétrécie, P. S. P. $= 11 -$ O. I. G. A. 2800) l'écarteur Tarnier a produit des déchirures, augmentées par le forceps, au moment où la tête était descendue sur le plancher du bassin. B. P. $= 9\ 1/2 -$ le placenta affleurait le col.

Dans un autre enfin, il s'agissait plutôt d'un œdème du col (chez une cardiaque de 32 ans) où, après douze heures, on a pu appliquer le forceps, la dilatation complète ayant été obtenue par les injections chaudes.

Les trois décès ont eu lieu dans les circonstances suivantes :

OBS. 1893. — Ipare, 29 ans, entre après quatre jours de travail, ayant probablement pris de l'ergot quoiqu'elle ne veuille pas l'avouer. Son utérus est tétanisé, le col mince, tranchant, douloureux, avait bien les caractères assignés par les auteurs à la rigidité spasmodique. L'œuf est ouvert. La dilatation était insuffisante, même pour passer le basiotribe, car le fœtus était mort.

Nous attendons jusqu'au lendemain, ordonnant des injections, des bains chauds, des opiacés, des antispasmodiques, mais la dilatation ne se fait pas et nous avons la douleur, avant d'avoir pris un parti, de voir succomber la femme subitement dans une syncope. A l'autopsie, on trouve une rupture utérine.

Obs. 1896. — Ipare, 20 ans, albuminurique (2 gr.) en travail depuis 2 jours, quand elle entre dans le service. T. 38°,3, dilatateur Tarnier dans un col dilaté à 2 francs ; la dilatation progresse jusqu'à 5 francs, puis, sans dilatateur, jusqu'à fond de verre. Forceps. La malade a succombé avec des symptômes d'urémie.

Chez cette femme un premier examen le 6 juillet avait fait porter le diagnostic rigidité spasmodique, col mince et tranchant ; le lendemain 7 juillet, on porte le diagnostic rigidité anatomique, le col étant devenu dur, épais, œdématié. Et c'est là en effet ce qui se passe presque toujours quand le travail se prolonge dans les mêmes conditions qui ont créé d'abord la variété spasmodique.

Obs. 1897. — Ipare, 28 ans, A.I.C. épaule gauche, méconnue. Rigidité du col spasmodique, rupture de la poche à 2 francs, injections et opiacés, insuffisants. Incisions de Dührssen puis ballon de Champetier, puis version quand on peut passer la main. Délivrance artificielle. Placenta inséré sur le segment inférieur. La femme, très affaiblie par des hémorrhagies antérieures, a succombé, malgré les injections intra-utérines très chaudes, celles de sérum sous-cutanées et même intra-veineuses.

Dans tous les cas où nous n'avons pas parlé de la rupture des membranes, il y avait eu rupture précoce.

Tels sont, Messieurs, ces faits qui, je crois, vous laisseront cette impression que la rigidité du col est une complication grave ; mais ils vous enseigneront aussi que ce que l'on pourrait appeler la rigidité essentielle du col est on ne peut plus rare, si tant est qu'elle existe.

Analysons, si vous le voulez bien, les observations que je viens de vous résumer ; nous remarquerons que :

1° Dans tous les cas, il y avait eu rupture prématurée ou précoce de la poche des eaux, d'où une chance de moins pour la régularité de la dilatation.

2° Que tantôt il y avait un placenta inséré sur le segment inférieur, amincissant cette région utérine, près de l'orifice interne

et gênant l'adaptation de la présentation ; tantôt un rétrécissement du bassin, empêchant la tête de s'engager et de s'appliquer sur les bords de l'orifice du col ; tantôt enfin une présentation anormale, une présentation de l'épaule par exemple,
laissant l'excavation vide, et la cavité du col, vide aussi de la
partie fœtale et favorisant ce défaut d'expansion excentrique
nécessaire à l'ouverture suffisante de la bordure cervicale.

Et alors nous en viendrons à qualifier ces rigidités de fausses
rigidités, résultant de l'absence d'un des facteurs de la dilatation et de l'accommodation ; et nous conclurons que pour
combattre la rigidité, il faudra s'adresser à la cause qui la
produit.

Ce sont ces considérations qui m'ont conduit à diviser, au
point de vue clinique, les cas de rigidité du col en deux
catégories :

1° Les cas, très rares, où le col mince, à peine ouvert, mais,
appliqué sur la tête fœtale, descend, poussé par elle, jusque
sur le plancher du bassin, jusqu'à la vulve quelquefois ;

2° Les cas, plus fréquents, où l'orifice externe du col reste
éloigné de la présentation et où cette présentation, soit par sa
forme, soit par son volume, soit par une inclinaison, soit par
interposition du placenta, ne descend pas, ne remplit pas
l'excavation, le col restant plus ou moins ouvert, mais s'œdé-
matiant, se durcissant de plus en plus.

Aux premiers, qui reconnaissent pour cause, le plus souvent,
l'inhibition utérine, j'opposerai, comme traitement, les injections chaudes, les anti-spasmodiques, les opiacés, le chloroforme, pour lutter contre le spasme de l'utérus ou réveiller les
contractions en cas d'inertie. Au besoin, j'inciserai le col, en
prenant bien soin de ne pas dépasser les culs-de-sac vaginaux.

Le ballon de Champetier dans ce cas n'est pas applicable, la
tête trop engagée, le col trop appliqué sur elle, ne le permettent
pas ; quant au dilatateur Tarnier, il agira en déchirant les
tissus ou il n'agira pas, et c'est du moins ce que j'ai vu le plus
souvent.

Aux deuxièmes, qui éveillent l'idée d'une mauvaise adaptation de la partie fœtale et de mauvaises conditions pour favoriser la dilatation, j'opposerai, de propos délibéré, après avoir donné un certain temps à l'expectation, pas trop long cependant, puisque nous savons, par expérience, que non seulement la vie de l'enfant, mais celle de la mère sont en danger, j'opposerai, dis-je, l'opération césarienne conservatrice ou celle de Porro, dans les cas trop fréquents où l'on craint l'infection. C'est fidèle à ces principes que j'ai opéré la femme qui a fait le sujet de cette leçon.

DE L'INVERSION UTÉRINE

Messieurs,

Couchée au n° 2 de la salle Sakakini, se trouve une femme de 24 ans que nous avons examinée devant vous, ce matin et dont voici l'histoire.

Accouchée en ville le vendredi 5 novembre, à terme et spontanément d'un enfant vivant, elle fut prise après la délivrance d'une hémorrhagie pour laquelle l'accoucheuse donna de l'ergot de seigle et fit appeler un médecin. Celui-ci fit un tamponnement et se retira.

Le lendemain, notre collègue Schnell, médecin des hôpitaux, fut appelé, reconnut une inversion utérine et l'envoya à l'hôpital.

Notre interne, M. Acquaviva, trouva cette femme dans un état des plus alarmants. Elle était exsangue. Il nettoya le vagin qui était rempli de caillots et détacha des fragments de placenta, adhérents à une tumeur globuleuse dont le pédicule pénétrait dans le col de l'utérus.

Il n'eut pas de peine à se convaincre qu'il avait affaire à une *inversion utérine* et, après avoir fait quelques tentatives de réductions infructueuses d'ailleurs,il ne crut pas devoir insister et il fit bien ! Il mit, après une injection antiseptique bien chaude, un tampon de gaze iodoformée, puis s'occupa de relever les forces de la malade, par des injections hypodermiques de sérum artificiel et toutes sortes de toniques.

Vous avez vu que cette femme est encore, à l'heure qu'il est, très pâle et très affaiblie. Il y avait même un commencement d'infection, car la température n'a baissé qu'avant-hier.

En l'examinant au point de vue génital, vous avez constaté ce que je vous ai montré, c'est-à-dire cette tumeur qui avait préoccupé M. Acquaviva, cette tumeur qui n'est autre chose que l'utérus retourné en doigt de gant. Je vous ai fait remarquer d'une part que, chez cette femme accouchée cependant depuis peu de temps, le globe utérin n'existait pas ; d'autre part, j'ai attiré votre attention sur la surface tomenteuse de la tumeur ; j'ai cherché à vous montrer l'orifice des trompes et enfin le cul-de-sac circulaire, en bourrelet, qui circonscrit le pédicule de la dite tumeur. Vous avez eu donc la possibilité de faire le diagnostic de visu et si cela ne suffisait pas, vous auriez pu, comme je l'ai fait, en pratiquant le toucher rectal vous assurer non seulement qu'on ne trouvait pas le corps de l'utérus dans l'excavation, mais encore qu'au niveau du col, il existait une dépression en cul de bouteille, suivant l'expression de Mauriceau, ce qui témoignait bien de l'ectopie utérine, du retournement en doigt de gant de la matrice. Ce que vous voyiez, quand on ouvrait la vulve, c'était le fond de l'organe, c'était la face muqueuse, avec son insertion placentaire. Il n'y a pas d'erreur possible dans le cas actuel. Nous sommes en face d'une inversion et d'une inversion complète. Tout à l'heure, je vous expliquerai le mot *complète*.

Je dis qu'il n'y avait pas d'erreur possible ; car outre les phénomènes objectifs qui tombent sous les sens, les commémoratifs nous ont appris la façon dont s'était produit cet accident, un des plus terribles de la délivrance, heureusement aussi un des plus rares, puisqu'on ne l'observe qu'une fois sur 180 à 200,000 accouchements.

Malgré sa rareté, ce n'est point une raison pour que vous n'ayez l'occasion de l'observer et je vous féliciterai de ne l'avoir pas du moins provoqué. Pour ma part, c'est le quatrième cas que je vois, bien que je n'aie pas fait 200,000 accouchements.

Une première fois, dans le service de mon excellent ami le Dʳ Flavard, où le diagnostic fut d'abord incertain. Il s'agissait d'un cas que l'on peut appeler chronique et où plusieurs chirurgiens présents prirent cette tumeur, appendue au milieu du vagin, pour un polype, sortant de l'utérus. Il fut opéré par l'écraseur et l'examen de la pièce anatomique prouva que c'était bien la matrice.

Le 2ᵉ cas que je vis fut au contraire un cas qui se termina très rapidement et très malheureusement, l'accident à peine produit. Je me rappellerai toujours cette femme qui habitait rue de Bruys, c'est-à-dire à quelques centaines de mètres de l'hôpital ; on vint appeler un docteur à la Conception.

Nous étions à la fin de la visite avec notre maître le professeur Magail ; nous y allâmes ensemble immédiatement, et il ne fallut pas plus de trois minutes pour que nous nous trouvâmes auprès de la malade qui expirait à notre arrivée. C'était une femme qui venait d'accoucher ; des tractions avaient été pratiquées sur le cordon, le placenta avait suivi, mais ne s'était pas décollé et le fond de l'utérus avait accompagné le délivre. Une hémorrhagie foudroyante, au moment du détachement de l'arrière-faix, venait d'emporter la malade.

Une 3ᵉ fois, je fus appelé dans des circonstances tout à fait différentes. Il s'agissait d'une jeune femme de 19 ans, accouchée à Naples, depuis un an et venue, à Marseille, chez ses parents pour se faire opérer d'une tumeur polypeuse, disait-on. Le docteur Tron qui lui donnait des soins ne se trompa pas sur la nature de ce polype et me pria de venir voir sa cliente. Nous proposâmes l'opération par la ligature élastique, graduellement serrée, d'après la méthode de Périer qui venait d'être publiée ; et je dois dire que le succès répondit à notre attente et couronna nos efforts.

Il y a 8 ans de cela ; cette jeune femme, parfaitement guérie, se porte très bien, quoique sans utérus ou peut-être même à cause de l'absence de cet organe. Vous voyez, avec moi, mon quatrième cas.

Avant de vous dire ce que nous allons faire, je dois vous apprendre comment se produit cette inversion que je qualifiais plus haut de *complète*.

La délivrance, comme l'accouchement qu'elle suit, est un acte physiologique ! Elle doit être spontanée, dans les cas normaux. On peut la définir l'expulsion naturelle du placenta, comme l'accouchement l'expulsion naturelle du fœtus. Mais avant que le placenta ne soit expulsé, il faut qu'il soit détaché par les contractions utérines qui brisent les liens vasculaires qui l'unissent au tissu de la matrice. Or quelquefois ces contractions ne se produisent pas ou bien ne sont point assez fortes pour opérer le décollement du délivre ; en un mot, le placenta est adhérent. Je vous dirai plus tard la conduite que vous aurez à tenir en pareille occurrence ? Aujourd'hui je vous dirai seulement ce qu'il ne faut pas faire ! Ce qu'il ne faut pas faire, ce dont il faut bien vous garder, c'est de tirer sur le cordon, c'est surtout de tirer sur le cordon, alors que le fond de l'utérus n'est pas soutenu, alors que le placenta ne se détachant pas, la paroi utérine sur laquelle il est inséré se déprime en le suivant. Car alors vous produirez sûrement l'inversion ; d'abord la dépression en cupule du fond de l'utérus (1ᵉʳ degré), puis le fond de l'utérus arrivera au niveau du col (2ᵉ degré) et enfin (3ᵉ degré) le dépassera, inversion complète ; invagination de l'organe à travers l'anneau formé par le col.

Il peut même y avoir en même temps, grâce aux tiraillements subis par l'organe, prolapsus utérin, et la matrice retournée sera hors de la vulve, ce pourrait être un 4ᵉ degré.

Avec une poire en caoutchouc, on peut expérimentalement, comme je le fais devant vous, démontrer ce mécanisme, dans toutes ses phases.

Telle est l'inversion, dite puerpérale, immédiate, aiguë en

quelque sorte, mais elle peut se produire plus lentement. Le fond
de l'organe, frappé d'inertie et déjà déprimé, peut être poussé
vers le col par des contractions et le phénomène de la descente
de ce fond à travers l'anneau formé par le col peut se produire
lentement, non seulement après un accouchement, mais même
après un avortement, surtout s'il y a des corps fibreux dans
le tissu utérin ou accolés à lui dans l'intérieur de la cavité
utérine. Dans ce dernier cas, la dépression, peu marquée au
début, s'accentue de plus en plus et vous voyez le fibrome entraîner
par son poids la paroi de la matrice, quelquefois jusqu'au
dehors de la vulve. C'est dans ces cas, que l'on ne reconnaît
pas tout de suite parce qu'ils n'ont pas donné lieu à l'hémorrhagie, que l'on a appelés l'inversion *chronique*; c'est
dans ces cas que l'on a l'occasion d'opérer des inversions,
datant de plusieurs semaines, de plusieurs mois, de plusieurs
années.

Vous pouvez maintenant classer l'observation de notre malade
et n'avais-je pas raison de dire: inversion utérine puerpérale
complète ? Que faut-il faire ? Et d'abord faut-il intervenir ?

En présence des accidents qui peuvent se produire, tous les
auteurs sont d'avis de chercher à obvier à ces inconvénients
qui ne sont pas sans danger. Les uns sont conservateurs, les
autres plus radicaux.

Certainement pour une femme de l'âge de notre malade, il
serait heureux de lui conserver l'organe de la gestation. Il y
aurait tout avantage à pouvoir réduire l'utérus et à le remettre
en place. C'est là la première pensée qui doit venir à tout
chirurgien, c'est aussi la première chose qu'il doit tenter !
Mais laréduction n'est pas toujours facile, je dirai même plus,
quelquefois elle n'est pas sans danger.

En effet quand on assiste à la production de l'inversion,
alors que l'utérus est encore volumineux, qu'il n'a pas commencé
son involution, on peut et on doit essayer de refouler le fond
de l'organe inversé et il arrive qu'on réussisse. Il faut sans

retard et sans hésitation, après s'être assuré qu'il n'y a plus de
débris placentaires adhérents, refouler à pleine main la matrice
et de la main libre la saisir à travers la paroi abdominale.
Mais plus tard, quand l'utérus est revenu sur lui-même,
quand le col forme comme un lien qui étrangle la partie
retournée, la difficulté est souvent très grande, insurmon-
table et si l'on persiste à faire des manœuvres de réduction, on
court grand risque de déchirer, de crever la paroi de la matrice.

Cependant plusieurs procédés ont été conseillés et employés,
certains parfois avec succès. Pozzi les classe en procédés de
force et procédés de douceur.

Pour employer les premiers, on peut se servir de la main ou
d'instruments. Avec la main, on peut essayer soit la réduction
en masse, soit la réduction d'une corne après l'autre. La difficulté
consiste à fixer le col pour faire repasser, dans sa cavité, la
partie inversée. Aussi Courty avait proposé de le faire en introduisant deux doigts dans le rectum et de faire abaisser l'utérus,
saisi avec des pinces de Museux, pendant que de la main libre
le chirurgien, avec le pouce et l'index, exerce une pression sur
le pédicule de manière à augmenter peu à peu le sillon utéro-
cervical.

Il a même pour faciliter cette manœuvre, et après lui, Barnes,
Küstner et Emmet, conseillé de pratiquer des incisions sur le
col, sorte de débridement.

On a aussi employé les instruments pour suppléer à l'action
des doigts. A cet effet Viardel a proposé le *repoussoir*, sorte de
baguette de tambour, et de White (de Buffalo) une espèce de
cupule, le premier repoussant directement le fond du globe
utérin, le deuxième l'embrassant presque tout entier et emman-
ché à un ressort qui s'applique contre la poitrine de l'opérateur.
On a à peu près abandonné tous ces moyens, pour leur substituer la douceur et surtout la pression continue.

Par le repos au lit, les douches vaginales chaudes, les tampons de gaze aseptique, et surtout par les pessaires à air, on peut
arriver en effet, d'après Hofmeier, à triompher des inversions,

même anciennes, témoin Tyler Smith qui aurait réussi dans une inversion datant de 12 ans. Le ballon de Champetier peut aussi rendre les plus grands services.

Ces méthodes peuvent être essayées sans doute, mais la pression continue peut quelquefois amener des ulcérations ou des sphacèles des parties comprimées. Quand le fond de l'utérus est au ras de la vulve, ou ils ne peuvent être employés faute d'un point d'appui, ou ils ne produisent pas de refoulement efficace Aussi, surtout depuis les méthodes antiseptiques, préfère-t-on maintenant les opérations radicales que justifie la crainte de voir la vie abrégée, par le fait même de l'inversion.

Avant de vous parler de l'ablation de l'organe, je vous citerai la méthode de Gaillard Thomas, recommandée par Bouilly, quoiqu'elle me paraisse compliquée. Il s'agit de faire la laparotomie, pour aller dilater par la cavité abdominale le cul-de-sac que forme le col, avec un dilatateur en métal et de refouler l'organe de bas en haut. Sur deux malades opérées par Thomas, la première eut une perforation et une péritonite, mais elle guérit; la deuxième succomba. Reste l'ablation qui peut se faire soit avec le bistouri, le thermo ou galvano-cautère, soit avec la ligature, élastique ou non.

De tous ces procédés je préfère l'hystérectomie vaginale qui est une opération bien réglée et qui débarrasse plus vite la malade et la met à l'abri des accidents. C'est à elle que je donnerai la préférence sur les autres moyens énumérés plus haut, et voici pourquoi. Comme M. Acquaviva, quand j'ai tenté la réduction, j'ai senti craquer le tissu utérin et j'ai eu cette sensation particulière qu'il allait se perforer. D'un autre côté la femme est languissante et les moyens qui demanderaient du temps et de la patience ne feraient que prolonger son état de souffrance et l'exposeraient, vu le suintement de la muqueuse utérine, à des chances d'infection. Puis c'est une primipare, la résistance de la paroi utérine se prête peu au relâchement de l'anneau cervical, surtout après l'action de l'ergot de seigle, et comme nous ne pouvons pas tenter la réduction, il vaut mieux guérir la malade radicalement, même au prix de la privation de l'espoir d'une nouvelle maternité. En d'autres termes, l'inversion est trop ancienne pour être réduite en une séance, et trop récente pour supporter la compression lente (1).

---

(1) Nous avons opéré cette femme dont l'observation et la pièce anatomique se trouvent dans la thèse de notre ancien interne, M. Acquaviva, aujourd'hui chirurgien des hôpitaux de Marseille.

DE LA MOLE VÉSICULAIRE

MESSIEURS,

Quelques-uns d'entre vous ont déjà vu la tumeur que je vous présente. Elle a été expulsée par une femme de 18 ans et apportée par une de mes anciennes élèves. Mlle Lasalarié, pensant qu'elle pourrait vous intéresser, y a joint l'observation que voici :

Rose B..., fille soumise, 18 ans, IIpare. Père et mère bien portants, mais ne sait pas ce qu'ils sont devenus actuellement. Sept ou huit frères ou sœurs, elle ne peut mieux préciser, tous nés à terme, dit-elle. Ses antécédents personnels sont plus complets : à 16 ans, elle a eu la syphilis (plaques muqueuses, adénites); à 17 ans, la variole. Les premières règles sont apparues à 12 ans. Elle a toujours été bien réglée et n'a jamais eu de pertes blanches, jusqu'à 14 ans; à cette époque elle a eu une première grossesse, interrompue au cinquième mois, comme celle-ci, par l'expulsion d'un gros morceau de chair.

La grossesse actuelle est de 4 à 5 mois. La malade dit avoir eu ses dernières règles en août 1900, et le 26 décembre elle avortait. A cette dernière date, cette femme accusait, depuis plus d'une semaine, des pertes blanches, accompagnées de petites hémorrhagies et de vives douleurs dans le bas-ventre.

Le 26 à 8 heures du soir, hémorrhagie, plus abondante, douleurs très violentes, accompagnant l'expulsion de gros caillots ; c'est à ce moment qu'elle appelle une sage-femme.

Examen immédiat des caillots conservés, sans trouver trace d'embryon même à l'examen sous l'eau. On trouve seulement une masse de chair, grosse comme une orange, pesant un peu plus de 100 grammes et composée d'une grappe de vésicules kystiques de différentes grosseurs. On ne peut constater aucune cavité amniotique.

Le ventre est souple et douloureux. L'utérus est rétracté, c'est à peine, si on sent le fond au-dessus du pubis.

Une injection vaginale chaude ne ramène plus ni vésicules, ni caillots.

Les jours suivants les suites de couches furent simples, lochies normales, sans odeur. La malade n'a jamais présenté d'élévation de température.

Telle est cette observation où les choses se sont passées bien simplement, comme un avortement ordinaire, sauf le produit expulsé qui diffère essentiellement et d'un fœtus et d'un placenta ou même d'un œuf entier ou fragmenté. Qu'est-ce donc que ce produit? La plupart d'entre vous ont déjà répondu et il suffit en effet d'avoir vu une fois ce genre de tumeur, pour en faire le diagnostic macroscopique et dire que c'est une môle hydatiforme, ou mieux vésiculaire. Mais qu'est-ce que la môle vésiculaire? C'est le résultat d'une maladie de l'œuf, due à la dégénérescence myxomateuse des villosités choriales, selon la théorie de Virchow, ou simplement à une hydropisie de ces villosités, selon la théorie de Robin. Je ne prendrai parti ni pour l'une, ni pour l'autre de ces théories ; qu'il vous suffise de savoir qu'au point de vue histologique, le tissu intéressé est la villosité choriale, et à ceux d'entre vous qui ont poussé leurs études plus loin ou ont bien suivi ce que nous avons déjà dit de la constitution de l'œuf, de la caduque et du placenta, je dirai que la lésion, la dégénérescence dont il est question, a pour siège le syncitium et la couche de Langhans, c'est-à-dire le revêtement épithélial des villosités choriales et le stroma qui le soutient. Voilà bien des mots savants, voyons plutôt au point de vue macroscopique, clinique, si vous voulez, comment se présente la môle, cette tumeur que je viens de vous présenter, de vous définir et que nous allons étudier.

Examinons le cas le plus commun : une môle vésiculaire a été expulsée entière à trois ou quatre mois de grossesse, quelquefois cette môle est fragmentée. Dans le premier cas, vous serez en présence d'une masse charnue, ovoïde, molle, parfois un peu fluctuante et de couleur rougeâtre, celle-ci est due à l'enveloppe : la caduque. Mais souvent cette caduque présente des solutions de continuité, à travers lesquelles font saillie des groupes de vésicules dont nous allons parler. Quand la tumeur est entière, si vous incisez la caduque, mince en certains endroits, épaisse dans d'autres, il s'écoulera un liquide clair ou rose, quelquefois louche, et vous trouverez dans la cavité de cette poche, incisée, des vésicules de divers volumes, remplies de ce même liquide, vésicules transparentes, roses ou jaunâtres, reliées les unes aux autres par de petits pédicules, pleins ou creux, et formant comme une véritable grappe de raisin, à grains différents, ou quelquefois un fouillis inextricable. En effet vous voyez ces grains mêlés et groupés de différentes façons, les uns se relient à la caduque sur laquelle ils s'implantent directement par un pédicule plus ou moins long ; les autres se succèdent de l'un à l'autre comme les grains inégaux d'un véritable chapelet. Et dans tout cela, vous trouverez toujours les villosités choriales dégénérées.

En dissociant ces grappes et allant vers le milieu de la tumeur, vous trouverez une poche, à parois blanchâtres, et peut-être un embryon ou un fœtus ; c'est la cavité amniotique. C'est alors qu'on appelle cette môle, môle embryonnée, attestant qu'il y avait bien grossese. Dans d'autres cas, on trouve bien la cavité amniotique, mais pas l'embryon, qui a été résorbé, c'est la môle creuse ; d'autres fois enfin, on ne trouve pas trace de cavité amniotique, c'est la môle pleine, celle que je vous présente. A cette série de cas, il faut ajouter encore la môle qui n'occupe qu'une partie du placenta, compatible avec un accou-

chement à terme ou prématuré et un enfant vivant ; enfin la
môle qui existe dans un seul œuf d'une grossesse gémellaire.
Ces cas sont rares, mais ils suffisent pour établir irréfutablement qu'il y a bien eu grossesse ; quand une môle est
expulsée, alors même qu'on ne retrouve, ni le produit de la
conception, ni même la cavité amniotique. Il faut cependant que
la tumeur ait les caractères dont nous avons parlé et il ne faudrait pas confondre avec une môle ces produits de dysmé-
norrhée pseudo-membraneuse qui s'observent même et surtout
chez des jeunes filles et qui quelquefois reproduisent en entier
la forme de la cavité utérine et ressemblent à un véritable œuf.
C'est là le résultat de la desquamation, de l'exfoliation de la
muqueuse utérine et de son élimination à chaque période menstruelle. En général la coïncidence cataméniale, la récidive à
chaque époque, suffit pour établir la distinction, mais il est des
cas et des circonstances qui peuvent obscurcir le diagnostic,
aussi est-il bon quelquefois, pour lever tous les doutes, d'examiner les fausses membranes de près et même au microscope.
Si le plus souvent la caduque entoure le groupe de vésicules,
celles-ci font quelquefois saillie sous la muqueuse, et en certains
points où cette muqueuse est disparue, elles pénètrent dans la
couche musculaire de l'utérus. Elles peuvent même perforer
cet organe, témoin l'observation de Wilton qui date de 1840 et
qui fut contrôlée par l'autopsie. Ce fait n'est pas du reste
isolé. Pelvet en a rapporté un semblable en 1863, à la Société
anatomique, et Volkmann a figuré, en 1867, un cas très intéressant et très net de la dissociation de la paroi musculaire par
pénétration des villosités. Nous-même avons constaté cette particularité, dans une observation que nous vous rapporterons
tout à l'heure et où cette pénétration des fibres musculaires de
l'utérus, par les villosités dégénérées et kystiques, a eu les conséquences les plus désastreuses. Dans le cas de Volkmann,
l'utérus était bosselé à sa face externe par les productions vési-
culeuses et l'organe était divisé en deux parties, deux cavités
distinctes, dont l'une occupée en entier par les villosités kys-

tiques, et l'autre inférieure, isolée pour ainsi dire par une cloison de tissus appartenant à la muqueuse utérine et à sa couche
musculaire en partie dégénérée. D'après Oui, Waldeyer aurait
rapporté un cas où les sinus utérins étaient pénétrés par les
vésicules.

Je ne vous dirai rien de l'étiologie de cette singulière affection
et pour cause. L'incertitude règne encore sur cette production
anormale. Quelques auteurs incriminent la syphilis et s'il est
vrai que justement la femme dont je vous ai cité l'observation en
commençant cette leçon, était en puissance de syphilis, quand
elle a expulsé sa môle, il ne faut pas manquer de mentionner
aussi que dans sa première grossesse, il y a eu expulsion prématurée d'un produit analogue. Mettons donc un point d'interrogation sur cette cause et passons.

Je ne vous ferai pas non plus la bibliographie de la môle. Si
Hippocrate, Aétius, Avicenne et, plus tard, Ambroise Paré en ont
parlé, ils confondaient sous ce nom tout ce qui sortait de l'utérus
et Mauriceau lui-même, ainsi que Levret, qui ont donné de
bonnes descriptions de cette môle, l'ont confondue, sous la
rubrique de fausses grossesses, avec bien des affections diverses. Cependant Régnier de Graaf, en 1678, avait avancé que
c'étaient des œufs altérés. En 1811, Périn prétendit que c'étaient
des hydatides, et Velpeau et Boivin que ces vésicules n'étaient que
des altérations des membranes. Ce n'est guère qu'en 1849, grâce
aux travaux de Robin, plus tard de Virchow et enfin de Cornil
et Ranvier, qu'on a connu réellement la nature de cette tumeur.

Cependant au point de vue clinique, Mauriceau disait : « On
« remarque, en la femme qui a une môle, presque tous les signes
« de conception et de grossesse d'enfant; mais elle en a aussi
« quelques-uns qui sont différents des autres; car son ventre
« est plus dur et plus douloureux et paraît plus également tendu
« de tous côtés... Il se tuméfie aussi plus promptement dans le
« commencement que si elle était grosse d'un enfant (page 112).

« ... On le connaît encore plus facilement, quand, avec tous
« ces signes, on ne sent rien mouvoir dans la matrice. » Il faut

y ajouter l'hémorrhagie et l'on aura la description à peu près complète des symptômes de la môle vésiculaire.

En effet, s'il est vrai que certaines grossesses, contenant ce produit, se passent normalement et arrivent jusqu'à terme ; la plupart du temps, il survient des phénomènes importants qui peuvent mettre sur la voie du diagnostic, encore que celui-ci soit difficile.

Les signes de grossesse molaire sont au nombre de trois, je parle des principaux.

1° Développement du ventre et consistance de l'utérus.

2° Hémorrhagie, avec ses caractères particuliers.

3° Issue des vésicules.

L'issue des vésicules est pathognomonique, mais n'apparaît malheureusement qu'au dernier moment ; d'ailleurs quand la môle est entourée de la caduque complètement, elle n'a pas lieu.

Le développement du ventre n'est en concordance avec l'âge de la grossesse qu'une fois sur dix, d'après Pinard ; quelquefois il est plus petit, comme dans l'observation 10 de Mme Boivin, le plus souvent il acquiert un développement exagéré, comme dans l'observation 9 de Mme Boivin. Enfin Depaul, plus récemment Pinard ont signalé le développement insolite que peut prendre en quelques jours l'utérus. Oui (1) rapporte une observation de Pinard qui assit son diagnostic sur le développement rapide du ventre ayant acquis un volume anormal en quelques jours et sur l'absence des bruits du cœur fœtal. C'est là en effet un bon élément de diagnostic. Quand, dans une grossesse, le fœtus meurt, le ventre diminue. Si donc on n'entend pas les battements cardiaques du fœtus et que le ventre augmente, ce ne peut être qu'une môle.

Quant à l'hémorrhagie, Levret remarque que la terminaison de cette fausse grossesse est toujours précédée, accompagnée et suivie d'hémorrhagie, au lieu que les autres espèces de grossesses ne présentent jamais de perte de sang.

Percy insiste, avec raison, sur la valeur diagnostique de

---

(1) *Archives d'obstétrique et de pædiatrie,* 1895-1896.

petites pertes rouges et aqueuses, dès les deuxième et troisième mois. Il est certain qu'après une interruption de règles, le dénoûment s'annonce par de petites hémorrhagies et quelquefois par des pertes plus abondantes. Elles peuvent coïncider avec la sortie des hydatides ! et s'accompagner de syncopes. Mme Boivin en cite une observation et Depaul, en 1849, en a personnellement observé un exemple. Hippocrate d'ailleurs avait déjà attiré l'attention sur la gravité de ces pertes : gravité qui résulte non seulement de leur abondance, mais surtout de leur répétition. C'est en tout cas un bon élément de diagnostic qui reste difficile quand même.

En effet, on peut observer le développement rapide du ventre dans certains kystes ovariques ou dans certains kystes fœtaux, on peut observer le fond de l'utérus bosselé, dans certains cas de fibromes et il l'est quelquefois dans la môle, lorsque celle-ci pénètre de ses éléments la paroi musculaire de l'utérus.

On peut croire que les hémorrhagies sont dues à l'insertion vicieuse du placenta, ou à un cancer, dans les cas où les mouvements du fœtus sont perçus par la mère, celui-ci n'étant pas encore mort, à cause d'une môle partielle.

Il faut donc compter sur l'ensemble des phénomènes que nous avons rappelés pour pouvoir diagnostiquer, avec une grande probabilité sinon certitude, la présence de la môle vésiculaire in utero.

Le plus souvent, avant que l'on soit sorti de la période d'hésitation, le dénoûment vous surprend et la femme avorte ou accouche, en expulsant ce produit dégénéré, et cela se passe en un ou plusieurs temps, c'est-à-dire que la môle, avec ou sans fœtus, peut être expulsée en entier pleine ou ouverte, ou bien quelques fragments sortent spontanément à plusieurs reprises, jusqu'à ce que l'utérus soit ou paraisse complètement débarrassé. Quelquefois enfin la perte qui accompagne l'expulsion oblige l'accoucheur à intervenir comme pour la délivrance artificielle, et c'est là qu'est le point délicat, car la délivrance, j'entends l'évacuation de la cavité utérine, peut, en dépit de l'adresse de l'opérateur, n'être pas complète. Il peut rester des fragments de villosités choriales dégénérées dans la paroi utérine et ces éléments anatomiques deviennent la cause de ces tumeurs qu'on a désignées dans ces derniers temps sous le nom de déciduome malin ; ils ont été retrouvés dans des autopsies ou des opérations nécessitées par leur présence, chez des femmes qui avaient, comme antécédents, expulsé une môle hydatiforme. Vous voyez donc que même quand les choses semblent bien se passer, on peut toujours avoir l'arrière-pensée d'un avenir sombre pour la malade, lorsque la façon dont a eu lieu l'expulsion a exigé une intervention.

Le pronostic d'ailleurs de la môle vésiculaire est assez fâcheux. Presque toujours fatal pour le fœtus, il enregistre 13 p. 100 de décès maternels, et les auteurs n'ont pas manqué de les attribuer à ces deux grandes causes : l'hémorrhagie et l'infection.

Il suffit de lire des observations de môle hydatiforme, pour se rendre compte du nombre de femmes qui meurent d'hémorrhagie, surtout au moment de la sortie de quelques vésicules, si le diagnostic n'a pas été fait ; il suffit aussi de consulter sur ce point la littérature médicale, pour trouver cette autre cause de mort, l'infection. Il en est une dont aucun observateur n'a parlé, je veux dire l'embolie, et à ce propos permettez-moi de vous lire l'observation dans laquelle ce genre de mort est venu nous surprendre.

Obs. — B..., épouse M..., âgée de 24 ans, ménagère, Ipare, entre à la Maternité, le 3 décembre 1898, à 4 heures du soir. Un liquide sanguinolent s'écoulait des organes génitaux ; les premiers soins antiseptiques donnés, nous procédons à son interrogatoire et à son examen. Elle nous dit avoir eu ses règles vers la fin mai et croit être dans le septième mois, mais son ventre est moins développé qu'il ne l'est à cette époque de la grossesse. Les mouvements actifs du fœtus n'ont jamais été perçus par elle et elle dit avoir vomi les deux premiers mois, puis avoir eu des pertes sanguines pendant les quatre derniers. Elle ne s'explique pas sur la marche et l'apparition de ces hémorrhagies. Les urines examinées ne présentent pas trace d'albumine.

A l'examen, le squelette paraît bien conformé, les seins présentent du colostrum, l'utérus, dévié à droite, offre des parois rigides. Malgré cette tension des parois utérines, l'organe n'est pas très développé et l'on cherche en vain, par le palper, à diagnostiquer la présence d'un fœtus, on ne peut sentir aucune partie fœtale. L'auscultation ne donne qu'un souffle maternel intense, pas de battements cardiaques.

Le toucher fait constater une dilatation de un franc. A 6 heures du soir, après quelques contractions suivies, la femme expulse une masse rougeâtre, ressemblant assez à un placenta et qu'un examen fait reconnaître pour une môle vésiculaire entourée de caillots sanguins. Pendant une demi-heure, Mlle Mouren extrait de la cavité utérine des fragments de môle et de nombreux caillots. Puis on donne une longue et abondante injection intra-utérine, chaude, à l'aniodol. L'état de la femme est satisfaisant, la température est normale. La môle débarrassée de ses caillots pèse 500 grammes.

Les jours suivants, rien à noter, jusqu'au 9 décembre, où la température monte à 39° ; le 10 à 39°,8, injections intra-utérines, injection sous-cutanée de 250 gr. de sérum artificiel, chute de la température, le 11 elle n'est plus qu'à 37°,2. Le 13, nouvelle élévation le matin. Le soir, température normale. Elle va bien jusqu'au 17 décembre où, malgré ma défense, on vient la chercher pour l'emmener, sans prévoir ce qui arriverait. Nous nous défiions tellement du danger qu'elle pouvait courir que nous refusons de signer son exeat. Elle veut sortir quand même ; s'habille après s'être levée, marche jusqu'à la porte de la salle, soutenue par une élève et là pousse un cri et tombe ; elle était morte.

La mort avait été instantanée, l'autopsie l'expliqua. En effet, on trouva dans le cœur droit une embolie, cause évidente de cette fin subite. Il existait dans le ventricule droit un caillot de forme cylindro-conique, long de 5 centim., épais de 13 millim. de diamètre à sa partie inférieure et de 25 millim. à sa partie supérieure. Il était rouge foncé, coloré à peu près uniformément, résistant à la coupe et un peu plus clair au centre qu'à la périphérie, il pesait 5 gr. 50.

Dans l'oreillette du même côté était un autre caillot aplati, faisant suite au caillot ventriculaire et bouchant l'orifice auriculo-ventriculaire, car il n'avait pu franchir la valvule tricuspide. Cette partie cruorique pèse 1 gr. 25 et affecte une forme régulière de 3 millim. d'épaisseur. Ce qui donne au caillot un poids total de 6 gr. 75. Le cœur gauche était vide, les artères coronaires perméables.

Examen de l'utérus. — Rien d'anormal en apparence, il pèse 150 gr. En pratiquant une coupe longitudinale d'un bord à l'autre et de haut en bas, on divise l'organe en deux moitiés, antérieure et postérieure.

La longueur de la cavité utérine, col et corps compris, mesure 10 centim. : 3 centim. pour le col et 7 pour le corps, transversalement à sa partie la plus large, la cavité mesure 25 millimètres.

Sur la face antérieure, rien à noter; sur la face postérieure et au niveau du segment supérieur se trouve le plan d'insertion de la môle expulsée. A ce niveau, la cavité utérine présente une surface irrégulière, crevassée et d'aspect trabéculeux, sur une longueur de 4 centim. environ. Sur la partie latérale droite de cette face postérieure et au tiers inférieur du corps, dans le tissu utérin lui-même, existe un noyau de forme irrégulièrement ovoïde d'un centimètre carré et d'un centimètre et demi d'épaisseur. Ce noyau, crevassé, de coloration gris noirâtre, tranche nettement sur la partie saine du muscle et se rattache à la partie inférieure de l'insertion de la môle.

Certainement il est fâcheux qu'on n'ait pas fait un examen histologique de cette partie de la paroi utérine et qu'on n'ait pas noté les rapports du noyau, si bien décrit, avec les sinus utérins. Mais si vous avez suivi toutes les particularités de l'observation et tous les détails de l'autopsie, vous resterez convaincus, comme moi, que cette femme a succombé à une embolie dont le caillot originaire a été quelque débris de villosité choriale dégénérée, ayant pénétré dans le tissu utérin et émigré par les sinus dans le système veineux, jusque dans le cœur droit.

Du reste, cette observation n'est pas unique. Mon ancien interne, aujourd'hui le Dr Piéri, a eu un cas semblable, comme terminaison, dans un service de chirurgie à l'Hôtel-Dieu. C'était une multipare ayant accouché d'un fœtus vivant qui succomba le 26e jour à un abcès du foie et dont la délivrance offrit un placenta en très grande partie dégénéré; c'est-à-dire envahi par les vésicules en grappes. Cette femme mourut aussi d'embolie, le 16e jour et l'autopsie qui fut faite permit de découvrir plusieurs caillots, larges et aplatis, dans le cœur droit.

Nous pouvons donc dire qu'aux trois principales causes qui assombrissent le pronostic, hémorrhagie, infection, déciduome, on peut en ajouter une quatrième, la mort subite par embolie. Peut-on conjurer ces accidents ou parer à ces dangers ? Oui, quand on est consulté à temps, durant la grossesse ou qu'on assiste à l'expulsion.

Pratiquement, vous pourrez vous trouver dans trois circonstances où vous devrez intervenir également, quoique de façon différente. 1° Vous avez diagnostiqué une grossesse môlaire qui s'est surtout révélée par des hémorrhagies, répétées, alternées avec des pertes aqueuses, et vous n'avez pas constaté de battements cardiaques fœtaux.

Ici, l'indication qui s'impose, c'est l'évacuation de l'utérus quel que soit l'âge de la grossesse. Dilatez le col artificiellement, introduisez les ballons de Champetier ; je dis les, car il y a de petits modèles pour les cols peu ou non dilatés ; et laissez-les jusqu'à ce que les contractions expulsent le ballon et la môle, presque toujours en entier, c'est le cas le plus heureux ; ne négligez pas les injections antiseptiques intra-utérines et surveillez votre malade, surtout si la môle ne paraît pas entière.

2° Vous assistez, sans l'avoir prévue, à une expulsion de môle hydatiforme, surveillez la femme au double point de vue de l'hémorrhagie et de l'infection, et si l'expulsion se fait en plusieurs temps, nettoyez la cavité utérine avec les doigts, avec la main, mais gardez-vous de la curette ou de tout autre instrument. La paroi utérine est friable et amincie en certains endroits, vous pourriez la perforer, vous pourriez encore déchirer, égratigner la muqueuse et ouvrir la porte à la pénétration de tissus dégénérés, faire naître des embolies, si ce n'est l'infection. Après le nettoyage aussi consciencieux que possible, injection intra-utérine, lavage utérin scrupuleux et surveillance des accidents postérieurs.

3° Si vous n'êtes appelé qu'après l'expulsion de la môle qui a eu lieu, depuis déjà 24 heures ou plusieurs jours, c'est-à-dire dans les suites de couches ; surveillez la température, les lochies, le bas-ventre, l'utérus et si les accidents de l'infection commencent, s'il sort encore quelque fragment charnu de l'utérus, mettez la femme à l'injection intra-utérine continue, et s'il n'y a pas de rémission, vous serez autorisés à penser à l'hystérectomie. Sans doute, c'est là une intervention grave et de conséquence, mais rappelez-vous que le siège des accidents est dans la cavité utérine, que vous ne pouvez pas la cureter sans danger et que, par l'enlèvement de l'utérus, vous mettez la femme à l'abri d'un déciduome que les observations montrent possible et fréquent.

Chez notre femme, morte d'embolie, il y aurait eu certainement au niveau du noyau, gris noirâtre, qui s'enfonçait dans le tissu propre de l'utérus, production d'une tumeur maligne. C'est pourquoi, aujourd'hui, plus instruit des chances de mort que courent ces femmes atteintes de môle vésiculaire, j'accepterai plus facilement l'intervention radicale de l'hystérectomie, quand il me resterait l'appréhension d'accidents mortels.

THROMBUS PÉDICULÉ DU VAGIN

MESSIEURS,

Au n° 8 de la salle des femmes en couches, vous avez vu une femme de 19 ans, primipare, accouchée, depuis huit jours. L'accouchement et la délivrance ont été spontanés, l'enfant se présentait par le sommet en O. I. G. A. et pesait 3,000 grammes. L'allaitement a commencé dans de bonnes conditions, les suites de couches sont apyrétiques. Ce cas ne présente donc rien de particulier, ni au point de vue de la parturition, ni au point de vue de la délivrance, ni au point de vue du post-partum ; mais il n'en est pas ainsi de la grossesse, qui nous fournit une particularité intéressante, sur laquelle je veux attirer votre attention. Si nous remontons à deux mois, la plupart d'entre vous se souviendront m'avoir vu opérer cette femme d'une tumeur de la vulve ou plutôt du vagin. Voici l'histoire de la malade : Le 4 octobre, elle nous est amenée à l'hôpital. La veille, non sans une scène violente, elle s'était, après une absence de 4 mois, réconciliée avec le père de son enfant. Il paraît que le coït fut assez impétueux, sinon brutal ; car à la suite de cet acte, elle fut prise d'une douleur violente, au niveau du bas-ventre, puis sentit quelque chose qui la gênait et qui sortait au niveau de la vulve. Elle y porta les mains et voyant qu'elle avait du sang, elle s'effraya, crut qu'elle allait avorter et se fit transporter à l'hôpital.

Nous la trouvons dans son lit, le 4 au matin, avec la figure rouge, vultueuse, le pouls fréquent, la température à 38°, la vulve endolorie et suintant un peu de sang.

A l'examen des parties génitales, nous trouvons, sortant de l'orifice vaginal, une tumeur piriforme, grosse comme un œuf de poule, violacée, noire par places et écartant les grandes et les petites lèvres qui sont sillonnées de varices, principalement du côté gauche. Prise entre les doigts, cette tumeur est tendue, résistante, mobile et on trouve qu'elle est rattachée à la paroi postérieure du vagin, sur la ligne médiane. Au lieu d'implantation de la tumeur, il existe un pédicule, long de cinq à six centimètres, commençant en avant à un centim. de la fourchette. Les dimensions de la tumeur sont de dix centim. dans son diamètre longitudinal et de cinq centim. dans le transverse. Elle présente une surface muqueuse, dépolie, semblant prête à se sphacéler, laissant voir par transparence du sang qui vient sourdre à travers les éraillures de cette muqueuse vaginale. Le toucher rectal montre qu'elle siège en avant de la cloison recto-vaginale qui est complètement libre.

Le diagnostic était facile à faire. Nous étions en présence d'un *thrombus* du vagin, pendant la grossesse qui était manifestement au commencement du huitième mois.

Le début brusque de l'épanchement en était un des symptômes classiques; mais, sans vouloir discuter pour le moment, s'il était dû à une rupture d'une veine variqueuse, altérée dans ses parois et froissée au moment du coït, ou si le sang fourni était à la fois artériel et veineux — les deux théories ont été soutenues par Blot et par Laborie — nous ferons remarquer qu'un des caractères du thrombus manquait absolument et le rangeait dans une catégorie à part. Ce caractère dont nous venons de parler, c'est la diffusion. D'ordinaire l'épanchement sanguin s'infiltre dans les mailles du tissu conjonctif d'une région (vulve, périnée, etc.) et n'a d'autres limites que les aponévroses qui la circonscrivent. Il dissocie même les fibres musculaires, formant au milieu d'elles des foyers hémorrhagiques.

Ici, au contraire, l'hématome est demeuré circonscrit, limité. C'est ce qui expliquait sa rénitence et sa tension, et c'est aussi ce caractère qui en fait la rareté. En effet, le thrombus, quoique

rare, est plus fréquent pendant la parturition ou après l'accouchement que pendant la grossesse. Les vaisseaux froissés,
déchirés par le passage de la tête, mais comprimés par elle,
tant qu'elle n'est pas dégagée, ne donnent lieu à l'épanchement
qu'après son dégagement.

La muqueuse restant intacte, le sang fuse autour du vagin,
gagne les parties profondes du pelvis et peut aller, si son siège
est sous-aponévrotique, jusque dans la fosse iliaque interne, en
décollant l'aponévrose pelvienne ; ainsi que nous l'avons constaté, l'an passé, chez une femme morte, à la Maternité, de cet
accident et dont M. Lop fit l'autopsie. Deneux, Laborie ont
cité des exemples semblables. On observe alors, en même temps
qu'une douleur plus ou moins forte dans la région, des phénomènes graves qui rappellent ceux des grandes hémorrhagies
internes, avec ou sans tumeur apparente.

Durant la grossesse le thrombus est en général moins grave,
cependant il peut donner le change avec une hémorrhagie par
insertion vicieuse du placenta, ainsi que l'a observé M. Loviot,
dans le cas suivant :

C'était une primipare, au septième mois de la grossesse.
Dans la même journée, elle perdit deux fois du sang, en assez
grande quantité : une fois en allant à la garde-robe, une autre
fois après la miction. Une sage-femme et deux confrères avaient
cru à une hémorrhagie par insertion vicieuse, malgré la primi-
parité. M. Loviot, en examinant la malade, put se rendre
compte que le sang perdu provenait d'un thrombus situé à
l'orifice hyménéo-vaginal. La tumeur était bilobée et à cheva
sur l'hymen dilacéré; la partie droite se trouvait en avant, la
partie gauche en arrière. Compression, repos, pas de coït.
Accouchement à terme. Rien du côté de la tumeur.

Quand l'hémorrhagie n'est pas abondante, un examen sérieux
ne permet pas de persister dans l'erreur d'un placenta prævia;
mais quelquefois l'écoulement de sang qui accompagne la production du thrombus et sa rupture simultanée, est tellement
grand que l'hémorrhagie peut être mortelle, ainsi que le rapporte

le professeur Tarnier. Dans son remarquable traité d'accouchement, il cite deux cas, l'un par coït, l'autre par accident, où
la femme succomba avant tout secours.

Heureusement, le fait que nous observons ne ressemble que
de loin à ces cas malheureux. S'il s'en rapproche par le début
brusque, par l'étiologie et par la pathogénie, il en diffère essentiellement par la terminaison et par le siège de l'épanchement.
Celui-ci était très superficiel, sous-muqueux et donnait à la
muqueuse vaginale l'aspect ecchymotique, signalé par Hervieux.
De plus, il était exactement sur la ligne médiane, c'est ce qui
explique pourquoi la tumeur était tendue et pédiculée.

En cherchant les faits analogues dans la littérature médicale,
nous pouvons refaire l'histoire de cet accident de la grossesse.

Nous avons trouvé, en effet, six observations semblables :
une publiée par M. Budin, dans les *Archives de tocologie*,
1887, et prise dans son service. Il s'agissait d'une primipare,
grosse de sept mois. Une de M. Auvard, publiée dans le même
journal, 1890. La femme était une secondipare, grosse de huit
mois, entrée aussi dans le service de M. Budin que M. Auvard
suppléait. Observation en tout semblable à la première. Enfin,
quatre observations, citées par MM. Budin et Auvard, de
Fehling, Reich, Johannewski et Bastalli.

En voyant à la fois le siège médian de la tumeur, sur la
colonne postérieure du vagin et son peu de tendance à s'étendre
sous la muqueuse, en constatant son indépendance avec le
rectum, M. Budin pensa que l'épanchement devait avoir pour
siège le septum médian qui sépare les deux vagins au moment
du développement des organes génitaux et de leur différenciation
entre le troisième et le cinquième mois de la vie intra-utérine.
Cette cloison médiane qui résulte de l'adossement des deux
canaux de Müller, disparaît par résorption, mais il en reste
quelquefois un vestige sur la colonne postérieure du vagin qui
reste saillante et épaissie en ce point. M. Budin fut assez heureux de pouvoir trouver la preuve de son assertion, dans un cas
observé par Johannewski, qu'il rapporte tout au long et dans

lequel il restait encore assez de ce septum, pour que le siège de l'hématome fût évident. Voici ce qu'en dit Johannewski :
« Le lieu où se produisit l'hématome est remarquable ; c'était
« le bord supérieur mince d'un septum rudimentaire du vagin.
« Le jour de l'entrée de la malade à l'hôpital, la tumeur se
« remplit spontanément, des caillots sortirent et le reste de la
« tumeur se résorba. En dehors du septum du vagin, il n'exis-
« tait aucune autre anomalie. »

Cet hématome, du reste, n'apporta aucun trouble au cours normal de cette grossesse qui était au cinquième mois. Dans l'observation de M. Auvard, le tubercule antérieur du vagin était très saillant, hypertrophié, dit l'observateur, ce qui était l'indice du rudiment du septum, sur la paroi antérieure.

Nous avons donc, en comptant la nôtre, sept observations connues.

Le cas de M. Loviot peut-il s'y rattacher ? L'épanchement ayant siégé, non seulement en arrière de l'hymen, mais en avant, il nous semble qu'on pourrait lui reconnaître pour siège une origine vestibulaire plutôt que mullerienne, en adoptant les idées de M. Pozzi.

A l'opinion de M. Budin, je ne ferai qu'une objection : Comment se fait-il, la résorption de la cloison intermullerienne ayant lieu de bas en haut et progressivement, que les vestiges du septum persistent à l'orifice du vagin alors qu'ils ont disparu dans tout le reste du double conduit ? Dans l'observation de M. Budin, dans celle de M. Auvard, comme dans la nôtre, le pédicule linéaire s'arrêtait à plusieurs centimètres en avant du col utérin !

Quoi qu'il en soit, nous savons que le lacis vasculaire, veineux, très riche, qui embrasse le vagin, est surtout développé à son extrémité inférieure et que sur la ligne médiane, veines et artères d'un côté s'anastomosent avec celles du côté opposé ; il n'est donc pas étonnant que l'épanchement se soit montré de préférence en cet endroit, surtout si l'on réfléchit un instant que c'est à la fois le point le plus étroit et le plus exposé du vagin.

Dans toutes ces observations, la terminaison a été heureuse; toutefois dans celle de M. Auvard, il y a eu sphacèle de la paroi antérieure de la tumeur. C'est pour éviter pareille complication, toujours dangereuse chez une femme grosse, à cause de la possibilité de l'infection et de ses conséquences, que nous avons cru devoir opérer notre malade.

Pour cela faire, cette femme préparée, désinfectée et anesthésiée, a été mise dans la position obstétricale. Les parties écartées, nous avons mis une pince longuette bien serrée sur le pédicule, puis nous avons retranché la tumeur d'un seul coup et d'arrière en avant, à l'aide d'un bistouri, le milieu du tranchant tourné vers nous et rasant la pince fixée sur le pédicule. Mais avant d'enlever la pince, nous avons passé sous elle quatre points de suture que nous avons noués successivement, en faisant glisser la pince, après l'avoir un instant desserrée. Tout a marché à souhait, seulement au moment de lier le dernier fil, c'est-à-dire le plus près de la commissure postérieure de la vulve, nous avons eu un écoulement de sang persistant qu'il a fallu traiter par une ligature en masse d'une petite surface de la muqueuse sectionnée. Le pansement a consisté en un tampon de gaze iodoformée, puis une couche de ouate phéniquée et un bandage en T. La malade n'a pas eu de fièvre, on l'a sondée pendant deux jours et tout est rentré dans l'ordre.

Ce genre d'opération est si peu compliqué et me semble si peu dangereux, qu'il s'imposera toutes les fois que la tumeur, au lieu de faire mine de se résorber, menacera de se rompre ou de se sphacéler, et, bien qu'on doive regarder à deux fois avant d'opérer une femme enceinte, le peu de réaction, le peu de retentissement qu'aura sur l'organisme une telle opération, en face de dangers plus grands, doit nous faire pencher pour l'intervention.

DE LA PROCIDENCE DU CORDON

MESSIEURS,

Je veux vous parler aujourd'hui d'un accident qui peut être très fâcheux pour la vie du fœtus, c'est la procidence du cordon. Nous en avons eu un exemple hier, à la Maternité; voici l'observation :

OBS. I. — Femme de 33 ans, Vpare, couturière, entre le 1er juillet 1901, dans le service, arrivant de la ville, avec une dilatation de 2 francs. Ses 4 accouchements antérieurs ont donné lieu à 2 prématurés, mort-nés, les 2 autres à 2 enfants à terme, vivants. La paternité de celui qui va naître est différente.

Cette femme a de l'anasarque, l'examen des urines décèle 12 grammes d'albumine que le régime lacté, commencé seulement deux jours avant son entrée, a réduit à 7 grammes. Il existe un rétrécissement du bassin, P. S. P $=$ 10 et demi; on ne s'en était pas aperçu dans ses couches précédentes. La présentation n'est pas nettement transversale, la tête est dans la fosse iliaque gauche, très près du détroit supérieur, non engagée bien entendu; le fœtus est mobile, le placenta est sur le segment inférieur, ce dont on peut s'assurer en touchant des cotylédons dans le col. Le liquide amniotique est abondant, la poche des eaux volumineuse. Les bruits du cœur fœtal s'entendent à gauche, au-dessus de l'ombilic, ils sont très faibles. Les contractions sont soutenues et à 4 heures du matin la dilatation, commencée à 2 heures et demie, est comme un fond de verre. A ce moment, la poche des eaux éclate spontanément et, avec le liquide amniotique qui s'écoule brusquement, une anse de cordon et une main sont entraînées dans le vagin.

Le cordon est chaud et bat, annonçant que le fœtus, comme on l'avait constaté, est toujours vivant. Sous le chloroforme, qui facilite bien la manœuvre, par la docilité de la paturiente, Mlle Mouren, maîtresse sage-femme, réduit la main et le cordon dont l'anse très volumineuse prolabée descendait jusqu'à la vulve.

La partie n'est toujours pas engagée, car malgré la déplétion de l'œuf et la réduction de la main, on trouve toujours le sommet à gauche et au-dessus du détroit supérieur. Aussi le col revient-il sur lui-même et la dilatation n'est définitivement complète qu'à 7 heures. La femme expulse alors un fœtus vivant de 2,350 gr. Bip. 9, membranes 35/2, amnios détaché du chorion. Plac. 450 gr., foyers hémorrhagiques, dégénérescences graisseuses. Cordon grêle, intestins en raquette, longueur 63 centimètres.

Telle est l'observation complète. Je ne retiendrai que le point qui va nous occuper aujourd'hui et qui a menacé la vie de l'enfant; c'est l'apparition soudaine du cordon dans le vagin, c'est ce qu'on appelle la procidence du cordon.

Disons d'abord que nous avons eu affaire à une procidence complète, car il y a plusieurs degrés dans cet accident. Tantôt comme ici, l'œuf ouvert, le cordon descend jusqu'à la vulve et même pend au dehors, auquel cas le diagnostic est facile; d'autres fois, il reste haut, précédant la présentation ou restant sur un de ses côtés; d'autres fois enfin on le trouvera avant que l'œuf ne soit ouvert dans les mêmes conditions de situation. Quand la poche des eaux s'avance en boudin, et vous devez toujours vous en méfier, vous pourrez diagnostiquer la présence d'une anse de cordon à ses battements. Il pourra aussi passer inaperçu, quand, les membranes encore intactes, il affleurera seulement la présentation. C'est la procidence incomplète des auteurs, ce que Pinard a appelé *procubitus*, réservant le terme de *prolapsus* à la procidence complète.

De toutes ces variétés de procidence, nous n'en admettrons que deux : Poche intacte, poche percée, quelle que soit la hauteur où se produit l'accident ; car les indications sont les mêmes, que le cordon pende dans le vagin ou accompagne seulement la partie fœtale qui se présente, et les dangers différents, selon qu'il sera plus ou moins comprimé.

Si du cas particulier que je viens de vous citer, nous généralisons ; nous voyons que la procidence du cordon est encore assez fréquente : 1 sur 220 accouchements d'après Lachapelle, 1 sur 116 d'après Depaul, 1 sur 250 d'après Ribemont. Nous allons constater que la plupart des conditions invoquées pour l'expliquer se retrouvent dans notre observation et quelques autres que je mettrai à contribution, car je crois qu'il faut surtout tenir compte des observations cliniques, pour juger les faits de pratique courante.

Voici les causes que les auteurs donnent de la procidence : longueur exagérée du cordon. Elle vient tout de suite à l'idée ; cependant si dans les 7 observations, relevées depuis un an dans notre service, nous trouvons les chiffres de 95-76-70-63-55, nous trouvons 2 fois 40, une fois avec un cordon grêle, une fois avec une insertion vélamenteuse. Depaul, dans sa clinique, a aussi des cordons prolabés de 43 centim. seulement. N'accordons donc pas une trop grande importance à cette longueur exagérée, car dans bien des cas un cordon, absolument trop long, est proportionnellement trop court, quand il s'enroule autour d'une partie fœtale. Dans nos 7 observations, il n'y avait, il est vrai, aucun circulaire ; quant à la gracilité de l'organe, notée aussi comme une cause de procidence, nous l'avons rencontrée 2 fois sur 7, nous n'avons, par contre, pas vu un seul nœud du cordon ; on a accusé cette disposition de rendre cet organe plus lourd que le liquide amniotique et de favoriser sa sortie par son propre poids.

Exagération du liquide amniotique. Ce facteur est bien réel ; car quand le liquide de l'amnios est abondant, le fœtus est très mobile, le sommet s'engage mal, ou pas du tout, ou encore on n'a pas de présentation fixe, d'où la possibilité d'insinuation du cordon au-devant d'elle. Cela n'est point une vue de l'esprit, de la logique, c'est aussi un fait constaté ! L'abondance du liquide amniotique se retrouve dans toutes nos observations.

Mais cette abondance favorise aussi le prolapus au moment où éclate la poche des eaux. La sortie brusque du liquide qui désemplit l'œuf, tout d'un coup, entraîne le cordon, si, bien entendu, la présentation n'est pas exactement coiffée par le segment inférieur de l'utérus. Cela s'est produit ainsi dans l'observation que je vous ai résumée en commençant et cela se produit plus facilement encore quand la femme est debout au moment de la rupture des membranes. D'où le principe de toujours examiner la femme immédiatemant après la rupture de la poche des eaux (auscultation, toucher) ; d'où le précepte aussi de Tarnier, de toujours modérer l'écoulement du liquide dans les cas d'hydramnios ; d'où le principe enfin de respecter cette poche des eaux, quand l'adaptation est impossible, comme dans les présentations tranversales, jusqu'au moment où l'on sera en mesure d'agir, soit pour corriger, soit pour dénouer la situation. A l'appui de cette proposition, laissez-moi vous citer un exemple qui vous édifiera sur sa valeur.

Obs. II. — Femme de 28 ans, VIIpare ; 2 premiers accouchements à terme, filles vivantes (1 morte à 4 ans, de variole, l'autre, à 2 jours) ; 3e grossesse, avortement à 5 mois ; garçon mort-né ; 4e accouchement prématuré à 8 mois, garçon mort-né ; 5e grossesse, interrompue à 2 mois, avortement ; 6e accouchement spontané, à terme, garçon mort-né.

Le père est le même pour tous les enfants.

Cette femme arrive de la ville, à la Maternité, le 23 mai 1901 à 11 heures et demie du matin. Elle dit souffrir depuis le 19, c'est-à-dire 4 jours.

Présentation de l'épaule gauche en A. I. G. Angle sacro-vertébral proéminent. Les bruits du cœur fœtal sont précipités.

Le cordon pend dans le vagin, les pulsations sont perçues, mais elles sont faibles. Col dilatable, mais non encore dilaté complètement.

Segment inférieur contracté serré; on serait tenté de croire que cette femme a pris de l'ergot ; d'ailleurs elle a été l'objet de manœuvres obstétricales en ville. Sage-femme et médecin ont percé la poche avant la dilatation complète et ont tenté la version. Mlle Mouren procède à la version par manœuvre interne et extrait un enfant vivant de 2,900 gr. qui meurt peu après, malgré tous les soins donnés pour le ranimer.

Bi-P. 9. Placenta 650 gr. Dégénérescences graisseuses. M. 30/15; le cordon, qui avait 76 centim., était de volume normal, était inséré en raquette.

Voyez si, dans ce cas, on avait respecté la poche des eaux jusqu'à dilatation complète, combien plus heureuse aurait été l'issue de cet accouchement, pour l'enfant s'entend ; et, puisque je viens de vous résumer cette observation, je crois que vous ne serez pas étonnés quand je vous dirai qu'au nombre des causes de la procidence, il faut ajouter les manœuvres obstétricales intempestives ou maladroites et aussi les présentations irrégulières et en particulier les présentations de l'épaule; surtout quand, dans celles-ci, le dos est en arrière.

Vous savez en effet qu'un des moyens de protection du cordon, c'est sa situation dans le sinus que forme l'attitude fléchie du fœtus. Le cordon naît sur le milieu de son plan antérieur, au point le plus profond de la flexion, au milieu des membres supérieurs et inférieurs qui semblent le protéger. Tant que cette attitude normale persiste, alors même qu'il y aurait un circulaire autour du cou, caché dans le sillon du cou, la protection est efficace et la procidence est rare; mais dans la présentation de l'épaule, les conditions changent, surtout si le dos est en arrière, alors le corps est fléchi en sens inverse sur son plan postérieur, comme une charnière forcée, offrant en quelque sorte l'insertion ombilicale du cordon à l'orifice du col. Aussi voyez nos observations, c'est en A. I. G. de l'épaule gauche que s'est présenté le fœtus dans les cas observés.

Donc voilà une chance de prolapsus qui s'ajoute à une autre plus générale, mais bien réelle et qui expliquera aussi la procidence dans les présentations de la face, comme dans toutes les présentions du sommet non engagé. C'est le défaut d'obturation, passez-moi l'expression, de l'ouverture inférieure de l'utérus ou de l'obturation incomplète quelle qu'en soit la cause. Et voilà pourquoi vous retrouverez parmi les causes de la procidence du cordon, avec l'hydramnios, les rétrécissements du bassin et l'insertion vicieuse du placenta, double circonstance qui existait dans notre observation.

Quand le promontoire est proéminent, il laisse de chaque côté, au-devant de la symphyse sacro-iliaque, une gouttière dans laquelle peut s'engager et glisser le cordon, et c'est en effet en cet endroit, qu'il faut l'aller chercher pour le diagnostic, car c'est là qu'on le rencontre le plus souvent. Quelquefois, mais plus rarement, il descend derrière l'éminence ilio-pectinée.

Quant à l'insertion du placenta sur le segment inférieur, elle favorise la production du prolapsus, non seulement en gênant l'adaptation, mais en rapprochant, pour ainsi dire, le cordon de l'orifice cervical, surtout quand l'insertion se fait en raquette où est marginale, ou, à plus forte raison, vélamenteuse. Vous présumerez aussi que cet accident doit se rencontrer plus fréquemment chez les multipares que chez les primipares, pour les raisons qui, toutes choses égales d'ailleurs, retardent l'engagement chez les premières.

Sur les 7 femmes que nous avons eues à examiner, nous comptons 6 multipares pour une primipare. En un mot, toutes les fois qu'il ne pourra pas y avoir accommodation complète, le cordon pourra *procider*, et alors vous ne serez pas étonné de le rencontrer en cet état, quand le fœtus sera petit et surtout dans les grossesses gémellaires, de même aussi dans les accouchements prématurés.

Aux conditions qui favorisent cette dystocie fœtale, il faut en ajouter encore quelques-unes : dans les présentations du siège, outre l'irrégularité de l'adaptation, ou encore la facilité plus grande de la procidence par la proximité de la région ombilicale et de l'orifice du col, le cordon descendant entre les membres inférieurs. Enfin, dans les procidences des membres, ceux-ci semblent frayer la voie au cordon, et vous avez vu que dans l'observation qui fait l'objet de cette leçon une main était aussi en procidence, cette particularité se rencontre bien souvent; pour s'en convaincre on n'a qu'à lire les observations publiées.

Nous l'avons notée trois fois sur nos 7 cas où les présentations ont été les suivantes : Sommet non engagé, deux fois, face deux fois, épaule deux fois (dos en arrière), siège une fois ; quatre fois le placenta était inséré sur le segment inférieur.

Quand le cordon descend dans le vagin, le diagnostic est facile et il ne s'agit plus, œuf ouvert ou fermé, que de constater les pulsations funiculaires, isochrones aux battements du cœur du fœtus. D'autre part, quand le fœtus est mort, ces battements sont absents et si le cordon est froid, flétri, desséché, l'œuf étant ouvert depuis plus ou moins de temps, le diagnostic est encore facile et il n'a du reste alors plus la même importance. Mais il est d'autres cas plus délicats, plus difficiles, plus embarrassants, dirai-je. Faisons, si vous le voulez bien, deux catégories : 1° la partie est élevée, l'œuf intact ; il s'agit de diagnostiquer la procidence ou le procubitus du cordon. Bien que dans ces conditions, le phénomène seul redoutable, la compression de ce cordon, soit rare et même exceptionnelle, il n'en est pas moins important de prévoir les accidents possibles, pour pouvoir sauvegarder la vie du fœtus. Dans ces cas-là, c'est aux battements que vous reconnaîtrez le procubitus, battements, ne l'oubliez pas, isochrones aux battements fœtaux et non au pouls de la mère, et, en vous en souvenant, vous éviterez l'erreur que pourrait vous faire commettre la constatation du pouls d'Osiander. Il est une autre erreur, plus facile à commettre : c'est de constater les battements d'un cordon, inséré sur les membranes. Rappelez-vous que le cordon, dans ces cas, est introuvable et ne vous donne pas la sensation du corps cylindrique, mou, qui roule sous le doigt et qui fournit les battements qui se déplacent avec lui. De plus, les membranes ne sont pas lisses, elles vous paraissent comme chagrinées; la face externe de la poche des eaux est parsemée de reliefs, en rapport avec les vaisseaux qui rampent dans son épaisseur. Toutefois, l'erreur au point de vue de la circonspection du pronostic ne serait pas si grande qu'elle le paraît, car l'insertion vélamenteuse peut être aussi un danger pour l'enfant.

2° Ces battements du fœtus vous ne les trouverez, bien entendu, que s'il n'a pas succombé, et quand vous ne les sentez pas, si vous ne pouvez poser votre diagnostic, celui-ci perd de son importance, puisque le fœtus seul menacé ne compte plus. Mais voici où la situation devient plus délicate : vous avez constaté une procidence, vous avez senti les battements et vous ne les sentez plus ! oh ! sachez bien que, dans ces cas-là, s'il est possible que le fœtus soit mort, qu'il ait succombé dans l'intervalle de deux examens, il est possible aussi que cette mort ne soit qu'apparente, ne soit pas définitive, si je puis employer cette expression. Je veux dire par là que les pulsations funiculaires peuvent ne plus se percevoir, l'auscultation obstétricale ne plus permettre d'entendre les bruits du cœur et cependant le fœtus vivre encore. Nous en avons la preuve dans les cas où la terminaison rapide de l'accouchement a donné lieu à la naissance d'enfants vivants que l'on avait crus morts.

Vous comprenez bien qu'en pareille occurrence l'hésitation sera permise, dans l'appréciation de l'état du fœtus, et qu'on n'aura pas la certitude que donnerait un cordon froid et flétri, ayant séjourné depuis de longues heures dans le vagin ou hors des parties génitales.

Enfin, dans certains cas, vous pourrez assister en quelque sorte à la mort du fœtus, en suivant, avec l'oreille et le stéthoscope, les troubles de plus en plus profonds de la circulation. C'est ici que l'auscultation acquiert une importance capitale, puisqu'elle pourra nous fixer sur le moment de l'intervention.

La notion du diagnostic, en l'espèce, suppose donc non seulement la constatation de la procidence et de ses variétés, mais encore et surtout la constatation de l'état de vie, de santé ou de mort du fœtus.

Encore un conseil pratique pour établir ce diagnostic : quand vous touchez une femme et que vous constatez, le cas le plus ordinaire, une présentation du sommet par exemple, ne vous bornez pas à reconnaître la direction de la suture sagittale et la situation des fontanelles; mais explorez par un mouvement de circumduction de votre index tout le pourtour du col, intus, s'il est perméable ; ou extra, s'il ne l'est pas, c'est-à-dire directement sur la présentation si le col est ouvert, sur le museau de tanche et dans les culs-de-sac vaginaux s'il est fermé. En procédant ainsi, vous pourrez reconnaître le cordon, non seulement sur les côtés de la partie fœtale à travers les membranes, mais même à travers le segment inférieur de l'utérus, assez aminci pour rendre les battements sensibles.

Au point de vue professionnel, il est aussi important que vous ayez diagnostiqué cette complication d'un accouchement qui pour tout l'entourage et la parturiente ne semble présenter rien d'anormal et l'on ne manquerait pas, si vous n'aviez formulé de sages réserves, d'attribuer à votre inexpérience ou à votre négligence, la mort de l'enfant que tout le monde attend avec impatience et anxiété. Le diagnostic une fois fait expliquera aussi, aux parents prévenus, votre intervention, si elle est nécessaire, et, vous pourrez agir en évitant toute récrimination. C'est là un point de vue moins scientifique qu'intéressé, mais il y va de votre réputation, surtout si vous êtes jeune et si vous n'avez pas encore essuyé, comme un vieux praticien, les assauts injustes et les déboires de la clientèle.

Dans ce cas particulier, il faut savoir que, malgré toute l'habileté possible, la moitié des enfants succombe ; jugez ce que sera cette mortalité, si l'accident passe inaperçu au début, ou si les manœuvres, dirigées pour y parer, ne sont pas ce qu'elles doivent être.

On s'est demandé par quel processus se produisait la mort du fœtus. On a discuté sur les causes qui amènent la suspension de la vie intra-utérine. Les uns l'attribuaient au refroidissement qui me paraît quelque peu chimérique, dans l'œuf intact, par exemple et même dans l'œuf ouvert, quand le cordon ne pend pas entre les cuisses de la femme. Je ne vous aurais pas parlé de cette théorie, si je ne trouvais parmi ceux qui l'ont mise en avant les noms de Smellie et d'Osiander.

Aujourd'hui, à peu près tous les accoucheurs accusent la compression du cordon; et, si quelques-uns se demandent sur quels éléments du cordon (veines ou artères) porte l'interruption de la circulation, la plupart admettent la compression totale.

Le fœtus souffre, quand le cordon est comprimé, assez pour qu'il y ait cessation entre les communications vasculaires du placenta et du cœur fœtal. Quand la compression n'est que passagère ou incomplète, le fœtus manifeste son état de malaise, par l'évacuation du méconium dans l'amnios; quand elle est complète et prolongée, il meurt par asphyxie.

Il me reste à vous dire maintenant quelle conduite vous aurez à tenir, lorsque pénétré du danger que court l'enfant qui va naître, vous voudrez tenter de le sauver, comme il est de votre devoir et de toute humanité.

J'établirai encore deux catégories de cas. Ceux où le fœtus est vivant, c'est-à-dire, où vous percevez les battements; ceux où il est mort, c'est-à-dire, où les battements sont absents, et la formule de l'indication, dans les deux cas, sera facile à retenir, sinon à exécuter.

Toutes les fois que le fœtus sera vivant, réduisez le cordon! essayez du moins, avec persévérance, patience et douceur ; et, si vous ne réussissez pas, armé du stéthoscope, comme avertisseur, soyez prêt à délivrer la femme. Si vous ne sentez plus les battements et que vous croyez le fœtus mort, à moins que vous n'ayez la certitude que c'est depuis longtemps; qu'il soit macéré par exemple, que le travail ait traîné en longueur, intervenez pour accoucher la femme au plus tôt et à votre grande surprise et à votre non moins grande satisfaction, vous aurez quelquefois un enfant vivant, si la situation vous a permis d'être expéditif.

Il va sans dire, que le danger de succomber est très variable pour le fœtus, suivant le moment où l'on constate le prolapsus, suivant la lenteur du travail, suivant l'état du col, l'intégrité des membranes, la nature de la présentation et les manœuvres nécessitées ; c'est pourquoi le meilleur conseil à vous donner est de vous recommander d'agir dans le sens que je vous ai dit, dès que vous aurez reconnu la complication.

Dans les 7 observations que nous rapportons, cette pratique nous a donné 6 enfants vivants. Un de ces derniers avait un spina-bifida lombo-sacré et se présentait par le siège ; il a vécu sept jours ; mais dans les 7 cas, les enfants ont été extraits vivants.

Il est plus facile de donner un conseil que de l'exécuter ; toutefois Mlle Mouren, deux fois, Mlle Lecerf une fois, M. Aubert, deux fois, ont réussi à réduire une anse du cordon très grosse, descendue dans le vagin ou même sortant hors de la vulve. Deux fois, l'œuf étant intact, M. Riss a dû se comporter autrement.

On a inventé beaucoup d'instruments pour faciliter la manœuvre de la réduction du cordon. Ils sont peu employés aujourd'hui et seulement dans les cas où, l'œuf ouvert, le col est très élevé, peu dilaté et où l'anse funiculaire est considérable et très descendue.

Le meilleur de tous est celui de Tarnier qui n'est que celui de Schœller modifié. Ce sont deux baleines qui glissent l'une sur l'autre avec, à l'une de leurs extrémités, un anneau qu'on ouvre et ferme à volonté, en faisant mouvoir l'une des deux tiges. Mais le plus simple de tous les instruments est encore celui de Duncan, c'est-à-dire une simple sonde molle, avec son mandrin et un bout de ruban, cordonnet, lacet ou autre lien semblable, le tout aujourd'hui bien entendu complètement aseptisé.

On attache lâchement l'anse avec le ruban, on passe celui-ci dans l'œil de la sonde et on le retient avec le mandrin. On introduit ensuite sur le doigt, dans le col, l'instrument entre la présen tation et la paroi utérine, la sonde entraînant l'anse prolabée, et, quand on l'a portée très haut, on attend une contraction, on retire le mandrin, puis la sonde, et le cordon reste en place entouré du ruban qui ne le gêne en rien.

Tout cela est très ingénieux et peut trouver l'occasion de s'employer, mais on préfère, surtout depuis qu'elle a été prônée par Mme Lachapelle, à tous ces appareils, la réduction manuelle. Elle consiste à remonter sur le bout des doigts (deux si le col n'est pas très ouvert, la main entière, si on peut l'introduire) l'anse procidente aussi haut que possible, en tout cas au delà de la présentation, si c'est le sommet ou la face, pour la soustraire à la compression. Il faut la porter jusqu'au détroit supérieur, recommande Mme Lachapelle et, pour cela, il importe d'employer le chloroforme que n'avait pas à sa disposition la grande praticienne. En soustrayant la douleur et l'appréhension de la femme, par suite sa résistance, on facilitera singulièrement la manœuvre, d'autant plus qu'il faudra toujours introduire la main dans le vagin.

Il faut vous rappeler que l'espace le plus libre, celui par lequel se fait presque toujours la descente du cordon, est l'extrémité postérieure des diamètres obliques, et il y a toujours à ce niveau un des côtés qui vous laissera assez d'espace pour passer.

La main introduite attendra une contraction, avant de se retirer et l'on réussira ainsi très souvent à réduire totalement et définitivement l'anse en question. Si cependant elle redescend, si le prolapsus se reproduit, il faut alors brusquer le dénouement et l'on peut se trouver quelquefois fort embarrassé.

Si les battements sont faibles, s'ils disparaissent, il faut se hâter de faire la version, ayant pu introduire la main dans l'utérus, aux fins de réduction. Si la tête est basse, comprimant le cordon, il faut appliquer le forceps, bien entendu en évitant soigneusement de prendre le cordon entre la cuiller et la tête, et, pour cela, se rappeler le conseil de Pinard : introduire toujours la cuiller du forceps entre la main qui s'est assuré du contact et le crâne, celle-là appliquée immédiatement sur celui-ci.

Ces cas supposent l'œuf ouvert et le col suffisamment dilaté ou assez dilatable pour permettre l'intervention libératrice.

Mais, lorsque les membranes rompues, le col n'est pas dilaté ou l'est insuffisamment, le péril devient plus grand pour l'enfant. Vous êtes autorisé alors à vous servir de l'instrument de Tarnier ou de la sonde, et si vous ne réussissez pas, à essayer la version bipolaire pour soustraire le cordon à la compression, en changeant la présentation; le sommet en siège par exemple. Dans les présentations du pelvis, en effet, la compression est moins probable, en tout cas moins meurtrière que dans celles du sommet ou même de la face; et cet expédient pourra vous donner le temps d'attendre la dilatation nécessaire à l'intervention.

Si au contraire l'œuf est intact, la compression du cordon aura moins de chance de s'exercer et quelques auteurs conseillent l'expectation. Certainement quand l'auscultation ne révèle aucun trouble dans la circulation fœtale, on peut dire que la compression n'a pas d'importance; il faut toutefois s'assurer que la présentation est longitudinale et au besoin la corriger lorsqu'elle est transversale. J'ai le souvenir de deux cas dans lesquels nous diagnostiquâmes une procidence à la fin de la grossesse.

Dans l'un, c'était une présentation du sommet, la femme accoucha quinze jours après la constatation de cet accident, dans l'autre il s'agissait d'une présentation de l'épaule qu'on réduisit en présentation du sommet par manœuvre externe.

Toutefois, si nous n'intervinmes pas, les femmes furent constamment surveillées. C'étaient deux multipares, les fœtus étaient très petits, le liquide amniotique abondant.

Quand on transforme, par manœuvre externe, une présentation transversale en longitudinale, il peut se faire que le prolapsus se reproduise et même que le sommet, si c'est lui qu'on a ramené au détroit supérieur, s'engage défléchi. C'est ce qui est arrivé dans l'observation III où, à côté de la face, sortit l'anse du cordon.

Mlle Lecerf réduisit ce cordon, après avoir percé la poche des eaux pour fixer la tête dans le bassin.

On a aussi essayé de déplacer le cordon prolabé en donnant à la femme une position particulière, soit le siège relevé pour rendre la partie la plus déclive, le fond de l'utérus, soit encore dans le même but la position génu-pectorale. Ce sont là des précautions qu'il faut prendre, bien qu'on ne puisse compter beaucoup sur elles pour réussir à réduire le cordon.

Aujourd'hui, on suit plutôt l'impulsion donnée par Tarnier, Pinard et Varnier, qui conseillent la réduction, même avec les membranes intactes. Il faut la tenter toujours dans l'intervalle des contractions, avec douceur et lenteur ; et si la poche vient à éclater durant la manœuvre, on se comportera comme dans les cas où l'œuf est ouvert.

En somme, vous le voyez, Messieurs, la grosse affaire c'est d'éviter la compression du cordon procident entre la présentation, le sommet surtout, et la paroi du bassin ; et, comme conseil général, j'en reviendrai encore à vous dire :

Réduisez toujours quand vous percevrez les battements. Quand vous ne les sentirez pas, terminez le plus tôt possible, et au mieux des intérêts de la mère et de l'enfant, l'accouchement qui vous offre ce cas de dystocie fœtale ; à moins que vous ne soyez certains que le fœtus soit mort, auquel cas vous n'avez qu'à laisser courir, après avoir prévenu ceux qui ont le droit de connaître la vérité.

Observations.

Obs. III. — Femme IIIpare, 24 ans ; 2 premiers accouchements spontanés, à terme, garçon actuellement en bonne santé.

Le 22 juin 1900, elle vient au toucher ; on constate, par le palper, une A. I. G. de l'épaule gauche. Version par manœuvre externe. La tête est maintenue par un bandage au détroit supérieur. Le 26 juin, le travail se déclare et la présentation ne restant pas fixée, il a fallu ramener encore le sommet à l'entrée du détroit supérieur et percer la poche des eaux pour favoriser l'engagement. Grande quantité de liquide amniotique. Le sommet s'engage défléchi et précédé d'une anse de cordon en procidence. Mlle Lecerf fait la réduction du cordon qu'on sentait battre et en même temps transforme la face en O. I. D. P. J'arrive à ce moment et j'applique le forceps, enfant vivant 3,000 gr. Bi-P. 8 1/2. Membranes 35/10. Placenta 500 gr., insertion marginale du cordon long de 55 centim.

Obs. IV. — Femme de 38 ans, XIIIpare, entre le 8 octobre 1900, à 10 heures du soir, dans la salle de travail. Les 3 premiers accouchements ont fourni 3 enfants vivants, actuellement en bonne santé. Le 4e aussi, mais l'enfant est mort à 3 mois. 5e, 6e et 7e enfants en bonne santé ; 8e, mort à 6 mois, de convulsions, 9e mort à 14 mois, aussi de convulsions ; 10e, 11e, 12e enfants en bonne santé. Même paternité pour tous.

Cette fois, à l'examen, on constate une procidence du cordon que l'on sent battre à travers les membranes. Le sommet n'est pas engagé. Le col n'est pas complètement effacé. Le lendemain matin, 9 octobre, on ne sent plus les battements, mais le col permet une application de forceps. (M. Riss était nouveau dans le service.) Le forceps dérape et l'on fait la version qui amène un gros enfant de 4,900 gr. bien vivant. Bi-P. : 10 1/2. Pl. : 930. Memb. : 37/12. Cordon gras : 70 centim., insertion en raquette.

Obs. V. — Femme de 26 ans, journalière, IIIpare. Les enfants sont vivants, même paternité pour les 3. Elle entre avec une dilatation comme une pièce de 2 francs et l'on constate une procidence, œuf intact, poche des eaux saillante. Tête mobile, non engagée. On ausculte la femme souvent et quand les bruits du cœur faiblissent, la dilatation étant suffisante, on perce la poche et l'on fait la version. (M. Riss.)

Enfant vivant : 3,550 gr. Bi-P. : 8 1/2. Memb. : 35/14. Cordon : 40 centim., grêle, insertion centrale. Placenta 550 gr.

Obs. VI. — C. C..., 24 ans, Vpare, journalière. Son 1er accouchement a été spontané et à terme, mais a donné un enfant macéré. Le 2e, à terme, a donné un enfant vivant, mort à 3 mois. 3e prématuré de 8 mois et demi ; 4e enfant, macéré à terme, siège, mode des pieds, a succombé le 5e jour. Le père n'est pas le même pour les 2 derniers.

Cette femme entre à terme, le 13 juin 1901, à midi, à la clinique, avec une dilatation égale à 5 francs, poche rompue. M. I. D. A. Le bras droit et une anse de cordon en procidence dans le vagin. M. Aubert réduit les deux procidences et l'expulsion spontanée a lieu à 3 heures de l'après-midi, la dilatation ayant été complète à 2 h. 50. Le fœtus se dégage en M. P., pèse 3,460 gr. Bi-P. : 9. S. M. B. : 10. Plac. : 900 gr. Memb. : 37/6, insertion marginale, longueur 95 centim.

OBS. VII. — P..., f. C..., 33 ans, journalière, Ipare, presqu'à terme, entre à la clinique, salle de travail, le 6 avril 1901, à minuit, ayant perdu les eaux depuis le matin. S. I. G. A., constatée au toucher, le matin à 7 heures, avec une dilatation d'un fond de verre et une anse de cordon pendant dans le vagin. Pulsations 70 à la minute, battements du cœur sourds, issue de méconium. Immédiatement essai de réduction manuelle, suivie de succès. Les battements reprennent leur rythme et leur force. A 3 heures, dilatation complète, on trouve en touchant, quelque chose d'anormal qui fait hésiter à diagnostiquer le sexe et on se l'explique quand, à la sortie, on voit le fœtus, 2,450 gr., offrant un spina-bifida lombo-sacré, tumeur ouverte et affaissée. Plac. : 820 gr. Memb. : 26/10, insertion vélamenteuse, longueur : 40 centim.

DU CÉPHALÉMATOME

Les hasards de la clinique nous offrent aujourd'hui l'occasion d'étudier une très intéressante affection du nouveau-né et je ne veux pas la laisser passer sans attirer votre attention sur les deux cas que je vous ai montrés ces jours-ci. Il s'agit d'une tumeur, appelée céphalématome, qu'on observe chez le nouveau-né, à la suite non pas d'accouchements laborieux, ayant nécessité des manœuvres offensives pour le fœtus, mais d'accouchements spontanés ou de simples applications de forceps. Ce n'est pas que dans les accouchements laborieux artificiels, on ne puisse rencontrer le céphalématome ; mais alors il a un siège quelconque sur la tête, au lieu que son siège d'élection est toujours sur le pariétal droit, généralement au niveau de l'angle supérieur et postérieur. C'est en effet là que vous trouverez cette tumeur unique, mais qui exceptionnellement peut être double et siéger sur les deux pariétaux, en deux points symétriques. Plus rarement encore, le céphalématome peut être triple. Lefour et Oui en ont observé et publié un cas à Bordeaux.

Déjà le céphalématome n'est pas une tumeur commune et il est difficile de donner une proportion précise, d'après les statis-

tiques, variables du reste. On trouve les chiffres de 1 sur 350
1 sur 400 et même 1 sur 500. Des accoucheurs des plus répandus,
comptent les cas qu'ils ont observés dans leur pratique. Notre
maître, le professeur Seux, à la tête d'un service d'enfants
assistés, en cite 13 cas sur 5,674 enfants qui lui ont passé entre
les mains.

Cette intéressante affection, connue depuis longtemps, n'a vu
son histoire s'éclairer que depuis quelques années. On en trouve
en effet des descriptions vagues dans A.Paré, Mauriceau, Ledran,
Levret, Osiander, Siebolt, etc. Néanmoins on a longtemps con-
fondu la tumeur avec un grand nombre de maladies siégeant à
la tête et on la désignait sous le nom de bosses sanguines,
d'abcès sanguins des nouveau-nés. Gooch, en 1795, en Angleterre, en a donné une bonne description, mais c'est Nægelé,
d'Heidelberg, qui lui a imposé le nom de céphalématome. Zeller,
Burchard, en Allemagne; Michaelis, en Italie; Drepp, en Russie;
et, en France, Valleix, puis Seux (de Marseille), Dubois, Nélaton,
ont attaché leurs noms à la maladie dont nous nous occupons.

Nous définirons donc, avec eux et après eux, le céphalématome : un épanchement de sang, entre le périoste et l'os, épanchement de sang collecté et formant saillie au-dessus des bosses
pariétales ou plus souvent d'une seule, pour les raisons que je
vais vous dire.

Si vous étudiez, couche par couche, la région de la voûte du
crâne, vous trouvez : 1° le cuir chevelu et au-dessous de lui du
tissu cellulaire plus ou moins serré ; 2° l'aponévrose épicrânienne
qui unit les muscles superficiels, frontal et occipital; 3° au-
dessous le péricrâne ou périoste appliqué directement sur l'os;
4° l'os lui-même; 5° la dure-mère considérée comme un périoste
profond, et enfin, 6° les centres nerveux encéphaliques. Eh bien!
c'est entre le périoste et la face convexe de l'os que l'on trouve
toujours dans les autopsies le petit épanchement sanguin dont
la quantité varie de 4 à 40 grammes ou même beaucoup plus,
60, 100 et 200 grammes. Cet épanchement sanguin qui a décollé
le périoste est toujours limité à cause de la constitution anato-

mique de la région. Si vous cherchez à dénuder l'os, en détachant le périoste, vous trouverez la chose facile sur presque toute sa surface, à cause d'une laxité particulière, notée par tous les auteurs ; mais au niveau des bords de cet os, au niveau des sutures, vous trouverez le périoste adhérant intimement aux portions sous-jacentes et c'est là ce qui expliquera la limite du décollement. De plus, les vaissaux sanguins présentent, au niveau des bosses crâniennes, une friabilité plus grande et se laissent facilement déchirer par le frottement. D'où épanchement sanguin liquide au début et subissant, là, tous les phénomènes consécutifs à tous les épanchements, depuis la coagulation jusqu'à la résorption. Quant à l'état dans lequel on trouve la surface de l'os, les auteurs varient dans leurs appréciations.

Tandis que Nægelé, Zeller, Hœre, l'ont trouvée toujours lisse et polie, Valleix prétend l'avoir toujours vue avec son aspect fibreux et rayonné. Il y a noté un petit pointillé rouge, dû aux petites ouvertures qui donnent passage aux vaisseaux. Il y a signalé, çà et là, des rugosités, de petites productions osseuses, saillantes, irrégulières et adhérant fortement à l'os ; mais il n'y a trouvé aucune altération de la nature de celles qu'ont décrites Michaelis et Paletta (carie, nécrose). Ces derniers ont aussi parlé de l'érosion de la table externe ; or, Nélaton a fort bien fait remarquer qu'à cet âge la table externe n'existait pas. Baron a trouvé une fois une fissure de l'os, faisant communiquer le céphalématome avec une collection sanguine siégeant sur la dure-mère, d'où le nom que vous trouverez quelquefois dans les auteurs : céphalématome sus-méningien ou céphalématome interne. C'est là une complication rare, d'un diagnostic incertain, et que les phénomènes généraux seuls pourraient nous faire soupçonner.

Outre la raison anatomique que nous venons de signaler, qui est la même pour tous les fœtus, on peut se demander quelle est la cause de cette affection ?

Féré, en 1878, proposa de ne considérer le traumatisme que comme une cause secondaire, déterminante, n'aboutissant à la production du céphalématome que lorsqu'il existe des fissures crâniennes : aussi bien celles signalées par Gerdy que celles

Céphalématomes observés à la Clinique et à la Maternité de Marseille en 1899

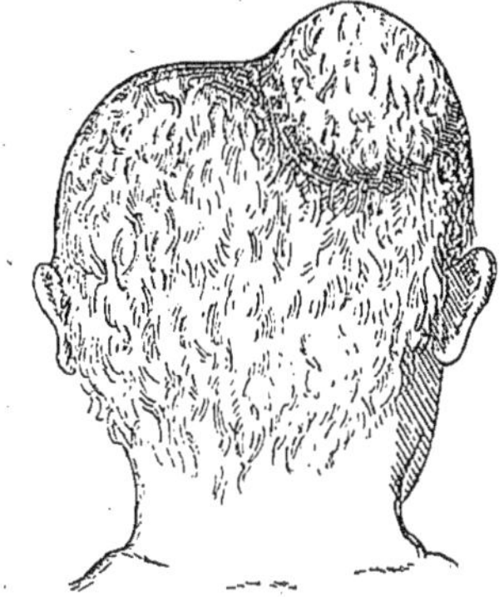

FIG. 1. — Céphalématome simple.

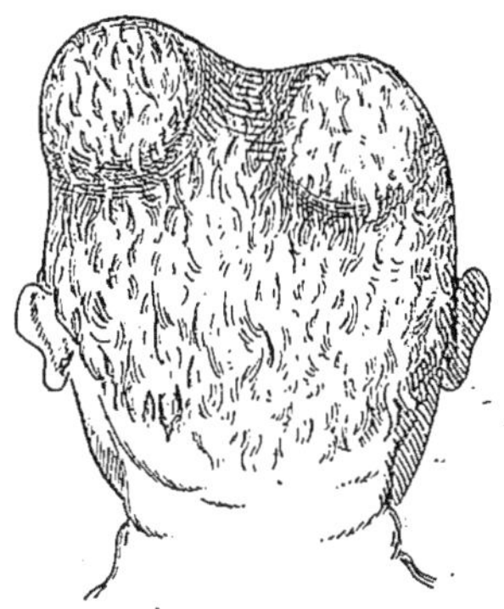

FIG. 2. — Céphalématome double.

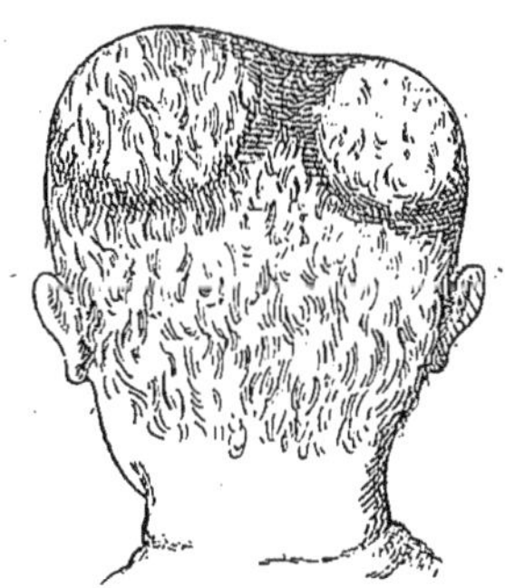

FIG. 3. — Céphalématome double.

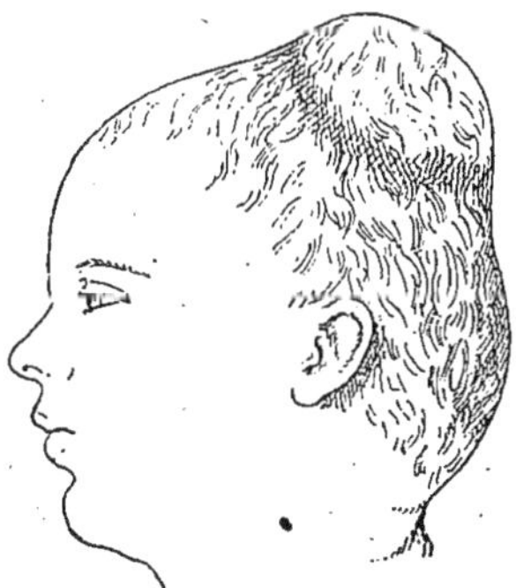

FIG. 4. — Céphalématome double, surmonté d'une tumeur sanguine.

indiquées par Broca, ou même d'autres fissures constituées par un arrêt de développement, ou un défaut d'accolement des fibrilles osseuses qui les limitent. Que sous l'influence d'un traumatisme, il se produise un écartement de la fente, ou une fracture qui allonge la fissure préexistante, le sang s'épanche entre la surface de l'os et le péricrâne, le céphalématome est constitué. A l'instigation et sous la direction de M. Pinard, Hamon fit en 1887, pour sa thèse, des expériences qui lui permirent de vérifier que, conformément à la théorie de Féré, le traumatisme seul ne suffit pas à entraîner la production du céphalématome; qu'il faut encore que le sujet y soit prédisposé, par des fissures crâniennes plus ou moins accentuées. Ces conditions remplies, le traumatisme par glissement serait celui qui aboutirait le mieux à la déchirure des vaisseaux et, suivant M. Pinard, ce traumatisme par glissement se produirait surtout chez les nouveau-nés ayant de longs cheveux, par les tiraillements qu'ils peuvent exercer au cours de l'accouchement sur le cuir chevelu et les tissus sous-jacents.

Quoi qu'il en soit, voyons maintenant les caractères cliniques du céphalématome dont quelques-uns sont pathognomoniques et que nous allons retrouver chez nos petits malades. L'apparition de la tumeur n'a le plus souvent lieu que vingt-quatre ou quarante-huit heures après la naissance : ce qui déjà la différencie de la bosse séro-sanguine qui est produite avant la naissance. La tumeur dont nous nous occupons est molle, fluctuante, indolore, irréductible et ne présente, au moins dans la grande majorité des cas, aucun changement de coloration à la peau. Tumeur ne dépassant jamais les sutures ; caractère sur lequel avait insisté Nélaton, sur lequel aussi insista Pinard et dont vous savez la raison.

Quand il y a deux céphalématomes, et notre petit bébé de la Maternité nous en est un exemple type, il sont toujours séparés par un sillon au niveau de la suture sagittale, ce qui donne au crâne, vu par derrière, un caractère natiforme (fig. 2 et 3). L'évolution de la tumeur, si on suit le malade pendant quelques jours, a un caractère important, sur lequel j'appelle particulièrement votre attention. Vous le constaterez chez nos deux enfants : c'est la production d'un bourrelet osseux à la périphérie de la collection sanguine qui pourrait, à un examen superficiel, faire croire à un enfoncement de l'os. Ce bourrelet sera circulaire, excepté si le céphalématome par son volume occupe presque l'os tout entier, cas où il est en forme de croissant, la continuité de ce bourrelet s'interrompant au niveau du bord de l'os, près des sutures. Bouchacourt (de Lyon), le père, n'a pas craint, tant le phénomène est constant, d'avancer cette proposition : toutes les fois qu'une tumeur du crâne, chez un nouveau-né, sera entourée d'un bourrelet osseux, on sera sûr d'être en présence d'un céphalématome.

Au point de vue clinique, vous assisterez à une augmentation de la saillie de la bosse que les parents de l'enfant n'auront pas manqué de constater et dont ils s'affligeront, croyant à une aggravation de la maladie. Il faut les rassurer et les prévenir même que cet accroissement du volume de la tumeur est un phénomène naturel. La sécrétion osseuse qui aboutit sur les bords à la formation du bourrelet a son équivalent sur toute la face interne du péricrâne soulevé et le périoste va se comporter ici comme dans les cas si bien mis en lumière par Ollier, c'est-à-dire sécréter du tissu osseux. Sa face interne, d'abord grenue, présentera de petites aiguilles osseuses qui iront de sa face profonde à la surface de l'os, et c'est alors que ces petits amas de cellules, s'accroissant petit à petit, acquerront le volume d'une lentille et, se réunissant, transformeront le péricrâne en une lamelle osseuse, flexible, donnant la sensation d'une lame de fer-blanc, ou, comme l'a fait remarquer Virchow, à de petits os wormiens. Ainsi un céphalématome dont on n'aura pas troublé l'évolution par une intervention intempestive, finira par s'entourer d'une coque osseuse.

Vous avez eu très nettement cette sensation chez nos deux petits malades. Je dois cependant vous faire observer que si celui de la Maternité reproduit le type exact du tableau clinique que je viens de vous exposer, celui de la clinique présente une variante qui ne laisse pas de nous intriguer quelque peu (fig. 4). En effet, voilà un céphalématome double qui a tous les caractères du céphalématome sauf un, mais peut-être le plus important. Nous sentions la fluctuation non seulement quand nous la cherchions séparément de chaque côté, mais encore d'un côté à l'autre : c'est un cas absolument rare qui ne peut s'expliquer que d'une façon. Chez ce petit malade, il y a un céphalématome double, mais il y a aussi autre chose et cette autre chose est une tumeur sanguine superposée aux céphalématomes, qui a son siège sous l'aponévrose crânienne, au-dessus du périoste. Il y a ici deux épanchements sanguins superposés et qui n'ont pas de communication en épaisseur. Pajot donne de ces tumeurs auxquelles, avec Nélaton et bien d'autres auteurs, il refuse le nom de céphalématome sous-aponévrotique, les caractères suivants : bosse molle et fluctuante dans un point, plus ferme et plus œdémateuse à sa périphérie, ayant de la tendance à s'étaler à sa base et constituée à la naissance après un accouchement pénible. Si vous ajoutez à tous ces signes ceux incontestables qui nous ont révélé le double céphalématome chez notre bébé, vous vous rendrez compte de ce cas particulier. La fluctuation qui va ainsi d'une bosse pariétale molle à l'autre est sus-jacente à l'épanchement sanguin sous-périosté et vous vous rappelez qu'au moment de sa naissance cet enfant se distinguait par une tête très allongée. Ce dessin, où l'on a marqué par un trait la bosse sanguine, le fait ressembler à un enfant de chœur, avec sa petite calotte.

Vous avez bien compris, n'est-ce pas, qu'en parlant de cette tumeur sanguine je n'ai pas voulu entendre la bosse séro-sanguine qui s'observe dans presque tous les accouchements et qui est toujours en rapport avec la présentation et la position, et ce rapport est si constant que vous l'observez, cette bosse séro-sanguine, non seulement sur le crâne dans les présentations du sommet, mais sur la face, sur le siège ou sur le dos, suivant les présentations.

Le caractère distinctif de cette bosse séro-sanguine, c'est d'abord qu'elle n'est pas formée par du sang pur, comme le céphalématome, mais par de la sérosité sanguinolente. Ensuite elle imprègne tous les tissus et non seulement, comme l'avait avancé. Tarnier, le tissu cellulaire sous-cutané. Varnier, dans une pièce congelée, a montré que la sérosité imprégnait jusqu'au périoste qui en était imbibé. Pinard va plus loin, et, s'appuyant sur de nombreuses autopsies, affirme que l'os lui-même est imprégné jusqu'à sa face interne et au delà. Mais cette tumeur elle-même est mollasse, point fluctuante ; le doigt y laisse son empreinte, comme dans l'œdème. Elle apparaît dès la sortie du fœtus, puisqu'elle se forme avant son expulsion, et disparaît peu de temps après la naissance, un ou deux jours après. Puis, à sa disparition, jamais de bourrelet osseux ; jamais de limite, comme dans le céphalématome, au bord des os. On peut dire, en quelque sorte, que les caractères de la bosse séro-sanguine sont juste le contraire de ceux du céphalématome. Comme genèse, elle est due à la compression circulaire à la base de la partie qui correspond au vide du bassin, dans l'engagement, et, en rapport avec le temps qu'a mis la présentation à descendre, à tourner ou à sortir. Mme Lachapelle a très bien exposé le mécanisme de sa production, je n'y insiste pas.

Vous ne pourrez pas confondre le céphalématome avec l'encéphalocèle ou la méningocèle. Celles-ci ont toujours leur siège au niveau des sutures, là où ne siège jamais le céphalématome. Elles sont compressibles, réductibles, et produisent, quand on les comprime, des phénomènes généraux, principalement du côté de la respiration, quelquefois des mouvements convulsifs. Elles sont animées de battements en rapport avec l'expansion du cerveau ou du liquide céphalo-rachidien.

Les loupes du cuir chevelu sont rares à cet âge. Elles sont d'ailleurs mobiles et dures, plus limitées ; quant aux abcès, ils s'accompagnent de rougeur à la peau, de chaleur et quelquefois de fièvre du petit malade ; la fluctuation n'a pas les limites que nous avons assignées à celles du céphalématome.

Avant de vous parler du pronostic et du traitement qui ont une grande corrélation entre eux, je dois mentionner deux complications : l'une fréquente, l'excoriation ; l'autre rare, la fracture. Cette excoriation peut avoir des conséquences graves, en ouvrant la porte à l'infection et à l'inflammation de la tumeur. Aussi conviendra-t-il de la soigner avec beaucoup de précaution, par des pansements antiseptiques, appropriés, je veux dire non toxiques pour un enfant de cet âge. La fracture nécessitera le redressement de l'os enfoncé et demande, par conséquent, une intervention immédiate et très délicate.

Quant au pronostic, il est toujours favorable depuis qu'on s'en tient à l'expectation comme traitement. La tumeur pourra bien augmenter pendant une quinzaine de jours, mais disparaîtra spontanément, deux, trois, six mois ou un an après. Quelquefois même, après un certain temps, ainsi qu'en a rapporté un cas très intéressant Kien, en 1883, à la Société de médecine de Strasbourg, la disparition peut être brusque et surprendre l'observateur. Mais, en général, l'évolution vers la guérison est lente, parce que la vitalité des parties où s'est fait l'épanchement est relativement faible et que la collection sanguine, ne pouvant s'infiltrer dans le tissu cellulaire circonvoisin, ce qui faciliterait beaucoup sa résorption, n'est absorbée qu'avec une extrême lenteur. Il faut avoir de la patience, il faut la communiquer aux parents de l'enfant car, si jadis le pronostic, de l'avis de tous les chirurgiens, était grave, c'est à leur intervention qu'était due cette gravité. Topiques résolutifs, irritants, caustiques ; compression, ponction, séton, incision, ont été conseillés et trop souvent employés, nous dirons inconsidérément. On discutait la valeur de tous ces moyens, mais on omettait l'expectation, comme moyen curatif. L'intervention, surtout avant la période de l'antisepsie chirurgicale, amenait le plus souvent des accidents sérieux et quelquefois mortels.

En 1869, Giraldès, dans sa 22e leçon clinique, après avoir présenté un premier enfant atteint de céphalématome et avoir décrit tous les caractères cliniques de la tumeur qu'on n'avait pas encore opérée, s'exprime ainsi sur un second petit malade : « L'autre, dans lequel le bistouri est intervenu, sur la *foi des livres classiques*, nous a permis d'observer l'inflammation, la suppuration de la tumeur, puis consécutivement la *nécrose* d'une

partie du pariétal et les autres désordres que vous avez pu
constater. J'espère que cet exemple sera pour vous d'un bon
enseignement ! » Et ces accidents arrivés à ce distingué chirurgien se sont renouvelés souvent entre les mains des plus habiles.
Aussi depuis vingt-cinq ans, la pratique, la thérapeutique ont
changé. Nous ne faisons plus rien. C'est la conduite que recommande Pinard, qui a, dans ses leçons, plusieurs fois insisté sur
l'abstention, comme traitement. Suivez cet exemple, vous
n'aurez pas à le regretter, et prêchez cette croisade pour sauver
bien des enfants qu'on voudrait encore opérer et qui vous devront
la vie et la guérison.

DU PURPURA

Messieurs,

Je veux vous parler aujourd'hui d'une maladie assez rare, rare surtout dans les conditions où nous l'avons observée, ces jours-ci. Il s'agit de ce nouveau-né qui succombait le troisième jour de sa naissance, après avoir présenté les phénomènes suivants : Et d'abord l'accouchement, la délivrance, n'avaient rien eu de particulier à noter chez la mère. L'expulsion avait été spontanée en O.I.G.A. après un travail très court, la grossesse n'étant pas tout à fait à terme. Cette femme accouchait, en effet, dans le courant du 9ᵉ mois. Elle avait eu déjà un premier accouchement à terme : fille, actuellement âgée de deux ans, en bonne santé. Le second, celui dont il s'agit, était du sexe masculin, bien conformé, pesant 2,750 gr. ; le placenta inséré normalement, pesant 480 gr., présentait quelques infarctus blancs. Le cordon, normal, avait 35 cent. La poche des eaux fut percée artificiellement, dès que la femme entra dans le service, le 25 février 1901, à 3 h. du soir ; la dilatation devait être complète depuis quelque temps, car l'amnios, à l'examen des membranes, se trouva détaché du chorion.

Notons que cette femme a 25 ans, qu'elle est employée dans

une savonnerie, qu'elle a travaillé jusqu'au dernier moment, qu'elle portait des fardeaux de 20 kil. à peu près, à bras, en les appuyant sur le ventre, qu'elle a l'air du reste d'être très vigoureuse et en bonne santé.

Son mari, le père de l'enfant, est bien portant; il n'a pas d'habitudes alcooliques et n'est pas syphilitique, à ce que nous avons compris, du moins nous n'avons pu dépister rien de suspect. Voilà pour les antécédents héréditaires de notre petit sujet. Ils sont, vous le voyez, aussi bons que possible.

Quant à lui, on ne s'était aperçu de rien jusqu'au lendemain de sa naissance. Il avait uriné normalement et avait rendu du méconium, pas en grande quantité, il est vrai, et plus noirâtre que de coutume. Le lendemain matin, le 26, à la visite, l'accoucheuse de garde vient me dire que cet enfant perdait du sang par les yeux, par le nez et par la bouche. Je l'examine aussitôt et ma première pensée fut de regarder la région ombilicale : elle était sèche; mais, sur tout le corps nous trouvâmes des taches ecchymotiques, plus ou moins grandes et de coulour variée; ce qui prouve que quelques-unes remontaient déjà à la veille au moins. Elles étaient assez nombreuses, nous vous en donnerons le détail tout à l'heure. Nous constatâmes aussi que le réseau veineux superficiel de la peau était très marqué, bien dessiné, au niveau du thorax.

En présence de ces constatations, il était difficile de ne pas admettre immédiatement que nous avions affaire à cette affection connue sous le nom de *purpura hæmorrhagica*.

En effet, voici la définition du purpura de Marfan, dans son traité classique et récent des maladies de l'enfance :

« On n'appelle proprement purpura que les hémorrhagies cutanées et primitives, survenant d'emblée et non précédées d'une lésion antécédente. » Vous voyez qu'il définit non seulement le purpura, mais qu'il élimine aussi de propos délibéré les purpuras qu'on peut appeler secondaires, ceux par exemple que l'on rencontre dans les états cachectiques graves (cancer, tuberculose) ou couramment avec les fièvres éruptives.

Ce purpura, qui revêt plusieurs formes, quant aux manifestations hémorrhagiques, peut se présenter sous forme de taches punctiformes, autour des orifices pilo-sébacés, qu'on appelle *pétéchies*, c'est ce qu'Alibert appelait la *péliose* ; ou bien sous forme de raies rouges, en stries, connues sous le nom de *Vibices*, ou enfin sous forme de *taches ecchymotiques* en tout semblables à des ecchymoses traumatiques. C'est le purpura maculosis, la maladie de Werlhof qui peut atteindre la muqueuse où la défense épidermique est moins résistante et où se produisent des hémorrhagies, comme nous l'avons vu chez notre petit malade.

Dans certains cas, le raptus hémorrhagique est assez abondant pour amener la formation d'une bulle (purpura bulleux) et même s'accompagner de destruction de la peau (purpura nécrosique, gangréneux). Rigal et Cornil ont publié une observation dans laquelle il y avait sphacèle d'une plaque superficielle de purpura hémorrhagique. Worms, Charron, Henoch, Wicken, Legg, ont cité des exemples de cette forme et Martin de Giraud a, dans sa remarquable thèse (1888) donné une photographie de cette variété observée par lui.

Le purpura peut donc se limiter au tégument externe, c'est le purpura simplex des auteurs, ou se développer en même temps sur les muqueuses, purpura hæmorrhagica, mais les séreuses, tous les viscères, peuvent être le siège d'hémorrhagies semblables. C'est qu'alors le purpura est lié, disent les classiques, à une véritable diathèse hémorrhagique que pendant longtemps on a appelée et que l'on appelle encore *hémophilie*. Donner un nom à une maladie, c'est quelque chose, mais ce n'est pas l'expliquer et c'est même peut-être masquer notre ignorance. Bouchut dit pertinemment que la nature du purpura du nouveau-né se confond avec celle de l'hémophilie. Pour lui c'est le purpura des *bluters*, causé par la diathèse hémorrhagique. Il dit que la maladie est congénitale, héréditaire et y insiste. Il signale enfin, avec raison, l'hémorrhagie incoercible de la chute du cordon, comme une manifestation de cette prédisposition héréditaire. Je dis avec raison, car sans lui donner la même signification, on peut l'observer quelquefois. J'ai vu un petit prématuré en mourir. J'ai tenu à vous citer l'opinion de Bouchut qui faisait autorité, il y a quarante ans, et c'était justice, car son traité pratique des maladies des nouveau-nés a été pendant longtemps le bréviaire des médecins des enfants.

Aujourd'hui le mot hémophilie nous satisfait moins et la science a évolué vers des données plus tangibles et plus certaines. Je veux parler de l'infection et des doctrines parasitaires. Bar, qui a observé deux cas d'hémophilie des nouveaunés, dit très nettement que ces hémorrhagies ne sont qu'un symptôme de l'infection des enfants. Voici les deux cas sur lesquels il appuie cette opinion :

1° Nouveau-né, vigoureux, 3,600 grammes, né d'une mère syphilitique. Cinq jours après sa naissance, vaccination ; une heure après, hémorrhagie par une piqûre. On l'arrête par la compression, mais quelques heures après, on constate que l'enfant perd du sang par la plaie ombilicale. Le lendemain, ecchymoses sous-cutanées multiples et mort par anémie aiguë. Autopsie négative. Sang pris après la mort. On y trouve des staphylocoques.

2° Fœtus, 2,000 grammes. Refuse de prendre le sein. Couveuse. Le cinquième jour, petite ulcération au niveau de la crête iliaque gauche qui saigne. Le même jour, hémorrhagie buccale, ecchymose sur le mollet. Mort le lendemain, par anémie, avec teinte *ictérique*. L'ensemencement du sang de l'ulcération donne des staphylocoques *blancs* et *citrins* ; celui d'une piqûre, pris un quart d'heure avant la mort, donne seulement des staphylocoques blancs.

Notre ami et collègue, le professeur Perrin, a mis cette question au point, au Congrès de Marseille de 1898. Je ne résiste pas au plaisir de citer le passage de son mémoire qui a trait à ce que nous étudions :

« Les petits hérédo-syphilitiques sont exposés plus que tous

« autres enfants aux hémorrhagies. On a même pu décrire,
« comme forme spéciale, la 'syphilis hémorrhagique des
« nouveau-nés. Quand l'infection intra-utérine est produite
« par la syphilis, si le fœtus mort est expulsé avant terme,
« il peut présenter des hémorrhagies multiples du côté de
« la peau, des muqueuses et presque de tous les organes
« internes. Si l'enfant est né vivant, avec des taches de pur-
« pura, il est exposé à mourir quelques heures après..... Ces
« hémorrhagies, autrefois mises sur le compte de l'hémophilie,
« sont considérées aujourd'hui comme étant de nature infec-
« tieuse. Le purpura peut donc, chez le nouveau-né, se
« rencontrer au même titre que les autres hémorrhagies qui
« se font par l'ombilic, les voies digestives, les épistaxis, etc.
« L'infection puerpérale et toutes les septicémies peuvent être
« incriminées. Le pronostic est fatal et la maladie affecte
« cette forme foudroyante, décrite par Henriot, qui entraîne
« la mort en vingt-quatre ou quarante-huit heures. »

Les travaux de Charrin, ceux en particulier sur le bacille
pyocyanique, ont beaucoup contribué à élucider cette question.

Suivant les conditions de milieu, les mêmes agents parasitaires
peuvent acquérir des propriétés biologiques spéciales et différentes. Tel sera hémorrhagique qui, autre part, ne sera que
pyogène et réciproquement. Quant au processus hémorrhagique,
il procèdera directement de la septicémie ou indirectement de
l'action des toxines sur le système nerveux et par suite sur les
vaso-moteurs.

D'autre part, on connaît les multiples fonctions du foie et
son action d'arrêt sur les poisons et l'on comprendra l'influence
prépondérante de cet organe dans la pathogénie du purpura.
Apert, Oddo et Olmer l'on bien mise en lumière. Pour ces
derniers, même, c'est la lésion protopathique du foie qui ouvre
la porte à l'infection. Sans être aussi exclusif, sur la préexis-
tence de l'altération de cet organe, je vous ferai remarquer,
ainsi que l'indique Marfan, qu'en dehors des hémorrhagies, la
lésion anatomo-pathologique la plus constante du purpura est

l'altération hépatique (taches ecchymotiques sous la capsule de Glisson, taches décolorées de dégénérescence graisseuse, nodules infectieux formés d'amas de petites cellules, etc...).

D'autres lésions, moins constantes, se rencontrent encore dans le rein, l'endocarde, les parois des vaisseaux. Au niveau des hémorrhagies, on trouve des thromboses capillaires *chargées de microbes*.

Vous le voyez, c'est l'infection qui domine. Si jadis on recherchait d'abord la cause du purpura dans l'état du sang, qu'on supposait, à priori, plus fluide, moins riche en globules, on ne peut plus s'arrêter à cette hypothèse, car les recherches modernes sur l'hématologie n'ont rien apporté de précis dans cette question, pas même le défaut de rétraction du caillot, avec diminution notable dans le nombre des hématoblastes qu'a signalée Hayem. Cette diminution de ces éléments figurés, conséquence logique de la rétractilité du caillot, est formellement niée par Silbermann et Bena, qui on trouvé, dans ces cas-là, leur nombre considérablement augmenté.

De ces considérations générales, si nous restreignons la pathologie du purpura à l'infection du nouveau-né, nous verrons que les auteurs rapportent des observations de transmission non douteuse de purpura de la mère au fœtus. Vous me permettrez de vous citer les plus importantes pour les rapprocher ensuite de la nôtre et, après discussion, en tirer les conclusions que je désire vous formuler.

OBSERVATION DE DOHRN. — Femme de 41 ans, entre en décembre à sa clinique. Il la trouve couverte de milliers d'extravasations sanguines, excepté au niveau de la paume des mains et de la plante des pieds. Les muqueuses n'étaient pas atteintes, pas d'entérorrhagie, ni d'épistaxis ; état général bon ; aucune autre cause à cette affection qu'une nourriture peu substantielle et peu abondante. Les pétéchies, sous l'influence d'une bonne alimentation, à l'hôpital, disparaissent petit à petit. — Fille 2,370 grammes, 43 centimètres, présente les mêmes taches que présentait sa mère. Leurs nombre, grosseur, couleur, étaient les mêmes. A part cela, l'enfant se porte bien. Allaitement régulier, selles régulières. La résorption des hémorrhagies fut plus rapide que chez la mère. Au huitième jour, elles avaient disparu. Il n'y en eut plus de nouvelles, excepté au niveau de la conjonctive et sur le palais. Dix jours après, elles étaient aussi résorbées.

Martin de Giraud n'a pas trouvé de cas semblables dans la littérature médicale. Cette transmission et cette guérison de la mère et de l'enfant sont en effet très remarquables.

OBSERVATION DE GLENN. — Nouveau-né, sorti de l'utérus avec des taches de purpura. Mort trente-six heures après. Autopsie : estomac, intestins, couverts de taches purpuriques. Les poumons, les plèvres, le péricarde, renfermaient des foyers hémorrhagiques. Rate hypertrophiée, foie gros, dur. Valvule tricuspide criblée de petites végétations rouges.

OBSERVATION DE FLEISCHMANN. — Fille venue au monde, avec une tache de purpura sur la paupière supérieure droite et une autre dans le dos. Le lendemain tout son corps fut couvert de pétéchies dont l'éruption fut suivie d'hémorrhagie gastro-intestinale et d'hématurie. Morte le sixième jour. L'observation ne dit pas si la mère était malade.

OBSERVATION D'EROSS. — Fille couverte à sa naissance de nombreuses pétéchies lenticulaires au dos et sur le cuir chevelu. Cinq heures après, hémorrhagie conjonctivale droite et nouvelle éruption de taches ecchymotiques. Vingt-quatre heures après, melæna qui emporte l'enfant en un jour, avec 39° de température.

OBSERVATION DE DUNCAN. — Enfant âgé de huit jours, apporté à la clinique, avec du purpura et des hémorrhagies buccales, nasales, auriculaires et gastro-intestinales.

OBSERVATION DE NEUMANN. — Mort-né, avant terme, mère syphilitique, avec hémorrhagies multiples du côté de la peau, des muqueuses et de presque tous les organes internes. Fœtus expulsé dans les *membranes intactes*, qui renfermaient un liquide amniotique hémorrhagique.

OBSERVATION DE HANOT ET LEYET. — Une femme grosse est atteinte de méningite purulente à streptocoque L'enfant fut expulsé avant terme, mort-né. Il présentait des foyers purpuriques dans les séreuses et le thymus. En même temps la mère présentait des traces de purpura sur la peau et mourait de méningite. Le streptocoque fut retrouvé chez la mère et l'enfant.

Il faut rapprocher de ces faits, les cas cités par Koplik, de purpuras mortels chez les nouveau-nés dont les mères étaient atteintes de fièvre puerpérale.

Il est clair que dans toutes les observations qui précèdent, les hémorrhagies provenaient d'une cause unique, de la transmis-sion au fœtus de l'infection maternelle. Ces citations le prouvent d'une façon indéniable. Mais cette transmission n'est pas toujours fatale et quelquefois elle n'est point évidente, je veux dire, que, comme dans notre cas, on ne peut la contrôler chez la mère, bien que les lésions cadavériques de l'enfant la révèlent d'une façon tout aussi positive.

Voici en effet ce que nous avons trouvé chez notre fœtus : M. Dumon qui a fait l'autopsie macroscopique et microscopique, d'une façon très soigneuse, nous remet la note suivante :

AUTOPSIE, pratiquée le 28 février 1901, 10 heures après la mort. — A relever, à la surface du corps, la présence d'ecchymoses sous-cutanées, dans les régions suivantes : sur le bord du maxillaire inférieur, près du trou mentonnier du côté gauche ; une plaque ecchymotique très foncée à la fourchette sternale ; au-dessous du lobule de l'oreille gauche, sur l'apophyse mas-toïde du côté gauche ; une plaque assez étendue, sur la face externe du bras gauche ; une autre symétriquement placée, mais plus petite, sur la face externe du bras droit ; sur les deux omoplates, sur la face antérieure des tibias et des genoux on en constate également. Enfin le réseau veineux superficiel est particulièrement développé à la face antérieure de la poitrine.

Incisées, ces diverses ecchymoses montrent un petit épan-chement sanguin limité, dans les mailles du tissu cellulaire sous-cutané et dans les couches profondes de la peau.

A l'ouverture du petit cadavre, on note la présence d'ecchymoses et de taches hémorrhagiques très nombreuses disséminées à la surface et dans la profondeur des divers organes thoraciques et abdominaux. Les deux poumons présentent des noyaux hémorrhagiques nombreux dont les dimensions varient de celles d'une lentille à celles d'une pièce de cinquante centimes.

Deux ou trois taches hémorrhagiques dans l'épaisseur du thymus. Du côté du cœur, rien d'anormal à relever.

Rien de particulier du côté de l'estomac.

L'intestin est parsemé sur toute sa longeur d'une grande quantité de petites ecchymoses lenticulaires.

Quelques taches ecchymotiques, mais peu nombreuses à la surface du foie. La vésicule biliaire est distendue par une bile épaisse et visqueuse d'une couleur brun foncé.

Aucune lésion macroscopique à signaler dans les reins, la rate, le pancréas.

Poids des divers organes :

Cœur	14 gr. 60	au lieu de	18 gr.	
Poumon droit	23 » 10	»	30 »	
» gauche	24 » 10	»	25 »	
Thymus	2 » 80	»	8 » 3	
Pancréas	1 » 15			
Foie	78 » 50	»	105 »	
Rate	5 » 10	»	8 »	
Rein droit	9 » 70	»	11 »	
» gauche	10 » 40			
Capsule surrénale droite	2 » 20			
» » gauche	2 »			

(accolade : Poids qu'on donne comme moyenne normale.)

Sang. — L'examen histologique relève une assez forte quantité de *leucocytes polynucléaires*.

L'examen bactériologique a donné les résultats suivants :

1° Ensemencement (sang pris sur le vivant). Les tubes de gélose et de bouillon restent stériles.

2° Ensemencement (sang pris aseptiquement sur le cadavre, le 28 février, une heure après décès).

Sur gélose et sur bouillon : colonies arrondies et étalées, couleur blanc jaunâtre. — Bouillon uniformément trouble, sans dépôt.

L'examen microscopique de ces cultures montre de nombreuses colonies de staphylocoques.

L'examen histologique du foie révèle des lésions hémorrhagiques disséminées sans ordre et sans aucune systématisation dans tout l'organe : ces noyaux sanguins sont en général peu volumineux, les plus gros se trouvent localisés dans les espaces de Kiernan; ils apparaissent sous forme de gros amas de globules rouges, assez nettement limités, infiltrant les mailles du tissu conjonctif interlobulaire ; d'autres, d'un volume plus réduit, se trouvent situés dans l'intérieur même des lobules ; ils sont plus diffus ; tandis que leur centre, en effet, offre un agrégat de globules rouges assez épais, leur limite extérieure, peu nette, envoie des prolongements sous forme de traînées de globules rouges entre les travées des cellules hépatiques. Les cellules du foie sont saines. Dans les poumons, lésions analogues : infiltrations hémorrhagiques très étendues du tissu conjonctif interlobulaire et péribronchique. Épanchements moins volumineux dans les cavités alvéolaires et dans les bronches.

Des inoculations ont été faites, à deux cobayes, avec la culture du bouillon peptonisé de staphylocoques blancs (obtenue par ensemencement du sang du nouveau-né).

1° Injection intrapéritonéale d'un centimètre cube ; — mort de l'animal dix-neuf heures après l'inoculation ; — le cobaye a émis avant la mort plusieurs selles diarrhéiques très abondantes. L'autopsie de ce cobaye a donné les résultats suivants :

Péritonite aiguë, généralisée, anses intestinales agglutinées par des néomombranes friables, infiltrées de pus sur certains points.

Le foie ne présente rien de particulier à l'œil nu ; aucune lésion microscopique à signaler dans le cœur, la rate, les reins et l'estomac.

Deux petits noyaux hémorrhagiques dans le poumon droit.

2° Deuxième injection intrapéritonéale à un autre cobaye, dans les mêmes conditions, même résultat, il a succombé quatorze heures après l'inoculation.

Résultat de l'autopsie. — Péritonite suraiguë comme dans la première expérience, le foie et les autres viscères (rate, reins, estomac, cœur, poumons) ne présentent rien d'anormal à l'œil nu.

Telles sont les particularités que nous relevons dans cette observation. Si nous les résumons, nous trouvons que toutes les lésions relèvent, chez notre fœtus, du processus hémorrhagique, même celles du foie. Et nous voyons, ainsi, que ces dernières ne sont que la conséquence de l'épanchement sanguin dans le tissu intralobulaire qui étouffent les éléments nobles de l'organe hépatique, pour peu que la maladie dure et que les phénomènes d'extravasation continuent. Le foie altéré, devenu insuffisant, sera alors cause, à son tour, de nouvelles poussées. Nous pouvons donc dire, que tout en tenant compte de la lésion du foie dans le purpura, nous ne la considérons pas, au moins chez le fœtus, comme toujours primitive.

Je passe sur le poids de tous les viscères, inférieur, chez notre nouveau-né, au poids moyen consigné dans les auteurs, car il faut remarquer qu'il ne pesait lui-même que 2,750 grammes.

Enfin, j'insiste sur la présence du staphylocoque blanc dans le sang de cet enfant. C'est là une découverte bien précieuse, car s'il est facile d'expliquer les lésions des organes ou des tissus par des hémorrhagies, ce n'est que reculer la solution de la question et il faut expliquer la causes des extravasations sanguines. Nous n'avons pas, ici, je vous l'ai dit, comme dans les observations que je vous ai rapportées, et c'est en cela que la nôtre diffère, de transmission directe de la maladie de la mère au fœtus; nous n'avons pas même, comme dans les cas de Koplick, de Hanot et Leyet, la transmission apparente de l'agent infectieux, préexistant dans l'organisme maternel; nous ne retrouvons pas même la syphilis, comme cause initiale, ainsi que nous l'avons citée dans plusieurs des cas relevés plus haut. Et si tout d'abord la découverte du staphylocoque blanc nous avait paru une infection banale, nous avons pu voir, par les inoculations au cobaye, combien la gravité pouvait en être accrue, alors qu'au lieu de le trouver dans le tissu cellulaire on le rencontre dans le sang. Sans doute nous n'avons pas, à l'instar de Letulle, reproduit, chez l'animal, la forme hémorrhagique de la maladie, mais l'infection n'en a pas moins été mortelle et à brève échéance, avec les phénomènes de l'inflammation péritonéale. Nous continuerons, en les modifiant, nos expériences et peut-être arriverons-nous à un autre processus que le pyogène ?

Ainsi donc nous pouvons dire que nous avions bien affaire à un purpura infectieux primitif des nouveau-nés.

Puisque nous ne pouvons trouver dans l'état de la mère, ni du père, la cause de la maladie transmise, pouvons-nous dire quelles sont les conditions qui ont préparé l'organisme de l'enfant à offrir au staphylocoque un milieu de culture aussi fertile.

Cette femme a travaillé jusqu'au dernier moment et bien qu'elle ne parût nullement fatiguée, il y a lieu de se demander si les poids qui lui comprimaient le ventre d'une façon presque continuelle, pendant le jour, n'ont pas pu modifier indirectement la circulation fœtale ? S'il est permis de se poser cette question, il ne l'est pas de la résoudre ! Ce que nous savons au contraire ne semble pas, en dehors du surmenage, donner grand appui à cette hypothèse. En effet, nous avons vu maintes fois, et je l'ai fait remarquer, des femmes se serrer dans leur corset au point de compromettre la grossesse et de provoquer, sinon l'avortement, mais souvent l'accouchement prématuré, sans que les enfants présentassent de pareils troubles circulatoires.

Bien plus, si Herrgott a noté, comme cause d'hémorrhagie des nouveau-nés, les lésions du cœur gauche, par reflux du sang jusque dans la veine porte, nous n'avons jamais observé de purpura ou d'hémorrhagie dans les cas de malformations cardiaques congénitales que nous avons vus (persistance du trou de Botal, communication des deux ventricules, etc.). Dans notre observation, du reste, le cœur était bien conformé et ne présentait rien d'anormal, ni de particulier.

Avant de finir, je veux, Messieurs, vous présenter un autre côté de la question : c'est le côté médico-légal, c'est la possibilité de confondre les taches de purpura spontané, avec les taches ecchymotiques traumatiques. Vous comprenez l'importance de l'exactitude du diagnostic et le danger de la confusion.

Supposez que notre femme ait accouché clandestinement ; qu'effrayée de la mort de son enfant qu'elle aurait eu tout intérêt à faire disparaître, elle eût caché le cadavre, ou bien qu'elle n'ait fait appeler le médecin qu'après la mort pour enregistrer le décès. Il est probable qu'un soupçon aurait éveillé la défiance du praticien et qu'il eût refusé le certificat de mort naturelle, d'où intervention de la justice et prison préventive. Il est vrai que l'autopsie faite par un médecin légiste éclairé aurait révélé la cause réelle de la mort ; ce n'en eût pas moins été fort désagréable, je ne veux pas dire plus, pour la mère ou les parents.

Il est des cas plus épineux, c'est, chez les enfants plus avancés, les taches ecchymotiques d'un purpura qui n'entraîne pas le décès. Il est alors quelquefois difficile, surtout devant l'affirmation des parents qui prétendent que leur enfant a été roué de coups, ou même, alors qu'ils le nient et que les soupçons se portent sur eux et qu'on les suppose les auteurs des violences sur la personne de leur enfant, il est, dis-je, difficile de porter un diagnostic ferme.

Il faudra, avant de délivrer un certificat de coups et blessures, non seulement examiner à fond le sujet, voir par exemple si les muqueuses de la bouche, de la voûte palatine ne présentent pas de taches noirâtres, d'ecchymoses qui n'auraient pu être le fait d'une violence ; mais encore, c'est le moyen le plus sûr, garder l'enfant en observation pendant quelques jours, loin de son entourage habituel, et voir s'il ne se produit pas spontanément de nouvelles taches ou des hémorrhagies, par les ouvertures naturelles.

Vous comprendrez combien le rôle du médecin est important dans ces circonstances, puisque c'est lui qui tient la condamnation ou l'acquittement des personnes accusées ou soupçonnées.

DE L'OPHTALMIE CONGÉNITALE

Messieurs,

Les bienfaits de la pratique de l'antisepsie en obstétrique ne se sont pas fait sentir seulement sur les mères, mais encore sur les enfants. C'est à elle que nous devons d'avoir vu diminuer, dans de grandes proportions, l'ophtalmie des nouveau-nés, surtout d'avoir vu disparaître ces épidémies, si redoutables, qui rendaient aveugles tant d'enfants.

Nous en avons eu une, il y a 25 ans, qui, outre le grand nombre d'enfants dont elle a compromis la vue, a coûté un œil à la maîtresse sage-femme d'alors. Aux Quinze-Vingts, on trouve un tiers d'aveugles dont la cécité ne reconnaît pas d'autre cause. Mackensie prétend, qu'à la Maternité de Stockholm, on observait une ophtalmie sur 18 enfants, naissant de femmes n'ayant pas d'écoulement, et sur 7, chez celles qui en avaient.

Il est aujourd'hui démontré que l'ophtalmie des nouveau-nés, conjonctivite purulente à forme le plus souvent grave, est le résultat de la contagion, sur la muqueuse oculaire de l'enfant, d'une blennorrhée vaginale.

La fréquence du gonocoque de Neisser, si souvent constatée dans les sécrétions conjonctivales, ne laisse pas de doute sur l'agent de la purulence, et l'évolution naturelle de la maladie,

si elle n'est pas jugulée par un traitement énergique, rappelle ces
ophtalmies blennorrhagiques que l'on voyait autrefois chez des
malades peu soigneux ou malpropres, atteints d'uréthrite purulente. Croiriez-vous qu'il y a quelque 40 ans, on discutait encore
pour savoir si le pus avait été porté directement dans l'œil, ou si
cette ophtalmie n'était pas sympathique, par une sorte de méta-
stase inexpliquée. Du reste le même raisonnement s'appliquait à
l'orchite. Pour vous convaincre que ce récit n'est pas une fable,
consultez l'ouvrage classique alors, en 5 volumes, de Vidal de
Cassis (sur la pathologie externe). S'arrêter à de pareilles considérations serait ridicule aujourd'hui, car nous savons que l'inoculation du pus blennorrhagique ou simplement blennorrhéique
engendre des suppurations d'une nature particulière et d'une
contagiosité spéciale.

Nous voulons bien croire avec les auteurs, et nos observations
en font foi, que l'on trouve des microbes divers dans le pus des
conjonctivites dont nous parlons, mais ce qui en fait la spécificité, c'est le gonocoque.

Nous admettons donc que si, dans les premiers jours de la
naissance, un enfant peut être contaminé par des doigts malpropres, et je viens d'en observer un exemple en ville, au 7e jour
par des linges sales, etc., le plus souvent la contagion date de
la naissance et la période d'incubation est de trois jours en général, c'est-à-dire, que le troisième jour est celui que l'on trouve
le plus chargé, dans les statistiques, pour le début de l'affection.
C'est cette ophtalmie qu'on appelle primitive, pour la différen-
cier de la première, toute accidentelle, qu'on nomme secondaire.

Dans ces mêmes statistiques vous trouverez des ophtalmies
débutant le deuxième jour, le premier jour même. Ce sont des
cas dans lesquels le fœtus a dû séjourner longtemps dans le
conduit vaginal, l'œuf ouvert prématurément et la mère atteinte
de vaginite ou d'uréthrite.

Bref on a pensé que le temps que les yeux de l'enfant demeu-
raient en contact avec le liquide gonorrhéique devait compter
dans la période d'incubation et l'on a ainsi expliqué les cas où

la conjonctivite apparaît vingt-quatre heures après la naissance et même plus tôt.

Dans notre observation V, elle s'est montrée après douze heures, dans l'œil gauche, et, vingt-quatre heures dans l'œil droit.

Ce sont des cas exceptionnels, mais bien plus exceptionnels sont ceux dont je vais vous parler maintenant.

Remontons de quelques années en arrière : dans la séance du 14 janvier 1890, le professeur Tarnier présentait à l'Académie de médecine, de la part du Dr Queirel, une note manuscrite sur une forme particulière d'ophtalmie du nouveau-né. « M. Queirel pense que dans certains cas (c'est Tarnier qui parle), l'ophtalmie purulente commence pendant la vie intra-utérine. »

Voici les deux observations qui servaient de base à cette note :

Obs. I, novembre 1889. — IIIpare, de 22 ans, entre au huitième mois en travail, à la Maternité, le fœtus se présente O. I. G. A. La rupture a lieu spontanément et tempestivement. La durée totale du travail a été de 9 heures et demie, dont une demi-heure seulement pour l'expulsion. L'œuf n'est donc resté ouvert que 30 minutes. Le fœtus au reste ne pesait que 2,900 grammes.

Aussitôt après la naissance, nous avons remarqué que l'enfant avait l'ophtalmie. Du pus s'écoulait entre les deux paupières, quand on essayait de les écarter.

Lavages boriqués, instillations de nitrate d'argent. Guérison après dix jours.

Obs. II, décembre 1889. — IIIpare, de 32 ans, entre en travail à terme, à la Maternité. La rupture a lieu spontanément et tempestivement. Elle accouche d'un fœtus de 3,000 grammes et la durée du travail n'a été que de 5 heures.

Le premier jour, l'ophtalmie se déclare, très légère, par un boursouflement des paupières, constaté après l'expulsion, et un écoulement, peu abondant, d'un liquide jaune citrin qui persiste pendant quatre jours, sans qu'il y ait apparition de pus. Le cinquième jour, l'inflammation disparaît complètement. L'enfant meurt le septième jour dans la couveuse où la perte de poids, par l'allaitement défectueux, nous avait forcé de le mettre. On lui donnait le biberon. Le traitement de l'ophtalmie avait été le même que pour le précédent.

Malgré le renvoi à une commission, formée de MM. Panas et Guéniot, je n'entendis plus parler de mon mémoire, et je continuais à observer de temps en temps cette ophtalmie que je proposais d'appeler congénitale.

En effet, en 1892 (obs. III), je l'observais dans un accouchement gémellaire sur les deux fœtus.

En 1899, j'en observais encore un cas, en novembre (obs. IV), puis en 1900, 2 cas sur les 3 d'ophtalmie qui furent les seuls de l'année (voir statistique Platon, obs. V et VI). Enfin en 1901, j'eus l'occasion de réunir 9 observations que je résume plus loin.

A mesure que ces faits se déroulaient sous mes yeux, je cherchais de plus en plus à noter les particularités de l'observation qui pouvaient entrer en ligne de compte dans l'étiologie et je finis par pouvoir, ces temps derniers, grâce au concours de notre interne, M. Pellissier, faire une étude bactériologique complète ; d'où j'ai conclu que l'ophtalmie, observée dès la naissance est bien la même que celle qui se montre au troisième jour. Elle est bien de nature gonococcique et d'origine maternelle, ainsi que nous avons pu le contrôler dans 4 observations. Vous me permettrez de vous les résumer, ainsi que celles où le contrôle bactériologique n'a pas été fait, mais où la marche de la maladie nous a suffisamment éclairés pour les grouper sous la même rubrique.

Les voici, par ordre chronologique :

Obs. III. — En décembre 1892, nous avons eu un accouchement gémellaire, au huitième mois, d'une secondipare. Première parturition, O. I. D. P. Deuxième, A. I. D. de l'épaule droite. Ce double accouchement a été spontané, car le deuxième fœtus s'est présenté par le sommet, au moment où l'on allait faire la version. Tous deux d'ailleurs étaient très petits : 1,700 et 1,900 grammes. Mais tous deux sont nés avec l'ophtalmie et sont morts le troisième jour, de faiblesse congénitale.

Le travail n'avait pas duré plus de trois heures. La première poche des eaux a éclaté à 5 fr. de dilatation, la deuxième a été percée artificiellement, après l'expulsion du premier enfant, pour procéder à la version, qui n'a pas été nécessaire.

Obs. IV. — Cuisinière, IVpare, 25 ans, entre le 19 octobre à la Maternité, à la fin de son neuvième mois. S. I. G. A. mode des fesses; trois jours avant le travail elle perd les eaux. Le 3 novembre, à 10 heures du matin, une nouvelle poche se forme et elle éclate à dilatation complète. Liquide amniotique normal. La période de dilatation a duré quatre heures, l'expulsion cinq minutes. Le placenta était sur le segment inférieur. Membranes : 32/6. L'amnios était détaché du chorion. Le fœtus pesait 2,900 grammes et présentait à sa naissance les signes caractéristiques de l'ophtalmie qui augmenta, malgré le traitement, jusqu'au troisième jour et disparut au onzième. L'enfant guéri passe alors au biberon.

Obs. V. — Le 1er octobre 1900, entre à la Maternité, une IIIpare, âgée de 23 ans, ménagère. Jusqu'au 14 novembre, jour de l'accouchement, elle prend tous les jours une injection vaginale à l'aniodol, pour une vaginite granuleuse.

Le travail marche régulièrement et dure en tout six heures. La rupture a été tempestive et il s'est écoulé très peu de liquide, la tête étant venue faire occlusion complète. Le fœtus, en effet, se présentait en O. I. G. A., il pesait 3,250 grammes; à la délivrance, on trouve l'amnios détaché du chorion.

La toilette des yeux est faite comme d'habitude, instillation de quelques gouttes de jus de citron, précédée d'un lavage à l'aniodol 0,30 p. 100. Le soir à 5 heures, douze heures après la naissance, l'œil gauche est enflé! lavage abondant à l'aniodol; quelques heures après, l'œil droit est aussi enflammé. Le lendemain, le pus s'échappe en petites mèches du cul-de-sac palpébral supérieur. Cautérisation au nitrate d'argent. Il y aussi du coryza purulent. Nombreux lavages et instillations quotidiennes de nitrate d'argent. Cependant le treizième jour l'enfant part guéri. La température de la mère a été normale jusqu'au huitième jour. Grippe cinq jours. Exeat le quinzième, guérie.

Obs. VI. — Cuisinière, IIpare, âgée de 35 ans, atteinte de leucorrhée, accouche prématurément à la fin du neuvième mois, à la Maternité. On perce les membranes, à dilatation complète. Le fœtus se présente en O. I. G. A.; il pèse 2,900 grammes. Le placenta, inséré normalement, 400 gr. L'amnios est détaché du chorion. L'enfant naît avec une ophtalmie qui dure huit jours. Les yeux étaient très gonflés, les paupières laissaient écouler de la sérosité citrine.

La durée totale du travail a été de 20 heures et demie (dilatation,

20 heures ; expulsion, demi-heure). La température maternelle a toujours été normale.

Obs. VII. — M. R..., épouse L..., 24 ans, ménagère, Ipare, accouche à la Maternité, le 12 janvier 1901, à 4 heures du matin. Le travail a duré 13 heures, dont 2 heures et demie pour l'expulsion. La poche des eaux a été rompue artificiellement à dilatation complète. Le liquide amniotique était clair et abondant. Le fœtus se présentait en O.I.G.A., il pesait 3,830 gr. Placenta inséré normalement. Amnios détaché du chorion.

A la naissance, l'enfant présente tous les symptômes de l'ophtalmie purulente. Des yeux s'écoule en effet un pus jaunâtre et, malgré tous les soins antiseptiques, la conjonctivite persiste jusqu'au septième jour où elle cède aux instiliations fréquentes de nitrate d'argent et aux lavages abondants.

La température de la mère a toujours été normale, elle ne paraissait pas avoir de leucorrhée.

Obs. VIII. — F..., épouse L..., 30 ans, IIIpare, ménagère, entre le 24 janvier 1901, à la Maternité, au huitième mois, venant d'un service de médecine, où elle était soignée pour une pneumonie. Température : 39°, rien de particulier à noter. Fœtus : 2,100 gr. Placenta : 450 gr. Membrane : 55/10. Amnios détaché du chorion. Rupture artificielle à dilatation complète. Durée totale du travail, six heures vingt-cinq minutes. (Dilatation, 6 heures ; expulsion, 25 minutes.)

Je copie l'observation relative au fœtus, telle que l'a rédigée l'élève de garde.

L'enfant, qui paraît être de sept mois, est très chétif, crâne mou, sur les bosses pariétales et sur l'occiput existent seulement des points durs d'ossification. Les fontanelles sont larges, surtout la fontanelle antérieure. La tête s'est dégagée en O.S. Le premier jour elle a la forme d'un pain de sucre ; le deuxième jour elle devient carrée. Cet enfant est atteint d'ophtalmie diphtéritique depuis sa naissance, il n'a jamais ouvert les yeux et lorsqu'on soulève les paupières supérieures, l'on voit une peau blanche recouvrant la conjonctive et la cornée et qui s'enlève en partie si l'on frotte (Mlle Mestre).

Malgré le gavage, le sérum et la couveuse, cet enfant succombe le troisième jour.

Obs. IX. — F. de 20 ans, brodeuse, Ipare, entre, à terme, le 6 mai 1901. Elle perd les eaux à 10 heures du soir, au début des contractions.

Sommet en O.I.G.A. non engagé, P.S.P.11 cent. ; travail lent, le sommet descend cependant, et, à la dilatation complète, le 7 mai, à 4 heures du matin, on applique le forceps. Le fœtus pèse 2,900 gr., avec un Bip. de 10 centim. Placenta inséré sur le segment inférieur. Membr. : 28/5. Il y avait donc double raison au défaut d'engagement. On remarque, sur la région temporo-pariétale gauche, une forte dépression. L'ammios est détaché du chorion.

Quand on veut faire la toilette des yeux, on constate qu'il s'en écoule du pus jaunâtre, peu épais, mal lié, c'est plutôt une sérosité louche, très colorée en jaune. Les paupières sont gonflées, les conjonctives examinées sont rouge lie de vin. Malgré cela et pour juger de la gravité de cette ophtalmie congénitale, au lieu du traitement habituel, protargol et lavage à l'aniodol, nous employons le sulfate de zinc.

L'ophtalmie persite et s'aggrave ; ce qui démontre que ce n'était pas une simple *irritation conjonctivale*. Le quatrième jour, pour en arrêter les progrès, mêmes lavages, mais instillations de nitrate d'argent au trentième, matin et soir, le lendemain, idem. Le surlendemain, nous constatons une amélioration. Le pus a beaucoup diminué, ainsi que le boursouflement des paupières ; on ne fait plus que deux irrigations par jour et la guérison est complète le huitième jour.

L'enfant sort le douzième, il avait gagné 255 gr., malgré son ophtalmie ; j'ajouterai que les suites de couches ont été absolument normales. La température n'a jamais dépassé 37°,2.

Voci la note de M. Pellissier :

A 11 heures du matin, examen direct et ensemencement en bouillon de la sérosité conjonctivale.

A l'examen direct : coloration à la thionine-phéniquée ; quelques cellules polynucléaires, nombreuses cellules épithéliales, quelques cocci isolés, quelques diplocoques arrondis ou réniformes, quelques-uns sont libres, mais le plus grand nombre, intra-cellulaires. Pas de bacilles.

Coloration de Gram. Tous les cocci sont décolorés par la méthode de Gram.

Après 28 heures d'étuve, les deux tubes de culture en bouillon sont restés stériles.

Ici, dit M. Pellissier, le contamination paraît due *exclusivement* au gonocoque.

Obs. X. — Journalière de 18 ans, Ipare, entre à la salle de travail (Maternité) à 10 heures du soir, le 9 mai 1901.

Elle n'est pas à terme et accouche le 10 mai à 6 heures du matin.

Période de dilatation, 8 heures ; d'expulsion, demi-heure. La poche des eaux s'est rompue à dilatation complète spontanément. Le fœtus ne pèse que 2,100 grammes.

De suite, après la naissance, on constate qu'il s'écoule, des paupières boursouflées, un liquide clair et fortement coloré en jaune foncé.

Quand, à mon tour, je veux examiner l'enfant, en cherchant à écarter les paupières, cette sérosité est projetée sur moi, — heureusement pas sur mes yeux. Je fais faire de suite un examen direct et un ensemencement par M. Pellissier.

Mlle Mouren, instruite par des faits semblables que nous avons déjà eus dans le service, porte un pronostic fâcheux quoad visum. En effet, malgré un traitement des plus énergiques, nous avons eu là, pour ainsi dire sans pus, une ophtalmie des plus graves et ayant revêtu la forme diphtéroïde.

Les fausses membranes étaient très adhérentes et quand on voulait les détacher, la conjonctive saignait. Elles ne contenaient pas de bacilles de Löffler, mais l'examen précédent avait décelé le gonocoque. De même les liquides vaginal et uréthral de la mère, examinés à ce point de vue, ont donné un résultat positif.

Cet enfant a guéri, mais, d'un côté, la cornée, au moment où il est sorti, était sinon opaque, du moins très trouble.

Nous avons eu depuis l'occasion de le revoir, et, à notre grande satisfaction, nous avons trouvé les deux cornées transparentes.

Voici la note de l'examen bactériologique :

Le 10 mai 1901, à 9 heures du matin, examen direct et ensemencement en bouillon des exsudats conjonctivaux.

EXAMEN DIRECT. — 1° *Thionine.* — Quelques cellules épithéliales plates, nombreuses cellules polynucléaires, cocci isolés, assez rares. Nombreux diplocoques, intra et extra-cellulaires : les uns paraissent arrondis, mais les autres, en bien plus grand nombre, paraissent réniformes.

Dans un point de la préparation, cinq éléments coccidiens en chaînette.

2° *Gram.* — Les cocci isolés prennent le Gram, ainsi que les diplocoques. Les diplocoques réniformes intra-cellulaires ne le prennent pas.

Le 11. Cultures. L'examen des tubes en bouillon est pratiqué le

11 mai à 10 heures du matin, après 25 heures d'étuve à 35°. Le premier tube est demeuré stérile (ce tube correspond à l'œil le moins atteint); mais le deuxième présente un abondant développement de staphylocoques.

Un ensemencement, sur tube d'agar, donne une culture pure de staphylocoques blancs.

En résumé, ajoute M. Pellissier, il paraît, dans ce cas, y avoir double agent de contamination; l'un d'eux étant du gonocoque (diplocoques intracellulaires réniformes ne prenant pas le Gram), l'autre du staphylocoque blanc.

Le 11, à 10 h. 45. Nouvel ensemencement en bouillon. Au moment où l'on entr'ouvre l'œil, jet assez fort de sérosité jaune foncé, limpide. C'est avec une goutte de cette sérosité que l'on ensemence deux tubes de bouillon et que l'on prépare une plaque de verre.

EXAMEN DIRECT. — Coloration à la thionine phéniquée. Quelques cellules épithéliales plates, accompagnées de quelques cellules polynucléaires en nombre très restreint. On n'arrive pas à déceler de bactéries, dans cette préparation.

Le 12, à midi 25 (25 heures d'étuve à 35°). Examen des cultures en bouillon. Les deux tubes sont restés absolument stériles.

Note sur l'état de la mère :

Le 15, à 9 h. et demie du matin, examen des sécrétions uréthrales et vaginales de la mère.

Dans le liquide uréthral nous ne retrouvons rien qui rappelle le gonocoque ; mais dans les sécrétions vaginales, nombreux diplocoques réniformes, ne prenant pas le Gram.

Le 17. En culture, les tubes (urèthre et vagin) sont demeurés stériles.

OBS. XI. — Le 28 mai 1901. Ipare, 20 ans, entre à la salle de travail (Maternité), à 8 heures du soir. Elle est à son 7e mois. Elle arrive de la ville, avec une dilatation complète, sommet en O. I. G. A., engagé, poche des eaux volumineuse à la vulve.

Cette femme avait commencé à souffrir le matin, à 7 heures. A peine arrivée, elle expulse, après rupture artificielle des membranes qui fournit un liquide abondant et sanguinolent, un fœtus de 1,950 gr. Bip. 9. Le placenta était inséré sur le segment inférieur, 40/5. L'amnios était détaché du chorion.

Cette enfant (du sexe féminin) était, à sa naissance, atteinte d'ophtalmie à forme diphtéroïde (gonflement des paupières, et conjonctives tapissées de fausses membranes, avant qu'on n'ait employé aucun collyre) qui a nécessité des injections d'aniodol 3 fois par jour, suivies d'instillations de sulfate de zinc. Le traitement a duré 8 jours.

La température de la mère a toujours été normale.

Obs. XII. — Le 17 juin 1901, entre à la salle de travail, une Ipare, de 28 ans, à terme; sommet en O. I. G. A., poche des eaux éclatée en ville; durée de la dilatation 10 heures, de l'expulsion une demi-heure. Liquide amniotique clair et abondant, dit-elle; dégagement en O. P. Poids du fœtus, 3,200 gr. Bip. 10; placenta inséré normalement. Amnios détaché du chorion.

L'enfant est né atteint d'ophtalmie. Les paupières sont boursouflées. Le lendemain il s'écoule une sérosité jaune; on fait 6 lavages par jour.

La température de la mère a toujours été normale.

Obs. XIII. — Une femme de 30 ans, IVpare, entre à la salle de travail de la maternité, le 5 juin 1901, à 1 heure de l'après-midi. Elle est à la fin de son 8e mois. La poche des eaux a éclaté prématurément, le 4 juin. Le travail n'a commencé que le soir du 5 ; 29 heures après. La dilatation a duré une heure, l'expulsion 10 minutes. Dégagement en O. P. Le fœtus ne pesait que 2,350 gr. Bip. 8. Le placenta est inséré sur le segment inférieur, 30/2. L'amnios est détaché du chorion.

Cet enfant est né avec l'ophtalmie. Trois heures après sa naissance, on essaio d'ouvrir ses paupières gonflées, il en sort un jet de sérosité jaune. Lavages répétés à l'aniodol.

Le 6 juin, 7 lavages; le 7, 8 lavages; le 8, 6, et le 9, 4 lavages ; après chaque lavage, protargol.

L'enfant, chétif, est soumis aux lavements de sérum ; il sort le dixième jour, pesant 2,470 gr., guéri de sa conjonctivite.

La mère avait eu de la température, avant et après l'accouchement ; le quatrième jour, le thermomètre était monté à 39°.

Elle sort cependant le 17 en bon état, avec son enfant.

Note de M. Pellissier :

Le 6 juin, à 11 heures et demie du matin, examen et ensemencement.

Examen direct : Œil droit. — Sérosité abondante, peu d'exsudat épais. Quelques cellules polynucléées, sans élément bactérien.

Œil gauche. — Abondant exsudat. Cellules polynucléées très nombreuses, avec quelques rares cellules épithéliales. Pas d'éléments bactériens extracellulaires ; mais à l'intérieur de quelques polynucléaires, on trouve un certain nombre de diplocoques réniformes, ne prenant pas le Gram (gonocoques), pas de bacilles.

Le 7. EXAMEN DES CULTURES. — Les tubes de bouillon sont restés parfaitement limpides et stériles, ce qui confirme l'idée du gonocoque.

Le liquide amniotique qu'on avait recueilli n'a pu nous servir, parce qu'il n'a pu être utilisé immédiatement et conservé à l'abri de toute contamination.

Le 29, à 6 heures et demie du soir, examen direct et ensemencement en bouillon ; en outre, inoculation sur la cornée et la conjonctive d'un cobaye de quelques débris des fausses membranes de l'enfant.

A l'examen direct : rien de bien probant, mais il n'y a pas d'éléments bacillaires et rien qui prenne le Gram.

Le 30. Examen des cultures. Les deux tubes de bouillon sont restés absolument stériles ; de même l'inoculation au cobaye.

OBS. XIV. — Femme de 22 ans. Ipare, pas tout à fait à terme, entre le 17 juin 1901, à la maternité. O. I. G. T. Rupture prématurée en ville, vingt-quatre heures avant le début du travail. Fœtus, 2,700 gr. Placenta, 600. Membranes, 40/5. Amnios détaché du chorion. Durée totale du travail : douze heures et demie, dont une demi-heure seulement pour l'expulsion.

A la naissance, l'enfant a les yeux très rouges et quelques gouttes de liquide citrin s'échappent des paupières. Traitement. Guérison le quatrième jour.

La mère a toujours eu une température normale.

OBS. XV. — Le 20 juin 1901, entre à la clinique, à terme et au début du travail, une IIIpare de 30 ans, atteinte de vaginite et d'uréthrite. On constate la présence du pus, dans le canal de l'urèthre. La poche des eaux est percée artificiellement, à dilatation complète. Le fœtus se présente en O. I. D. P. ; la dilatation a duré 11 heures, la période d'expulsion, après la rupture des membranes, une demi-heure seulement. Liquide amniotique clair et abondant. Fœtus : 3,330 gr. Bip. : 9. Placenta : 620 gr. Memb. : 39/12. Rien de particulier à noter si ce n'est que l'amnios est détaché du chorion.

L'enfant en naissant a les yeux congestionnés, ainsi que du pus intérieurement (sic, sur la feuille d'observation).

L'ophtalmie a duré cinq jours, après lesquels il n'y a plus eu de pus. La température de la mère a toujours été normale.

Voilà donc, pour être rigoureux, 15 cas, sur 16 fœtus, d'ophtalmie congénitale qui demanderaient, selon nous, encore une distinction que l'examen de ces observations va nous permettre d'établir :

Les faits, où le fœtus a séjourné longtemps dans les parties maternelles, sont aujourd'hui admis par tout le monde, quoique avec certaines restrictions. Voici ce que l'on trouve dans le Traité des maladies de l'enfance de Grancher, Comby et Marfan (T. V) :

« Les cas cités d'ophtalmie purulente constatée au moment
« même de la naissance, ont trait à des enfants qui étaient
« restés, un assez long temps, engagés dans le trajet pelvien,
« exposés à la contamination, et la poche des eaux étant
« rompue. »

Et dans la collection Charcot-Debove, M. Valude, spécialiste, écrit : « Ces ophtalmies, constatées immédiatement après l'accou-
« chement, sont d'ailleurs assez rares : on compte les cas de
« Magnus, Galezowski, Feis, Kronenberg, Hirschberg, et tout
« récemment celui de Niedon. » Il eût pu ajouter peut-être un nom français à cette pléiade étrangère...

Mais ces conditions qui expliquent parfaitement l'arrivée hâtive de la conjonctivite, sont-elles nécessaires ? Si nous interrogeons nos observations, nous pourrons certainement répondre : non. En effet, nous n'avons eu que trois fois une rupture prématurée (3 jours, 29 heures, 24 heures), deux fois une rupture précoce. Dans tous les autres cas, la poche des eaux a éclaté à dilatation complète, ou, a été percée, à ce moment-là, quand elle n'avait pas déjà éclaté, et l'expulsion a été rapide. Si donc 3 jours, 29 heures, 24 heures, suffisent pour l'évolution et la culture du gonocoque (cas où le fœtus naîtra avec l'ophtalmie), il n'en est pas de même, quand le travail ne dure que 4, 5 ou 6 heures.

Dans les recherches que notre interne, M. Roulacroix, a entreprises, sur le temps minimum, pour que le gonocoque puisse pousser, dans diverses cultures, il n'a jamais obtenu une période de temps inférieure à 18 heures. Mettons que nous puissions l'abaisser encore, en supposant que le gonocoque se trouve, dans le vagin de la femme, dans des conditions exceptionnellement favorables à son développement et éliminons de nos observations, à ce point de vue, celles où le travail a duré 13 et 12 heures et même 11. Il en restera encore 7 où le gonocoque aurait dû pousser en 9 heures au maximum. Je sais bien qu'une culture pure de gonocoques de Neisser, inoculée à des souris, peut les tuer en quelques heures, mais je crois que ce serait considérablement forcer les analogies que de vouloir expliquer par une culture à ce point hâtive, l'apparition au moment de la délivrance de la conjonctivite purulente du nouveauné !... Il est plus vraisemblable que le gonocoque de la mère puisse infecter le fœtus à travers l'amnios !... Nous n'avons pas de fait positif de contrôle que le liquide amniotique ait donné lieu à des cultures gonococciques, mais 11 fois sur 12, nous avons constaté que l'ophtalmie, observée à la sortie immédiate du fœtus, coïncidait avec l'amnios détaché du chorion ; et l'on ne peut nier que cette dissociation des membranes ne crée des conditions très propices au passage du microorganisme de Neisser, à travers une membrane unique et perméable. J'invoquerai encore le témoignage d'Henry Sharp Taylor qui cite le fait d'un enfant atteint d'ophtalmie et qui était enveloppé de ses membranes, à la naissance.

Ce n'était donc pas au passage, dans ce dernier cas, que le fœtus avait contracté la maladie ; et il est probable, on pourrait même dire certain, que l'infection gonococcique peut atteindre le fœtus, dans l'œuf fermé, comme le font d'autres infections.

On a démontré que l'habitat du gonocoque qui a évolué, depuis longtemps, dans un organe était le tissu sous-muqueux, ou au moins la couche choriale de la muqueuse. Il peut s'y confiner, y vivre très longtemps, avec peu de besoins ; il est anaérobie, et dans les nouvelles conditions, la grossesse ou la parturition, qui modifient le milieu, pénétrer dans l'œuf, à travers l'amnios perméable. Or, son lieu d'élection sur le fœtus ne peut être que la muqueuse conjonctivale et c'est là qu'il va se cantonner et pulluler. Okintchich, à Saint-Pétersbourg, vient d'en publier un cas très intéressant (1900).

Ce n'est pas, nous l'avons déjà dit, que l'on ne trouve que du gonocoque, dans la conjonctivite néonatorum, mais sans vouloir généraliser, des quelques observations en trop petit nombre que nous relatons, nous pouvons dire que toutes les fois que nous avons cherché le gonocoque, nous l'avons trouvé, chez l'enfant et chez la mère. Nous croyons donc que, le gonocoque préexistant chez la parturiente, le détachement de l'amnios du chorion est une condition très favorable à l'éclosion de l'ophtalmie que je voudrais appeler, non plus congénitale, comme celle qui naît des circonstances, capables d'expliquer la contagion dans le conduit génital, mais intra-utérine.

Comme condition favorable on a encore cité les présentations de la face, nous n'en avons pas eu un seul cas. En effet, sur 16 fœtus, il y a eu un seul siège, une épaule, et tous les autres se sont présentés par le sommet. De tous ceux-ci, un seul dégagement a eu lieu en O. S.

Nous nous sommes demandé si l'insertion basse du placenta ne pouvait pas être une cause d'infection adjuvante ; nous l'avons notée dans 6 observations.

Enfin, comme cause prédisposante, il est juste de tenir compte du volume du fœtus et par conséquent des prématurés. Il est certain que la résistance sera moindre chez les enfants chétifs ou nés avant terme, pour ce genre d'ophtalmie comme pour l'ophtalmie classique.

Le poids de ces enfants a dépassé 4 fois 3,000, une fois il a été de 3,000 et 10 fois au-dessous dont 2 fois au-dessous de 2,000.

Je vous dirai encore un mot de ces ophtalmies. Quelquefois, au début, il n'y a pas de pus, il n'y a que du liquide citrin. Ne vous y trompez pas : ce sont souvent les plus redoutables. Plus que dans les autres formes, la cornée est menacée, elle perd rapidement sa transparence. Il est vrai, et nous en avons eu un très bel exemple, que cette cornée n'est pas toujours compromise : même quand elle prend ce caractère elle peut redevenir transparente.

Deux fois nous avons eu aussi la forme diphtéroïde. Bien entendu les fausses membranes s'étaient montrées d'emblée, sans qu'on pût accuser les agents chimiques de les avoir provoquées.

Quant au traitement, il est le même que celui que nous employons pour les autres ophtalmies néonatorum. Prophylactique : Nous mettons immédiatement, après la toilette des yeux qui se fait avant la section du cordon, du jus de citron à la Maternité, du nitrate d'argent à la clinique et les résultats sont pareils.

C'est au moment où l'on va laver les yeux de l'enfant qu'on s'aperçoit de l'ophtalmie et qu'on la mentionne sur la feuille d'observation.

Curatif : Lavages à l'aniodol, 4 et 6 par jour, instillations de nitrate d'argent, cautérisation directe au besoin, en ayant soin de laver la conjonctive immédiatement avec de l'eau salée. Protargol qui paraît mieux réussir encore. En même temps, occlusion des deux yeux. Tous nos enfants ont guéri.

Pour conclure, je dirai donc, que j'admets l'ophtalmie classique, primitive ou secondaire des auteurs, à laquelle il faut ajouter l'ophtalmie congénitale déjà observée et enfin l'ophtalmie intra-utérine qui est bien congénitale aussi, mais dont l'épithète d'intra-utérine en fait une variété que nous avons essayé de décrire.

TUBERCULOSE ET GROSSESSE [1]

Messieurs,

Au n° 9 de la salle de Gynécologie, est couchée une femme dont vous connaissez l'histoire. Elle nous est arrivée de la ville, enceinte de six mois, fatiguée par de fréquents vomissements, considérablement amaigrie. Cette pauvre femme a eu en effet ses dernières règles vers le 15 décembre 1899, et, depuis le commencement de cette grossesse désastreuse, a vu son état général péricliter jusqu'au jour où elle fut obligée de demander une hospitalisation rapide et urgente. Vous l'avez vue, à la visite, avec ses pommettes saillantes, sa face tirée, son teint pâle, ses yeux excavés, et il ne vous a pas été difficile, certes, d'étiqueter un diagnostic sur ce faciès caractéristique. L'auscultation est venue du reste confirmer ces tristes soupçons : des signes stéthoscopiques, malheureusement trop perceptibles, montraient bien que nous étions en présence d'une tuberculose pulmonaire avancée, chez une femme enceinte de six mois.

L'auscultation obstétricale nous révéla l'absence complète de battements fœtaux ; l'enfant de cette femme était mort et je vous

---

(1) Leçon recueillie par le Dr PLATON, chef de clinique.

annonçai un avortement plus ou moins rapide. Il s'est produit hier 16 juin: le fœtus était bien un fœtus de six mois pesant 900 grammes environ; le placenta, qui n'offrait aucune particularité apparente, pesait 300 grammes; il n'y avait rien de bien spécial à noter dans cet avortement.

Ce qu'il y a à remarquer cependant, c'est que, depuis l'expulsion du fœtus, cette femme est restée dans un état demi-comateux, dans une prostration adynamique, faisant craindre une fin si prochaine que l'on est en droit de se demander comment la malheureuse est encore vivante.

Cette coïncidence de la tuberculose avec l'état de grossesse est assez fréquent. J'ai voulu aujourd'hui, Messieurs, vous entretenir de notre malade, parce que cette question soulève des problèmes importants, capitaux pour l'accoucheur et le praticien. Quelle est l'influence de l'hérédité dans la tuberculose fœtale; quelle est l'action de la grossesse sur la tuberculose; quelle marche la tuberculose imprime-t-elle à la grossesse? Vous voyez que ce sont là autant de points d'interrogation auxquels il est nécessaire de répondre.

Mais si j'insiste particulièrement sur le fait que la clinique offre aujourd'hui à notre observation, c'est qu'il est un point particulièrement grave qu'il faut résoudre : je veux parler de la conduite à tenir en face d'une malheureuse phtisique en état de grossesse. Cette conduite sera formulée à la fin de cette leçon et en sera la conclusion pratique.

Depuis longtemps déjà, cette question de la transmissibilité des maladies de la mère au fœtus a soulevé des discussions et suscité des recherches, discussions plutôt philosophiques au XVIIIe siècle, recherches plus scientifiques à notre époque.

Après les travaux de Bonamy, de Coste, de Brauel et de Davaine, on était arrivé à cette conclusion que le placenta jouait un rôle de filtre et de filtre parfait, laissant passer les liquides, mais opposant une barrière infranchissable aux bactéries pathogènes.

Cette loi, qui porte le nom de Brauel-Davaine, avait été formulée après les expériences de Brauel en 1857 et celles de Davaine, qui datent de 1865. Ce dernier auteur avait fait des recherches en s'appuyant sur ce fait que la bactérie charbonneuse est très facile à retrouver dans le sang des animaux, atteints de cette infection. Après avoir inoculé le charbon à des femelles pleines, il n'en put jamais retrouver la bactérie dans l'organisme fœtal.

Telle était la croyance des accoucheurs, il y a trente ans. Cependant il existait toujours des faits inexpliqués qui finirent par réveiller la curiosité et forcer à de nouvelles recherches. Pinard, dans le *Dictionnaire encyclopédique des Sciences médicales*, dès 1878, se demandait, avec juste raison, comment il se fait que la variole soit si transmissible au fœtus, si le placenta est un filtre parfait ?

En 1882, Chambrelent et Roux étudièrent le passage, à travers le filtre placentaire, du choléra des poules et ils constatèrent que ce filtre était loin de se comporter comme l'avaient voulu Brauel et Davaine, puisqu'ils découvrirent des bacilles qui l'avaient traversé.

Fort de ces constatations, Chambrelent fit une thèse remarquable où il montra que certains microbes ne pouvaient traverser le placenta, mais que d'autres n'étaient pas arrêtés par sa trame, grâce à leur exiguïté de forme ou grâce à leurs mouvements rapides.

De 1882 à 1886, Chauveau reprit la question, et, à la suite de nombreuses expériences, arriva à la conclusion suivante : c'est que tantôt le placenta laisse passer les microbes, tantôt il les arrête ; mais que même quand il les laisse passer, c'est toujours en petit nombre. Pourquoi cette inconstance ? Pourquoi cette différence de quantité ?

Lorsque Koch, en 1884, eut découvert le bacille de la tuberculose, on ne put plus croire à la transmission héréditaire d'une diathèse, d'une maladie constitutionnelle, comme l'on considérait la phtisie auparavant, et du moment qu'elle était le résultat de l'infection bacillaire, il fallait que le bacille lui-même fût transmis, passât de l'organisme maternel à celui du fœtus. De nouvelles recherches furent entreprises et Malvoz, de Liège, conclut de ces travaux, que si le placenta était intact, il remplissait parfaitement son rôle de barrière infranchissable, mais que si la moindre lésion venait en altérer la constitution et l'intégrité, les microorganismes filtraient facilement.

Chauveau essaya de démontrer, dans un travail fort intéressant, que si les microbes ne se montrent pas dans l'organisme fœtal, c'est que, grâce aux toxines, le fœtus a été immunisé dès le début de la grossesse.

L'explication de Malvoz et celle de Chauveau sont plausibles et très acceptables.

Pour le cas spécial qui nous intéresse, depuis 1884, on admet que le bacille de la tuberculose passe, à travers le placenta, dans l'organisme fœtal.

Deux catégories de recherches ont été pratiquées dans ce sens : certains auteurs ont essayé de surprendre le bacille de Koch, au moment de son passage, à travers la grille placentaire. Landouzy et Baumgartner auraient constaté son existence à ce moment précis, quoique exceptionnellement.

Lehmann a montré que les lésions tuberculeuses commençaient toujours par la caduque maternelle. Schmoll et Kockel ont établi que le bacille s'installe, dans les espaces intervilleux, rarement dans la substance propre de la villosité, et traverse le placenta lorsqu'une lésion a eu le temps de se produire : c'est la confirmation de la théorie de Malvoz.

D'autres auteurs ont montré l'existence de la tuberculose congénitale, preuve certaine du passage du bacille, quoiqu'ils n'aient pu saisir ce passage. Brindeau (1899) a publié l'observation d'un fœtus de 12 jours, farci de nodules tuberculeux, dans le foie et les poumons, où l'on a trouvé de nombreux bacilles de Koch. Il nous semble inutile d'insister d'une façon plus complète : de pareils faits sont suffisants pour entraîner la conviction ; je viens de vous citer le plus récent.

L'inoculation directe est une expérience de laboratoire plus probante et plus démonstrative. Des inoculations à des cobayes sains, de fragments d'organes de fœtus, en apparence indemnes, mais issus de femelles tuberculeuses, donnent journellement des résultats positifs.

Les inoculations pratiquées plusieurs fois dans notre service ont été concluantes. M. le professeur Herrgott, dans son travail de 1893, a démontré qu'il suffisait même d'injecter du liquide amniotique pour avoir des lésions tuberculeuses chez le cobaye.

A ces faits probants, pourraient s'opposer les faits signalés par Nocard : dans les abattoirs où l'on constate des quantités de vaches tuberculeuses, il y a peu de veaux malades de cette affection, et si par hasard on trouve un veau contaminé, c'est que la mère est atteinte d'une tuberculose généralisée ; ajoutons que l'inoculation directe de bacilles à la femelle pleine n'a donné aucun résultat.

A toutes ces expériences Hauser, en 1898, est venu ajouter la série fort intéressante de ses expériences personnelles. Après avoir tuberculisé des lapins et des lapines, des cobayes mâles et femelles, il les a fait s'accoupler et jamais, bien que ses expériences aient été fréquentes et nombreuses, jamais il n'a pu constater la transmissibilité de l'infection au fœtus.

Il y a donc là des phénomènes inexpliqués et l'on peut conclure de tous ces faits que le passage de la tuberculose de la mère au produit est rare, mais qu'elle peut se faire et que lorsqu'elle se produit, il faut qu'il existe des lésions placentaires.

La même année (1898) Loëffler apporta au Congrès de Berlin le résultat de recherches consciencieuses. Ces conclusions étaient les suivantes : pour qu'il y ait transmissibilité de la mère au fœtus, il faut que celle-ci soit atteinte de tuberculose génitale.

En face de pareilles constatations, résultats de travaux et d'expériences de laboratoires, que nous enseigne la clinique ? Elle montre d'une façon indéniable que la bacillose peut être le triste héritage d'une mère ou d'un père tuberculeux, car la transmission paternelle n'est pas contestable. On ne manque pas d'exemples, en effet, de femme saine ayant d'un premier mari tuberculeux des enfants qui meurent de l'infection paternelle, et qui donne naissance par la suite, après un second mariage avec un homme sain, à des enfants bien portants et robustes.

Ces faits demanderaient à être prouvés et démontrés expérimentalement, mais il faut se rappeler le mot qu'on opposait au vieux Bacon : « *experientia fallax* », quand on lit que Landouzy, en injectant directement à des femelles du sperme de tuberculeux, a eu des résultats positifs et que Gartner, en rendant les générateurs tuberculeux par inoculation génitale, n'a pu constater de lésions tuberculeuses chez les produits.

Que conclure de toute cette longue énumération d'expériences? c'est que parfois l'infection tuberculeuse peut se transmettre directement à l'enfant, hérédité de la graine, et que souvent les producteurs ne lui lèguent qu'une prédisposition à la bacillose, plus ou moins tardive, une résistance moindre à la contracter, hérédité de terrain.

Avec son grand sens clinique, Peter avait déjà dit, dans une leçon sur la tuberculose et la grossesse : « Les enfants qui naissent de tuberculeux viennent mort-nés, ou vivants, mais prématurés et condamnés à la mort du fait de cette naissance trop hâtive; ou, à terme, sains en apparence, à leur naissance, mais destinés à mourir bientôt de convulsions dans les premiers mois de leur existence. »

La grossesse, comme on le croyait autrefois, met-elle la femme dans un état particulier de non réceptivité de l'infection bacillaire? Certes non. La grossesse n'est pas cause de tuberculose, mais la grossesse aggrave toujours cette maladie, elle semble agir sur elle en lui donnant un coup de fouet, en excitant la virulence des lésions cachées et torpides, de sorte qu'il est fréquent de voir des tuberculoses latentes devenir aiguës et suraiguës, à la faveur d'une malencontreuse grossesse.

Cette influence de la grossesse sur la tuberculose est certaine; Grisolle, sur 25 cas de femmes tuberculeuses soigneusement surveillées et suivies attentivement, a constaté que leurs grossesses avaient été pour elles des causes de mort rapide. C'est surtout au cinquième mois, comme l'ont indiqué Pidoux et Peter, que l'aggravation se produit.

La statistique de la mortalité se retrouve dans tous les ouvrages classiques ; nous ne nous y arrêterons pas et nous nous occuperons tout de suite d'une question plus intéressante pour nous : quelle sera la conduite de l'accoucheur dans un cas de grossesse coïncidant avec une tuberculose pulmonaire ?

S'il est vrai que la grossesse est une cause d'aggravation de la tuberculose, s'il est vrai que cette grossesse peut être pour la parturiente une cause de mort prochaine, s'il est vrai que l'état de grossesse peut réveiller une infection latente, devenant soudainement meurtrière, faut-il se croiser les bras et assister à l'évolution fatale de la gestation, ou faut-il intervenir et supprimer la cause ?

Le plus grand nombre est pour l'expectation : Tarnier, Budin, Gaulard veulent qu'on laisse évoluer, jusqu'au bout, la grossesse.

Mais nous trouvons aussi des interventionnistes, W. Duncan, Guntzbourg et, avec eux, Pasquali, Morisani, Chiara, Bompiani, Bolognesi et toute l'école italienne, qui considère la grossesse comme néfaste pour la femme tuberculeuse.

D'un autre côté, Ortega cite, sur 25 cas, évoluant à terme, 76 p. 100 de décès durant la première année ; Sébert, sur 7 cas, pas un, où la femme, après ses couches, survécût dix semaines. Que faire alors ? Si la grossesse est dangereuse, l'accouchement l'est davantage, et si l'on pratique l'accouchement provoqué, la tuberculose recevra de ce fait un coup de fouet dangereux pour la vie de la mère et l'on n'aura aucune chance de sauver l'enfant. Nous avons déjà vu combien est problématique l'existence de ce petit être à hérédité si lourde ; nous ne tenterons donc rien pour sauver un enfant qui, selon l'expression de Peter, est aussi inutile à la cité que nuisible à sa mère.

Mais si le diagnostic de tuberculose s'impose au début de la grossesse, à ce moment où la femme enceinte éprouve du fait de la gestation une augmentation de poids pour ainsi dire physiologique, à ce moment, nous sommes partisans de l'*avortement provoqué*.

Cette conclusion pratique vous paraîtra, Messieurs, grosse de conséquences et elle est faite, je le comprends, pour surprendre vos idées classiques. Vous partagerez mon opinion, en songeant que c'est le seul moyen de supprimer les efforts congestifs au moment du travail, la fatigue de la grossesse et surtout cette fatigue des derniers mois, si préjudiciable à la femme; vous vous souviendrez de plus, Messieurs, que la tuberculose pulmonaire bien soignée et soignée à temps, guérit presque toujours.

Mon opinion est du reste basée sur une observation personnelle. Il y a quelques années j'eus à examiner une jeune tuberculeuse, enceinte de deux mois. Son état de grossesse compromettait déjà sérieusement son organisme et je commençais à discuter et à proposer un avortement, lorsque ma malade avorta accidentellement. Ce fut pour elle un très heureux événement, puisqu'elle guérit par la suite et définitivement; à un autre point de vue, Dubois ne considérait-il pas d'ailleurs l'avortement comme un remède héroïque?

Mon maître et ami, M. le professeur Pinard, qui rejette l'accouchement provoqué dans les rétrécissements du bassin (et je partage sa manière de voir), l'accepte volontiers toutes les fois que la vie de la mère est en danger du fait de sa grossesse; le professeur de Baudelocque accepte dans ces cas même l'*avortement provoqué*. M. Pinard n'a pas, il est vrai, indiqué cette pratique, dans le cas particulier qui nous occupe, mais nous trouvons l'approbation de notre conduite dans les déclarations de notre maître au Congrès d'obstétrique de Marseille en 1898.

Peter n'a-t-il pas dit, en parlant de la femme tuberculeuse: « fille, pas de mariage; femme, pas de grossesse; mère, pas d'allaitement ». Nous ne sommes pas consultés sur le mariage, surtout s'il est avantageux, mais nous le sommes sur la grossesse.

Ainsi donc, et avec ma conclusion ce sera ma profession de foi, dans les cas de grossesse avec diagnostic ferme de tuberculose, il faudra provoquer l'avortement. Cette conviction est assise sur une pratique déjà longue et je suis heureux d'être en cela, en communion d'idées avec William Duncan, Pasquali et Guntzbourg.

Pour notre malheureuse malade nous n'avons rien tenté, elle était d'ailleurs au sixième mois et son état général était très grave à son entrée; de plus, le fœtus était mort et la mère, victime de son enfant, ne tardera pas à le rejoindre.

Vous assisterez bientôt à son agonie (1).

____

(1) Elle a succombé le 19 juin 1900 (au lendemain de cette leçon).

DE L'INFECTION PUERPÉRALE

Messieurs,

Vous avez vu, avant et durant les vacances de Pâques, 4 cas d'infection puerpérale qui tous ont abouti à une issue fatale, et un cinquième cas qui est encore aujourd'hui dans nos salles. Je me hâte de vous dire que l'infection est venue du dehors et que nous n'en avons pas été responsables. Permettez-moi donc de commencer cette leçon par la douloureuse histoire des faits que nous avons observés, nous les discuterons après.

Obs. I. — B..., Rose, 23 ans, sans profession, entre à la clinique le 15 mars 1901.

Il y a un mois, le 19 février, elle a accouché chez elle, sans incident, d'un enfant vivant, à terme. Les suites de couches ont été normales, apyrétiques.

Mercredi 13 mars, dans la soirée, elle est prise brusquement de vives douleurs dans la fosse iliaque droite ; ces douleurs persistent plusieurs heures, puis des vomissements apparaissent dans la nuit. Constipation absolue.

La malade entre à l'hôpital avec une température élevée (40°) ; facies vultueux ; pommettes colorées ; dyspnée marquée ; la toux est fréquente, l'expectoration qui l'accompagne, muco-purulente. Cette toux date déjà de quatre ou cinq jours.

Submatité aux deux bases en arrière ; râles sous-crépitants fins au même niveau ; respiration soufflante au-dessus de ce point. Les sclérotiques sont subictériques. La langue saburrale, rouge sur les bords.

Abdomen ballonné, tendu. Le point de Mac Burney est très douloureux ; à ce niveau défense de la paroi, malgré laquelle on percevait, à la palpation, une tumeur diffuse occupant la fosse iliaque droite.

Le toucher vaginal montre le col utérin rejeté à gauche ; le cul-de-sac droit légèrement douloureux à la pression. Devant ces phénomènes tardifs de l'infection, nous sommes embarrassés pour poser le diagnostic ferme entre l'appendicite et l'annexite, mais nous sommes très affir-matifs pour accuser la présence du pus dans la région douloureuse.

Opération le 17 mars, par M. le professeur Queirel.

Incision oblique de la fosse iliaque droite ; évacuation d'un foyer purulent volumineux ; le pus semble sourdre surtout de la partie inférieure avoisinant les annexes (pus crémeux, de bonne nature). Suture profonde aux fils de soie, superficielle aux crins de Florence ; fort drainage.

L'opérée, reportée dans son lit, reçoit des injections de sérum artificiel et une potion à l'acétate d'ammoniaque.

L'état s'aggrave, le lendemain, et la malade meurt le 19, avec les signes d'une péritonite généralisée. Les urines n'ont jamais contenu d'albumine.

Autopsie, le 20 mars 1901, 24 heures après la mort.

Péritonite aiguë généralisée ; infiltration purulente de toutes les anses intestinales. Appendice iléo-cæcal *sain*.

L'utérus, les annexes du côté droit et les anses intestinales voisines sont réunis par les adhérences fibreuses résistantes qui les bâtissent en un véritable gâteau.

La trompe du côté droit est notablement augmentée de volume ; elle ne contient pas de pus à son intérieur.

L'ovaire, du même côté, très volumineux aussi, est englobé au milieu de toutes ces adhérences inflammatoires.

Obs. II. — A. M..., 28 ans, journalière, est amenée le 18 mars, dans le service de la clinique.

Les *antécédents* sont bons. Elle est mère de deux enfants bien portants. Ces deux grossesses ont été normales. Quelques jours auparavant, au troisième mois d'une nouvelle grossesse, elle a eu un avortement qui a nécessité peu après un curage digital, pratiqué en ville, l'avant-veille ; mais un état général mauvais, des pertes à odeur repoussante, une température élévée, 40°,2, la forcent à entrer à l'hôpital.

Elle y est reçue le 18 mars, et immédiatement on institue le traitement ordinaire : injections intra-utérines, potion stimulante, injections sous-cutanées de sérum. La température, qui le jour de l'arrivée atteignait 40°,2, tombe le lendemain à 37°,6 et s'y maintient les jours suivants. Les signes d'infection se sont amendés, la malade va mieux.

Le 23, subitement, la femme se plaint d'une douleur vive dans la fosse iliaque droite.

Le 26, toute la région abdominale droite est prise : on constate un

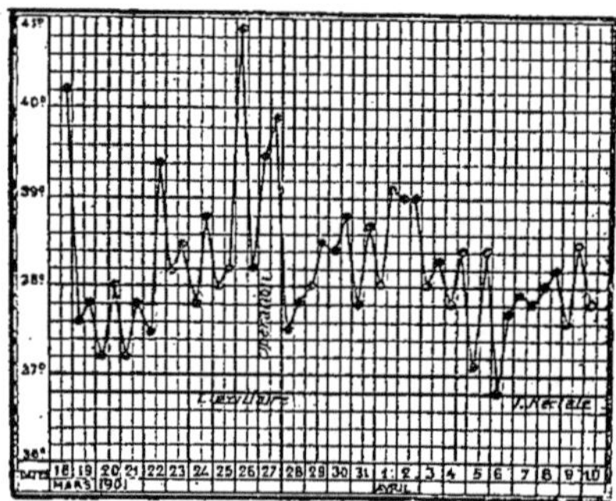

empâtement profond, la paroi est rouge, œdématiée. La température, brusquement le matin, est montée à 40°,9. L'intervention est décidée pour le lendemain 27.

Laparotomie latérale qui conduit sur une vaste nappe purulente d'odeur fétide. On ne trouve pas l'appendice, mais l'exploration digitale permet de constater que le foyer occupe toute la fosse iliaque droite : il paraît bien limité par les adhérences ; grand lavage ; gros drain en caoutchouc ; la plaie est laissée largement ouverte pour permettre la facile évacuation du pus.

A partir de ce moment, les pansements sont fréquemment renouvelés. La sécrétion purulente très abondante est horriblement fétide. En même temps que le pus, s'éliminent des lambeaux sphacélés dont il est difficile de dire l'origine. Grands lavages à l'aniodol.

Depuis l'opération, la température est tombée, et malgré un peu de congestion hypostatique que révèlent une dyspnée légère et quelques râles fins aux deux bases, l'état de la malade s'améliore sensiblement.

Le 6 avril, elle commence à s'alimenter. La sécrétion purulente est moins abondante, moins odorante surtout. Les selles légèrement diarrhéiques sont normales.

Mais tout à coup, le 10 avril, vers 9 heures du matin, sans que la malade ait fait le moindre mouvement, on la voit pâlir ; sa tête tombe sur l'oreiller. On la découvre : le lit est inondé de sang ; il sort en grande abondance par la plaie et par l'anus. Aussitôt, compression de l'aorte, injection d'ergotinine. La plaie est bourrée à la gaze trempée dans une solution forte de gélatine ; puis 500 grammes de sérum artificiel sont injectés dans la peau et renouvelées deux fois. Au bout de quelques instants, l'hémorrhagie s'arrête ; mais la malade a perdu une quantité considérable de sang ; les muqueuses sont blanches, les extrémités froides, le pouls à peine perceptible. Injection intra-veineuse de 500 grammes de sérum qui semble relever un peu le pouls et les forces de la malade ; piqûres de caféine et d'éther. Le décès survient à 1 heure de l'après-midi.

L'autopsie n'a pu être faite complètement ; mais en agrandissant la plaie, on trouve que le foyer purulent occupait toute la fosse iliaque et qu'à l'encontre de ce que nous avons trouvé chez le n° 12, le petit bassin était pour ainsi dire protégé par des adhérences qui l'isolaient tout à fait. Le foyer se continuait au contraire en arrière du côlon ascendant jusque sous le foie et toute cette région était pleine de caillots sanguins. D'appendice, il n'en est plus question, il a été éliminé.

Le diagnostic était donc exact, l'indication de l'intervention précise.

Obs. III. — G. Nunz..., 26 ans, Italienne, couturière, entre à la Maternité le 25 mars 1901.

C'est une primipare : elle finit à ce moment son 9ᵉ mois. On ne relève rien dans ses antécédents héréditaires ou personnels. Sa grossesse, sauf quelques malaises au début, a évolué sans accidents. A son arrivée, cependant, sa température axillaire dépasse 38° et elle a une légère hémorrhagie.

On diagnostique un sommet non engagé, en gauche antérieure, et on met la femme au repos et aux injections.

Le travail se déclare le surlendemain 27 ; il marche assez vite et normalement. La rupture des membranes est tempestive ; mais le liquide, teinté de méconium, a une odeur fétide. La période d'expulsion assez courte, permet d'extraire au bout de trois quarts d'heure, sans dommage pour le périnée, un fœtus de 2,850 gr., qui paraît en bon état de santé.

La délivrance est plus mouvementée : une abondante hémorrhagie se déclare, qui nécessite la délivrance artificielle. Mais les membranes sont très adhérentes : il est impossible de les enlever toutes. Malgré cette intervention, l'hémorrhagie continue et il faut une injection intra-utérine très chaude et une piqûre d'ergotinine pour l'arrêter.

La température axillaire qui, au début du travail, atteignait à peine 35°,2, est montée à 38° et se maintient à ce niveau tout le reste de la journée. Le 28 au matin, légère rémis-sion, mais le soir la malade a un frisson, pendant lequel le thermomètre monte à 40°.

Le lendemain, nous sommes encore aux environs de 39° et le pouls mauvais est très rapide. M. le professeur Queirel fait un curettage au cours duquel il ex-trait les débris de membranes demeurés adhérents. Il institue, pour les jours sui-vants, un traitement stimulant, à l'acétate d'ammoniaque et à la caféine, en même temps que de grandes irrigations intra-

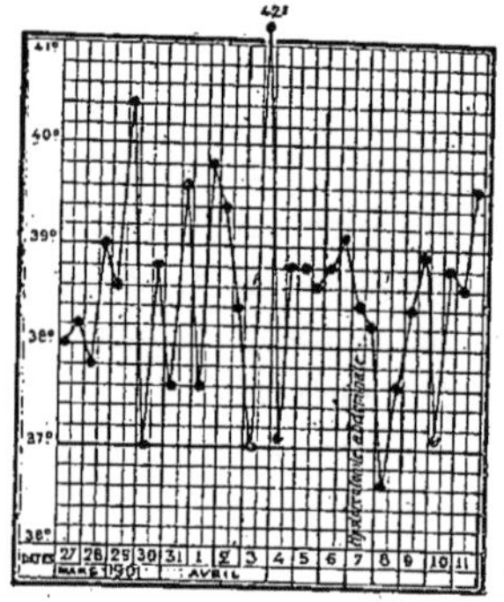

utérines seront faites deux fois par jour. La malade reçoit en outre deux injections de 20 centim. de sérum de Marmoreck, les 3 et 4 avril.

Malgré cela, l'état continue à s'aggraver. Les injections intra-uté-rines ne ramènent pas de liquide fétide, mais la température présente des oscillations considérables dont la signification n'est pas douteuse ; le 3 au soir elle monte à 42°, sous l'aisselle.

M. le professeur Queirel se résout à intervenir de nouveau et, le 7 avril au matin, pratique l'hystérectomie abdominale, 12e jour après l'accouchement. L'ablation de l'utérus se fait sans encombre ; on enlève en même temps l'ovaire gauche qui porte un kyste du volume d'une grosse noix. Le péritoine paraît sain. On ferme la paroi par trois plans de suture sans drainage.

L'utérus enlevé, pèse 460 gr. Il a 12 centim. et demi de hauteur ; sa cavité est libre de tout débris annexiel, mais sa muqueuse grisâtre semble sphacélée.

Dans la journée, 1,500 gr. de sérum et 0,75 de caféine. La malade ne paraît pas trop affaiblie par l'opération ; les vomissements n'ont pas été nombreux. Le lendemain même, il semble y avoir une légère amélioration. Le pouls est toujours misérable, mais la température est descendue au-dessous de 38° et la femme se sent mieux. On continue le sérum artificiel et la caféine.

Mais cette sédation des phénomènes généraux n'est pas de longue durée. Le 9 la température remonte. Le soir, pendant un frisson, elle atteint 40°. La langue est sèche, le pouls petit et filant. On ajoute au sérum artificiel et à la caféine 20 centim. cubes de sérum de Marmoreck, puis le lendemain deux piqûres de bichlorhydrate de quinine.

Frisson le 10 au soir.

Le 11, l'état général est toujours aussi déplorable. Dans la soirée on défait le pansement ; le ventre est souple, peu douloureux : un fil de la paroi a suppuré légèrement. Vers 6 heures, frisson très intense. T. : 39°,6, pouls incomptable, à peine perceptible et la femme s'éteint à 9 heures du matin, malgré l'éther, la caféine et le sérum.

Autopsie, vingt-quatre heures après la mort.

Abdomen. — Lésions de péritonite généralisée : sérosité louche assez abondante ; les anses intestinales dépolies sont peu adhérentes. Pas de fausses membranes. Une goutte de pus au niveau du pédicule vasculaire de l'ovaire gauche.

Poumons. — Légère congestion aux deux bases.

Cœur. — Volume normal. Consistance molle : caillot dans les quatre cavités. Pas de lésions valvulaires d'endocardite.

Rien dans l'aorte.

Reins. — Aucune lésion macroscopiquement appréciable.

Rate. — Peu volumineuse et friable.

Foie. — Volume et aspect normaux.

Anatomie pathologique. — Utérus volumineux. Poids : 450 gr. Consistance spongieuse, muqueuse épaissie, sphacélée, dégageant une odeur fétide ; macroscopiquement, l'enveloppe péritonéale paraît saine.

Microscopiquement, nous nous trouvons en présence de lésions profondes d'endométrite septique avec dégénérescences granulo-graisseuse et vitreuse de la couche interne de fibres musculaires et infiltration embryonnaire uniformément étendue dans toute l'épaisseur de l'utérus. Le péritoine est sain.

Bactériologie. — L'ensemencement en bouillon d'un fragment de muqueuse utérine prélevé le jour de l'opération (7 avril) donne, au bout de 24 heures, une culture de streptocoques très nombreux et de cocci indéterminés.

Les cultures faites post-mortem avec le pus d'un abcès de la paroi et le liquide péritonéal décèlent la présence du streptocoque, associé avec les bâtonnets polymorphes du proteus vulgaris qui, au bout de quarante-huit heures, prédominent dans les milieux.

Nous n'avons pas trouvé de streptocoque dans le sang périphérique (veine fémorale), mais l'ensemencement en bouillon, du sang du ventricule droit donne en quarante-huit heures de *belles chaînettes* de 7 à 8 grains.

Notons encore la présence du staphylocoque dans le pus de l'abcès de la paroi.

Milieux : bouillon de veau. Agar.

Inoculations à la souris pour la recherche du vibrion septique, recherche demeurée d'ailleurs infructueuse.

Étuve à 33°.

Obs. IV. — Le 8 avril 1901, entre, dans la salle de gynécologie de la clinique, lit 3, la nommée Mélanie F..., domestique, âgée de 23 ans. Quatre jours auparavant, cette femme, qui est une primipare, est heureusement accouchée, en ville, d'un enfant à terme et bien portant. La délivrance n'a pas été aussi facile : une hémorrhagie a nécessité nne intervention ; on a fait une délivrance artificielle, après laquelle, dit-on, une abondante injection intra-utérine. Mais il est probable que tout le placenta n'a pas été extrait.

Le 5 et le 6 se passent sans incidents. Le 7, les lochies deviennent odorantes ; le soir, il y a de la fièvre, sans frisson pourtant et, le 8, la femme est amenée à l'hôpital.

Le facies est bon ; la malade, bien éveillée, répond facilement aux questions qu'on lui pose. La température est à 40° et le pouls rapide, mais bien frappé.

Le ventre, d'aspect normal, est légèrement douloureux sur la ligne médiane. Lochies extrêmement fétides. Au toucher, le col utérin est largement déchiré à gauche, et, au niveau de l'orifice interne, on sent un débris annexiel dont le doigt fait facilement le tour. L'utérus mobile est volumineux et assez douloureux, son fond remonte jusqu'au niveau de l'ombilic.

Les autres organes rapidement examinés paraissent sains. Rien de remarquable dans les antécédents héréditaires ni personnels.

La rétention placentaire que révélait l'interrogatoire et l'examen direct commandait une intervention immédiate. Elle est faite aussitôt et la curette ramène plusieurs débris annexiels, assez volumineux, sphacélés et d'une odeur nauséabonde. On termine par une abondante irrigation intra-utérine et un écouvillonnage à la glycérine créosotée. Une mèche de gaze est laissée à demeure dans l'utérus.

La journée du 9 est assez bonne ; la température toujours élevée semble baisser ; la langue n'est pas sèche ; le ventre peu ballonné n'est pas douloureux. La malade supporte sans vomir les quelque liquides qu'on lui fait boire. Mais les lochies sont toujours très abondantes et fétides. Deux injections intra-utérines ramènent encore quelques débris de placenta sphacélés.

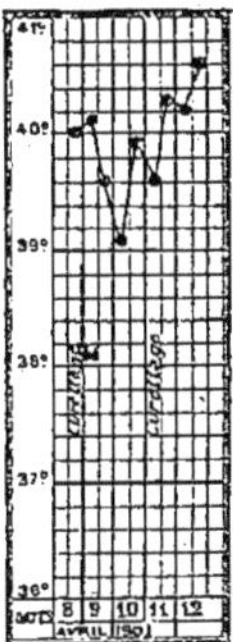

Le 10. La légère amélioration constatée la veille ne se maintient pas. Le soir, la température est de nouveau près de 40 ; le pouls petit et très rapide. La langue est légèrement sèche ; le ventre qui commence à se ballonner, plus douloureux. La malade s'agite, se plaint, demande à boire. On continue les injections intra-utérines biquotidiennes et on injecte 500 centim. cubes de sérum artificiel.

Le 11. La rémission matinale est à peine appréciable. Aucun changement du côté de l'utérus ; un nouveau curetage est décidé et pratiqué, dans la matinée, par le Dr Platon.

Il ne ramène que quelques fragments de muqueuse sphacélés et fétides.

Le col et les parois du vagin sont en partie tapissés de fausses membranes diphtéroïdes, on fait un écouvillonnage à la créosote, et un pansement vaginal à la gaze iodoformée.

Dans la journée : 500 centim. cubes de sérum actif et 10 centim. cubes de sérum de Marmoreck. Le soir, nouvelle injection intra-utérine.

Le 12. Pendant la nuit, la malade a eu plusieurs vomissements bilieux et une diarrhée abondante. L'état nauséeux persiste ainsi que le ballonnement du ventre. Le facies s'est grippé, la langue est sèche, le pouls filiforme, presque incomptable, atteint 140.

Dans la soirée, les vomissements reprennent plus violents : à plusieurs reprises la malade rend en grande abondance un liquide noirâtre, marc de café, caractéristique. Elle est dans un subdélire et s'agite continuellement, les extrémités sont froides, le pouls à peine perceptible. Elle s'éteint le 13 à 5 heures du matin.

Autopsie. — *Abdomen.* Lésion de péritonite généralisée, tympanisme considérable. Peu de liquide dans la grande cavité péritonéale.

L'estomac, de dimensions normales, mais considérablement distendu par les gaz, contient un liquide marc de café, semblable à celui rendu dans les vomissements. Cependant pas de lésion érosive de la muqueuse appréciable à l'œil nu.

Le duodénum est plein d'un liquide analogue mais plus fluide, et teinté en vert foncé par la bile.

L'appendice, dont le méso est très large, paraît sain.

L'utérus volumineux, baigne dans un pus jaunâtre, épais et assez abondant qui remplit le petit bassin ; il a 15 centim. de hauteur environ. La muqueuss est gris noirâtre et semble sphacélée.

Les annexes congestionnées sont collées par des adhérences fibrineuses dans les fosses iliaques internes.

Foie. — Poids : 2,000 gr., jaunâtre, ramolli. Vésicule biliaire distendue par une bile jaune verdâtre, très fluide.

Rate. — Poids : 150 gr., très friable. Sous la capsule, nombreux petits abcès du volume d'une lentille.

Reins. — Volume normal, coloration jaunâtre. La capsule se détache avec la plus grande facilité : consistance très friable.

Ces trois organes donnent à la pression une sensation de résistance élastique et de crépitation gazeuse.

Poumons. — Congestion aux deux bases.

Cœur. — En place, le ventricule droit distendu, élastique, paraît rempli de gaz. Sorti du thorax il est flasque, et s'étale ; coloration normale. Pas de lésions vasculaires.

Le sang qui s'écoule à la section des grosses veines, à la base, est très fluide et de coloration lie de vin.

Rien d'anormal du côté de l'aorte.

Anatomie pathologique. — Coupes faites au niveau de l'insertion placentaire.

Lésions de métrite gangréneuse, dépassant largement la couche musculaire interne dont les fibres sont toutes en dégénérescence vitreuse. Couche granuleuse de réaction très épaisse. Nombreux foyers d'hémorrhagies interstitielles. Vers le milieu de la paroi utérine, on trouve encore des faisceaux musculaires, présentant de la dégénérescence granulo-graisseuse.

Infiltration embryonnaire de toute l'épaisseur de l'utérus.

Bactériologie. — Les examens directs par frottis de la muqueuse utérine montrent tous de nombreux streptocoques, associés à des cocci et à des bactéries polymorphes.

Dans les cultures, malgré l'envahissement précoce des milieux par les bactéries du premier degré de la putréfaction, nous avons pu trouver le streptocoque, dans les tubes ensemencés, avec les lochies intra-utérines, d'une part, et un caillot du ventricule droit, d'autre part.

Le liquide stomacal donne en bouillon une culture de colibacille et de cocci indéterminés.

Le lait de cette femme est complètement stérile.

Milieux : bouillon. Agar. Étuve à 33°.

_Obs. V. — C. Adad. Mass..., 20 ans, cigarière algérienne, entre dans la salle de gynécologie de la clinique, n° 5, le 8 avril 1901. Le 3 avril, elle a accouché en ville, à 8 mois et demi, d'une fille en bon état de santé apparente. C'était sa première grossesse. L'extraction a nécessité une application de forceps ; la délivrance a été normale.

Les jours suivants, les lochies, qui étaient assez abondantes, deviennent odorantes, et le 5, une violente douleur se déclare dans la fosse iliaque droite. Le jour même, dans la soirée : frisson, vomissements, un peu de diarrhée. Ces signes augmentent d'intensité jusqu'au moment où la femme arrive dans le service, le 8 avril.

La température est à 40°,6, le pouls rapide et vigoureux ; facies coloré, légère excitation. Le ventre peu ballonné est douloureux, surtout au niveau de la fosse iliaque droite où la défense de la paroi ne permet pas l'exploration profonde. Lochies abondantes et très fétides. Au niveau de la fourchette vulvaire et sur la paroi droite du vagin, près de l'orifice, deux déchirures peu étendues, mais profondes.

Le col utérin, ramolli et très perméable, n'est pas déchiré. L'utérus remonte jusqu'à l'ombilic ; les culs-de-sac sont douloureux et difficiles à explorer.

La malade a encore quelques vomissements, mais moins abondants. Soif vive, langue légèrement saburrale et humide. Nous ne trouvons rien de particulier du côté des autres organes. Pas d'albumine dans les urines. Les antécédents sont bons.

On donne une injection intra-utérine très abondante, à l'aniodol, suivie d'une injection hypodermique de 500 centigr. de sérum artificiel. Glace sur le ventre. Les jours suivants, même traitement. On y ajoute une dose quotidienne de 20 centm. cubes de sérum antistreptococcique.

11 avril. L'état semble s'améliorer ; la température est tombée brusquement de 41° à 36°,6. La malade se sent mieux. Le pouls cependant est toujours rapide, le ventre douloureux et les lochies fétides. Il y a eu encore quelques vomissements ; malgré cela on peut administrer assez facilement une potion à l'acétate d'ammoniaque, et un peu de champagne.

Le 12. La température est remontée, la nuit a été mauvaise, agitée.

Dans la matinée, curettage et périnéorrhaphie par M. le professeur Queirel. Le soir, grand frisson. T. : 40°,3. Injection intra-utérine.

Le 13. La malade se plaint de son avant-bras droit. La face postéro-externe, en effet, du coude au poignet, est tuméfiée, chaude et très douloureuse. Rien d'anormal sur la face antérieure. Nous ne relevons aucune érosion cependant du côté de la peau ; on n'a jamais fait de piqûre en ce point ; il n'y a jamais eu de traumatisme. Vaste enveloppement humide à l'aniodol et bains quotidiens très chauds, dans une solution phéniquée faible.

L'état général semble aussi plus grave ; le pouls à 130 est très dépressible ; l'excitation est plus marquée. On continue les injections intra-utérines et le sérum de

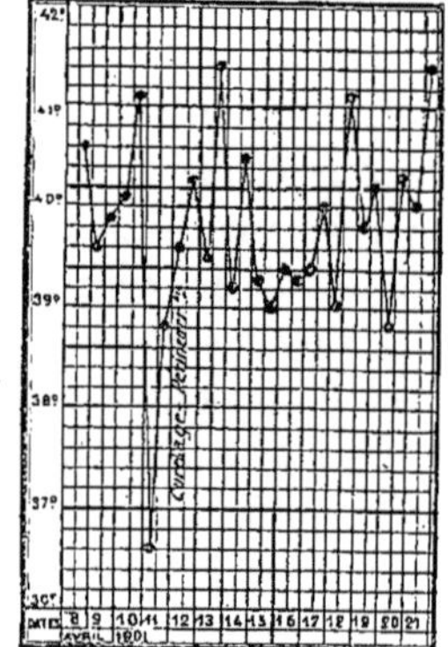

Marmoreck. La dose quotidienne de sérum artificiel est portée à un litre, il est bien supporté ; les piqûres faites à la face externe des cuisses ne donnent lieu à aucune manifestation inflammatoire.

Les jours suivants amènent peu de changements ; l'abdomen, la fosse iliaque droite seraient moins douloureux. Le foyer inflammatoire que nous avons constaté au niveau de l'avant-bras droit progresse ; la tuméfaction s'étend à la partie inférieure du bras et à la face dorsale de la main.

Le 17. Incision de 10 centim. Le tissu cellulaire sous-cutané très épaissi saigne abondamment ; une goutte de pus seulement, sous l'aponévrose. A partir de ce moment on ajoute aux solutions des bains et des pansements humides, du chlorure de sodium dans la proportion de 12 p. 100, de façon à les rendre hypertoniques.

Le 19. Bien que le phlegmon du bras semble s'améliorer, que les lochies soient moins abondantes et surtout moins odorantes, la température se maintient encore très haut. Le pouls, de plus en plus mou, est constamment aux environs de 150. La langue, qui était restée bonne, est sèche et se recouvre d'un enduit noirâtre. Les vomissements et la diarrhée, qui avaient cessé depuis quelques jours, reprennent.

Pendant tout ce temps, on a continué le même régime d'injections intra-utérines et de sérum. Le 19 au soir, on donne en outre un grand bain à 28° qui est assez bien supporté. Il abaisse légèrement la température; mais le 20 au soir, elle remonte au-dessus de 40° ; le pouls presque incomptable atteint 160. La malade est trop faible pour qu'on puisse recommencer la balnéation. Elle a à intervalles rapprochés plusieurs grands frissons, pendant lesquels le thermomètre accuse près de 41°. On constate à ce moment la présence d'une rougeur douloureuse au niveau du sacrum et des grands trochanters.

Nous n'aurons pas le temps de voir évoluer ces eschares. L'état s'aggrave encore, pendant la journée du 21 et la malade meurt, dans la soirée, avec une température de 41°,4.

La femme était juive : l'autopsie ne put être pratiquée. Nous pouvons cependant prendre (vingt heures après la mort) du pus du phlegmon du bras et faire un ensemencement. L'examen direct et le bouillon après quelques heures d'étuve décèlent les streptocoques en courtes chaînettes, très abondants et presque à l'état de pureté.

A ce moment, le cadavre, extraordinairement tuméfié, était déjà méconnaissable.

Tels sont les cas que je voulais vous résumer avant d'en tirer les enseignements qu'ils comportent.

Vous voyez d'abord la facilité avec laquelle s'infectent les femmes qui n'ont pas été soumises à une sévère antisepsie ; qui ont perdu beaucoup de sang ; avec quelle facilité plus grande encore, quand l'œuf est ouvert et qu'il reste, après la sortie du fœtus, à terme ou avant terme, quelques débris placentaires ou membraneux ; vous voyez aussi que les accidents graves qui entraînent la mort peuvent commencer plus tôt ou plus tard et que leur évolution peut avoir une marche bien différente, rapide ou lente ; enfin vous avez pu malheureusement constater l'inanité de la thérapeutique, même la plus hardie, dans ces cas où l'infection a saturé l'organisme et vous avez pu constater que le point de départ de tous ces symptômes alarmants est toujours l'utérus, par l'apport du germe qui doit envahir, par sa pullulation et par ses sécrétions, ses toxines, l'économie tout entière.

Je tenais à vous souligner cette pathogénie de ce qu'on appelait jadis la fièvre puerpérale et qu'on appelle aujourd'hui l'hétéro-infection, pour vous montrer quelle en est la cause première, quel en est l'éditeur responsable ! aussi bien ces faits qui, comme moi, ont dû vous impressionner si malheureusement, vous feront comprendre l'importance de la prophylaxie de l'infection puerpérale et combien mieux nous sommes armés pour la prévenir que pour la guérir.

C'est en effet du traitement de l'infection puerpérale que je veux vous parler aujourd'hui, mais je crois utile de prendre les choses d'un peu plus haut.

Vous savez que, pour la sécurité de l'accoucheur et de l'accoucheuse, les suites de couches doivent être apyrétiques. Nous avons étudié, déjà, l'ensemble des phénomènes qui se déroulent, après l'accouchement et la délivrance, et, nous avons insisté sur cette particularité : qu'ils doivent se passer sans élévation de température. C'est là les suites de couches normales. Hélas ! malgré notre active surveillance, malgré notre sévère attention et souvent à notre insu, sans que nous en soyons responsables, il peut arriver que tout ne se passe pas sans fièvre et des élévations de température viendront témoigner que la marche normale de l'involution utérine, centre autour duquel gravitent tous les phénomènes qui ont pour but de ramener l'organisme féminin ad integrum ou ante graviditatem, que cette marche, dis-je, est troublée plus ou moins profondément. De là, des accidents légers qui ne sont que l'indice d'une infection atténuée ou des accidents graves comme ceux auxquels nous venons d'assister. Les uns et les autres constituent, à des degrés divers, les suites de couches pathologiques dont je vais vous tracer un rapide tableau clinique,

A moins qu'on soit en présence d'une infection grave, de celles qu'on voyait dans les épidémies de fièvre puerpérale d'antan, il est rare que l'infection s'annonce avant la fin du deuxième jour, plus souvent le troisième ou le quatrième. C'est la fièvre qui s'allume alors, reconnaissable à une élévation de température, 38° ou plus, à des pulsations plus nombreuses, 100-110, à un malaise général, avec douleurs céphaliques et lombaires, avec un peu de sensibilité de la région hypogastrique ou dans les fosses iliaques et enfin après vingt-quatre ou quarante-huit heures de cet état, le frisson apparaîtra, ne laissant plus de doute sur la cause de cet appareil symptomatique. Notons que, pendant le frisson, la température montera souvent à 39°, 39°,5 et le pouls à 120 et même 140. Dans ces conditions le diagnostic s'impose, mais le frisson pourra manquer.

Fritsch (de Breslau) a insisté sur cette élévation de température subite qui est cause et non résultat du frisson, si bien que quand l'élévation thermale se répartit sur un espace de temps de vingt-quatre à trente-six heures, le frisson ne se montre pas, et, dit-il, ce sont les cas les plus fréquents. Remarquons encore que plus la température est élevée, plus son élévation est précoce et plus grave sera l'infection.

Cette marche de la température mérite de nous arrêter un instant. Après ces élévations brusques, il y a presque toujours des rémissions matinales et des écarts considérables entre les deux points extrêmes qu'atteint le thermomètre. Dans la pyohémie, on observe quelquefois des températures vraiment extraordinaires : 40-41 et même 42°, témoins du passage dans le torrent circulatoire des bactéries et de leurs produits toxiques. Il y a alors toxi-infection. Le graphique de la feuille de température présente de véritables hachures symétriques.

Mais ces phénomènes peuvent se présenter avec une moindre intensité et traîner quelques jours, si bien qu'on hésite à porter le diagnostic d'infection, et le lendemain du jour où l'on croyait à une amélioration, l'état général s'aggrave, l'état local, au niveau de la zone génitale, pouvant être tout d'un coup le siège de complications ou ne présentant rien d'apparent.

C'est dans cette succession rapide de symptômes inégaux par leur signification, que nous allons trouver les conditions de la véritable infection, avec ses manifestations différentes, suivant la manière dont le virus a pénétré l'économie.

Cliniquement, outre les symptômes généraux dont nous avons parlé, elle se manifestera par de la sensibilité douloureuse de l'abdomen, du tympanisme, de la constipation, des maux de cœur et même des vomissements (le plus souvent tardifs), annonçant une péritonite diffuse ou localisée, mais toujours septique. Quelquefois pourtant, le ventre reste souple et non douloureux, quoique l'infection soit peut-être encore plus grave et s'accuse par des températures plus élevées.

Il semble dans le 1er cas, que la maladie procède par poussées, s'attardant quelque peu à des manifestations locales ; dans le second, envahissant d'emblée au contraire la masse du sang dans laquelle se déversent les produits septiques qui empoisonnent la malade. Nous verrons que ces manifestations, fonctions d'un même microbe, s'expliquent par les conditions même de sa pénétration, de sa virulence ou de sa quantité.

Si l'utérus reste avec un volume appréciable et anormal, pour l'époque où nous l'examinons, si le col reste flasque et entr'ouvert, on peut dire qu'on est en pleine septicémie. Une langue sèche et couverte de croûtes est un symptôme très fâcheux au point de vue du pronostic et auquel il faut attacher une grande importance, plus même qu'à l'odeur des lochies dont la décomposition putride demande un temps plus long que pour l'inoculation des microorganismes pathogènes. Et c'est pour cela que quand l'odeur des lochies nous surprend, comme premier signe d'infection, alors que la température est restée normale, nous pouvons, à condition toutefois de traiter la femme en conséquence, porter un pronostic favorable, malgré cette fétidité de la perte.

Les vomissements, avons-nous dit, sont tardifs ! Ils sont le

plus souvent la conséquence de la soif qui tourmente la malade,
altérée par la fièvre et qui prend une grande quantité de boissons.
Les intestins météorisés compriment l'estomac et celui-ci, plus
ou moins distendu et gêné dans son expansion, rejette les
liquides ; puis la masse intestinale en état de parésie ne laisse
plus échapper ni gaz, ni liquides, même sous l'influence des
purgatifs les plus violents. Les urines sont rares, il y a aussi
parésie de la vessie.

C'est après un temps plus ou moins long, de 3 à 8 jours
généralement, que la mort survient, précédée de somnolence,
d'un refroidissement des extrémités, d'un pouls incomptable
et dépressible, d'un facies de plus en plus grippé, avec quelquefois une teinte subictérique et souvent des complications
pulmonaires.

Pendant que ces phénomènes se déroulent, des exsudats et du
pus peuvent se former dans le péritoine (dans le petit bassin et
dans la cavité abdominale). Ce sont cés cas que nous rencon-
trons le plus souvent aujourd'hui et ce sont ceux auxquels nous
avons eu affaire quatre fois, ces jours derniers.

DE L'INFECTION PUERPÉRALE

C'est une date à jamais mémorable pour l'histoire de l'obstétricie que celle où, en 1879, Pasteur découvrit l'agent infectieux de la fièvre puerpérale, qu'il trouvait dans les lochies et qu'il appela : le streptococcus pyogenes. Je passe les travaux de Doléris, d'Arloing et Chauveau, quoique très importants, pour arriver en 1889 à la thèse de Widal qui démontra que cet agent microbien en pénétrant dans l'économie par l'utérus, pouvait à lui seul expliquer tous les accidents puerpéraux qu'on groupait autrefois sous le nom de fièvre puerpérale ; aussi bien les accidents septiques que les suppurations, les exsudats et les thrombus, et même les hémorrhagies et l'érysipèle.

Tout en démontrant expérimentalement que le streptocoque était à peu près le seul microorganisme qui pénétrait la muqueuse utérine, filtre d'arrêt pour les autres microbes, Widal admet cependant que d'autres éléments figurés pathogènes peuvent infecter la femme ; tels : le coli-bacille, le gonocoque, le staphylocoque, le vibrion septique, le proteus vulgaris, etc...

Il est donc de toute évidence qu'il n'y a pas une fièvre puerpérale, au sens propre du mot, mais des infections qui surviennent chez les accouchées, à la faveur de la plaie utérine, créée par l'accouchement, plaie toute disposée à absorber les microbes qui y sont déposés ; mais il est juste de dire que le microbe, presque toujours créateur des accidents, est le streptocoque pyogène.

Or celui-ci est très répandu, il est très résistant et s'adapte merveilleusement aux milieux les plus différents, en trouvant, dans les conditions mêmes de sa pénétration, à exalter ou à atténuer sa virulence. Et ce sont justement les conditions de culture qu'il trouve dans l'utérus, au lendemain du travail ; qu'il trouve dans la muqueuse dépouillée de la caduque, avec ses sinus béants, qui expliquent la virulence même de cet agent infectieux et aussi les modes cliniques divers que revêt l'infection.

Si le streptocoque, en présence des sinus ouverts, pénètre dans le sang ; il sera immédiatement charrié dans le torrent circulatoire et ira créant des embolies, former des abcès métastatiques, ou bien, formant des thrombus dans le lieu de sa pénétration, il oblitérera les veines et nous donnera des phlébites, la phlegmatia alba dolens par exemple. Mais il pourra aussi végéter activement dans les vaisseaux lymphatiques du muscle utérin, dans les trompes, pour pénétrer plus profondément dans l'économie et produire alors des suppurations des organes génitaux ou abdominaux.

Messieurs, ce que je viens de vous résumer là en quelques mots n'est point une théorie, une vue de l'esprit et nous en avons eu malheureusement la preuve, dans les observations que je vous ai citées au début de la précédente leçon.

En effet, prenons par exemple notre observation III. Elle a trait à la femme de la Maternité qui a subi l'hystérectomie abdominale totale. Je trouve dans la note que m'a remise M. Roulacroix qu'un fragment de muqueuse utérine, prélevé le jour de l'opération et ensemencé immédiatement, a fourni, au bout de 24 heures, dans un bouillon devenu trouble jaunâtre, des streptocoques nombreux et divers cocci. Au bout de 48 heures, le bouillon avait pris une odeur fétide et les streptocoques s'y trouvaient toujours en grande quantité, à côté des bacilles en bâtonnets longs (probablement des vibrions septiques ou des proteus vulgaris?).

Voilà donc ces colonies de streptocoques prises sur les lieux mêmes de leur pénétration. L'utérus est enlevé et voilà que, quatre jours après l'opération et de suite après le décès, le péritoine contient une petite quantité de sérosité dans laquelle se montre encore le streptocoque, en si grand nombre, que M. Roulacroix s'écrie : « c'est presque un milieu de culture pur ». Et pour bien montrer que c'est là l'élément perfide, nocif, homicide, deux inoculations sont faites à des souris qui succombent très rapidement, sans lésion macroscopique d'organe.

Cette observation me semble bien probante; vous saisissez là, la présence du streptocoque dans la cavité utérine, son passage dans le péritoine et sa virulence, prouvée par les inoculations aux souris.

Vous citerai-je encore l'observation IV ? elle est non moins probante.

L'ensemencement d'un frottis de la muqueuse utérine donne de nombreux streptocoques et un *caillot*, pris dans le cœur droit ensemencé donne, au bout de 24 heures, aussi des streptocoques.

Voilà le microbe qui a envahi le sang et a pu être retrouvé loin de la porte d'entrée, emporté par le torrent circulatoire.

Il est permis de penser, qu'un peu plus tard, nous l'aurions trouvé dans le poumon, créant des foyers de pneumonie ! Cette femme, vous vous le rappelez, a présenté finalement des hématémèses. Vous savez aussi, je vous le disais dernièrement à propos du purpura, que les agents microbiens peuvent produire des hémorrhagies : ici ça a été le colibacille que M. Roulacroix a retrouvé dans le liquide stomacal. Ces hématémèses de nature infectieuse se retrouvent, ainsi que le professeur Dieulafoy l'a indiqué dernièrement, dans l'appendicite. Il les a même appelées le *vomito negro de l'appendicite*.

Toutes les cultures, faites par M. Roulacroix, présentent un trouble jaunâtre, uniforme et dégagent une odeur fade. C'est qu'à côté des microbes aérobies, il existe des anaérobies plus difficiles à déceler et que nous n'avons pas pu cultiver. Ces anaérobies sont bien certainement générateurs d'une endométrite putride et la résorption des produits toxiques joint la toxémie à la septicémie. J'entends septicémie au sens qu'on lui donne aujourd'hui, c'est-à-dire pénétration et généralisation du microbe dans les voies lymphatiques ou sanguines.

Au reste, malgré les travaux si importants de Krönig, Winckel, Wendeler, Schnell, Göbel, Webt et Nutall et enfin Dobbin, la science n'est pas encore fixée sur le rôle exact de ces anaérobies. Il semblerait bien cependant que si le bacillus aerogenes capsulatus ou emphysematis n'est point pathogène dans les conditions normales et ne se développe pas dans le corps vivant, il prend un développement rapide et produit en abondance des toxines, dès qu'il trouve asile dans un milieu pauvre en oxygène.

Le fœtus, mort et retenu dans l'œuf ouvert, devient ce milieu de culture parfait, à la température du corps. Il s'y développe en abondance, sidère la mère par résorption des toxines et produit, non une septicémie, mais une saprémie, suivant l'expression de Duncan. A présent que vous êtes bien sûrs que l'infection se fait par l'entrée dans l'organisme du streptocoque, il nous est permis de rechercher comment se fait cette introduction ?

Le plus souvent, presque toujours, le streptocoque est directement porté au contact de la muqueuse de l'utérus, par les mains, malpropres ou non suffisamment aseptisées, de la personne qui fait l'accouchement; par une canule non stérilisée qui, avec l'antiseptique, apporte aussi l'agent infectieux; par des linges, etc..., en contact avec les organes génitaux; par l'urine, les fèces, chez les femmes peu soigneuses ou mal soignées.

Nos 5 femmes sont un exemple typique de cette infection qui avait, chez toutes, une double cause : intervention, ayant nécessité l'introduction de la main dans l'utérus ; débris de membranes ou de placenta, laissés dans la cavité utérine. Cette dernière condition est très favorable, sans qu'il soit besoin d'insister pour le démontrer, à la production de la toxémie, par l'absorption des gaz putrides, dégagés par les tissus mortifiés où pullulent les saprophytes.

En vérité, en voyant ce qui se passe dans les Maternités, où toutes les précautions antiseptiques sont prises, avec le plus grand scrupule, on se rend bien compte que l'hétéro-infection, celle qui vient du dehors, celle qui est apportée, inoculée, est la source la plus fréquente, sinon constante des accidents infectieux.

Le nombre des décès, par infection puerpérale, est en effet des plus minimes et en voyant des statistiques où, sur des séries de mille accouchements, on n'en trouve aucun, on se demande si cette règle générale (de l'accouchement, fonction physiologique), souffre quelque exception ?

Le mieux, en cas de complication puerpérale, est de chercher la cause de l'infection, la fissure par laquelle a pu pénétrer le streptocoque, et d'accuser, tout d'abord, une faute commise contre l'antisepsie, une défaillance, possible après tout, surtout quand le travail est prolongé. Et l'on sait qu'en obstétrique, comme en chirurgie, les opérations qui durent longtemps sont, plus souvent que d'autres, suivies d'accidents infectieux. Ce n'est que lorsque cet examen de conscience a été fait sévèrement et qu'on ne peut rien incriminer, qu'il est permis de se retrancher derrière l'auto-infection.

Voilà un mot, ou, si vous voulez, une théorie qui a donné lieu à de grandes et savantes discussions au dernier Congrès international de Paris, en 1900. Je ne vous résumerai pas les importants travaux qui y ont été lus et défendus par les bactériologistes, les plus autorisés, mais j'en ai conclu, et, c'est l'opinion de Chantemesse, que je cite parce que, depuis bien longtemps, il avait déjà formulé son opinion, j'en ai conclu, dis-je, qu'il est légitime d'admettre qu'exceptionnellement la femme peut trouver dans son propre organisme la cause de l'infection.

1° Le vagin peut, une fois sur onze, d'après Widal, contenir des streptocoques pyogènes ; car si, d'après Winter, chez la femme saine, et, d'après Döderlein, chez la nouvelle accouchée, la cavité utérine ne contient pas de microbes, le vagin en foisonne. Il est vrai qu'ils y sont inoffensifs, grâce à deux conditions : l'épithélium vaginal, protecteur de la muqueuse, malgré ou peut-être à cause de sa desquamation, et l'acidité du mucus que l'on trouve dans ce conduit. Combien différentes seront les conditions que le streptocoque rencontrera dans l'utérus du post-partum, alors qu'il sera en présence d'une muqueuse, modifiée dans sa structure et sa vitalité, qui ne lui opposera plus qu'une barrière insuffisante et lui permettra de pénétrer dans le tissu utérin, puis dans les lymphatiques ou les sinus veineux. Et si ce processus est rare, c'est que le vagin est balayé par le liquide amniotique et par le sang ; que lorsque le travail ne dure pas longtemps, l'œuf ouvert, les quelques microbes, qui pouvaient ascensionner dans l'utérus seront vaincus par la phagocytose.

2° Les microbes peuvent exister préalablement dans le sang et trouver dans les nouvelles conditions, en somme traumatiques, de l'utérus, sans parler des autres (surmenage de l'économie, etc...), un milieu de culture des plus favorables à leur pullulation, à leur expansion.

Cette dernière cause d'auto-infection a été prouvée expérimentalement par Chantemesse : « quand on injecte, dans le sang de l'oreille d'un lapin, une petite quantité de culture streptococcique, l'animal guérit spontanément ; mais si après l'injection, on provoque une entorse violente d'une jointure, on voit au bout de quelques jours, l'articulation s'enflammer et se remplir de pus et de streptocoques, tandis que les autres jointures restent parfaitement indemnes.

Ainsi chez la femme, déjà en puissance microbienne, il suffit quelquefois d'une simple poussée de furoncles, l'ouverture du sinus utérin ensemence l'utérus et dès lors se forme dans sa cavité un foyer où le streptocoque se développe à son aise. A l'abri de l'oxygène, car le streptocoque est à la fois aérobie et anaérobie, moins exposé à la phagocytose, il exalte sa viru-

lence et de nouveau vient produire une seconde infection sanguine, bien plus grave que la première ; parce que désormais,
le microbe qui circule dans le sang a accru sa masse et sa
virulence. -

Eh bien, Messieurs, notre conduite est toute tracée et peut
s'exprimer ainsi : ne pas laisser pénétrer le streptocoque, par
défaut d'attention, sous prétexte qu'on le trouve quelquefois
dans l'organisme et pour cela s'appliquer, plus que jamais et
dans tous les cas, à la pratique de l'antisepsie ; car, comme le
disait Brouardel pour la fièvre typhoïde, et combien cela doit-il
être plus vrai pour la fièvre puerpérale, il vaut mieux préserver
cent malades que d'en guérir un seul.

Mais cela est de la thérapeutique préventive, elle est efficace,
personne ne doit plus en douter aujourd'hui ! Je n'y insiste pas.
Voyons le cas où nous sommes en présence d'une infection déjà
accomplie, que faire ?

Une question préjudicielle s'impose : celle de savoir quand
se produit l'infection. Car si elle doit évoluer de l'utérus dans
l'économie, il serait non seulement désirable, mais urgent, de
pouvoir l'arrêter, in situ, dans sa première étape, à sa première manifestation. Il est certain que le premier bouillon,
dans lequel va proliférer le streptocoque, sont les liquides de la
cavité utérine et tout le monde est d'accord sur la nécessité
d'attaquer l'ennemi dans ce premier retranchement.

C'est le thermomètre qui va décider du moment de l'intervention et pour ne pas allonger cette leçon, je m'exprimerai
sous forme d'aphorisme et je dirai : « chez une accouchée de 2,
3 ou 4 jours, toute température atteignant 38° commande les
injections intra-utérines antiseptiques ». Je vous ai dit comment
il fallait s'y prendre : injections abondantes, renouvelées si
besoin deux et même trois fois par jour, jusqu'à la chute de la
températare, t persistante au moins trois jours consécutifs. Les
rémissions de 24 heures, en effet, sont fréquentes et si elles
démontrent que l'infection a été atténuée, il ne faut pas vous y
fier et ne pas vous étonner que, le lendemain du jour où vous

vous félicitiez du résultat obtenu, le thermomètre remonte, attestant une accalmie, mais non une terminaison.

Si vous n'obtenez rien de cette première et inoffensive intervention, surtout si vous n'avez pas la ferme conviction que la délivrance a été bien complète, il faudra, sans tarder, procéder au curettage, avec la curette mousse, bien entendu. Pourquoi mousse ? pour ne pas déchirer la muqueuse et faire de nouvelles inoculations. Je n'insiste pas sur la technique de cette petite, mais utile opération que vous m'avez vu pratiquer bien souvent. Toutefois, je vous ferai observer que vous ne me l'avez jamais vu faire avant le quatrième jour. Jusque-là, s'il y a nécessité de nettoyer la cavité utérine, il faut procéder avec les doigts, instruments sentant ce qu'ils font. Pinard et Wallich ont bien mis en lumière les dangers du curettage, durant les trois premiers jours suivant l'accouchement.

Mais il se peut que vous n'arriviez pas au résultat désiré, c'est-à-dire que les accidents ne cèdent pas à tous ces moyens. Alors que faire ? un nouveau curettage, j'en suis très partisan ; cependant je dois avouer qu'un des inconvénients qu'on peut reprocher au curettage, c'est de ne pouvoir débarrasser sûrement et complètement la cavité utérine des produits septiques qu'elle recèle et c'est, dans ces cas-là, que Pinard a conseillé de joindre à cette méthode celle des irrigations continues.

A l'encontre du curettage, les injections intra-utérines peuvent être employées dès le premier moment et pour attendre ces quatre premiers jours ; si elles ne sont pas suffisantes, on peut les remplacer, avec avantage, par l'irrigation continue. C'est une pratique un peu assujettissante pour la malade et son entourage, mais que ne ferait-on pas pour sauver la vie d'une femme, confiée à vos soins ? Nous l'avons employée et nous l'emploierons encore, car nous y avons une très grande confiance.

DE L'INFECTION PUERPÉRALE

Messieurs,

En présence des turpitudes, des vilaines choses qu'on reproche à l'humanité, en particulier, à notre époque et entr'autres l'intensité du *struggle for life* qui fleurit parmi les médecins, il est un spectacle consolant, c'est de voir la concurrence des accoucheurs à obtenir des statistiques blanches, c'est-à-dire offrant une mortalité par infection, et même une mortalité totale réduite à zéro. Plusieurs l'ont obtenue cette belle statistique et par une noble émulation, ils ont cherché les moyens les plus propres à maintenir ce taux. S'il est, au moins pour le moment, impossible de se flatter d'avoir toujours des chiffres négatifs, il est permis de se flatter de n'arriver qu'à une mortalité inférieure à 1 p. 100.

C'est grâce aux moyens dont je vous ai parlé que vous arriverez à limiter ou prévenir les méfaits de l'infection puerpérale. Telle a été notre pratique, que j'ai exposée en 1895, au Congrès de Bordeaux, et sur 1,300 accouchements effectués en 1894 et 1895 (18 mois), nous n'avons pas eu un seul cas d'infection, malgré une morbidité fréquente. Mais, je le répète encore, ces moyens sont préventifs et si vous pouvez éviter les ravages de la fièvre puerpérale, dans un grand service d'accouchements, vous pouvez vous trouver en face de femmes, accouchées ou avortées, déjà infectées en ville et entrant dans notre salle de gyné·cologie par exemple, et vous n'aurez pas alors la même action sur l'infection.

Les 5 cas qui ont été l'occasion de nos leçons en font malheureusement foi. Dans ces 5 cas, tous ces moyens, déjà exposés, ont été vains et inutiles ; je dois dire même que nous ne nous en sommes pas tenus là, et c'est sur ces autres moyens dont je ne vous ai pas encore entretenu que je veux appeler aujourd'hui votre attention.

Jusqu'à ces derniers temps, on s'adressait seulement à la médecine, depuis quelques années, la chirurgie veut nous prêter son aide ; nous verrons, tout à l'heure, ce qu'il faut en penser.

De tout temps on a essayé, avec des théories diverses, d'épurer d'une part l'économie, de l'autre, de la soutenir, cependant qu'on cherchait à juguler la fièvre ; d'où purgatifs, toniques ; alcool, kina, strychnine et quinine à forte dose. On calmait les douleurs abdominales avec l'opium qui avait le grand avantage d'immobiliser les mouvements péristaltiques de l'intestin, immo-bilisation favorable à la formation d'adhérences péritonéales protectrices, dans les cas de suppuration que dès lors elles limitaient.

Il y avait aussi un moyen que Béhier, en 1864, avait érigé en méthode thérapeutique et qui nous a donné de bons résultats, avant la période antiseptique : c'est l'application de la glace sur le ventre, mais d'une façon constante et systématique. La glace, employée ainsi, a plusieurs effets auxquels nous devons penser : 1° elle concourt à abaisser la température ; 2° elle diminue l'expansion des gaz (et dans ces ventres ballonnés par la distension intestinale, c'est un grand bienfait) ; 3° elle pro-voque la constriction des vaso-moteurs et par là diminue la résorption des produits septiques de la cavité utérine.

Vous voyez donc que c'est un moyen pratique qu'on doit mettre en œuvre, quand il y a indication et nous ajouterons dès le début, à la moindre élévation de température, quand la sensibilité du ventre sera réveillée par la pression de votre main, sur la région hypogastrique ou les fosses iliaques. Telle était la pratique de Béhier qui, vous le comprenez à ce que je viens de dire, croyait que l'infection débutait par la localisation dans la zone génitale ; cette vue s'est réalisée depuis.

Dans quelques cas, nous avons essayé la balnéation, qui ne donne pas ici les résultats que vous avez enregistrés dans l'infection éberthienne, soit la fièvre typhoïde.

Mais voilà qu'une nouvelle méthode thérapeutique entre en scène et est essayée, un peu partout, depuis 1895. Je veux parler de la sérothérapie antistreptococcique. Richet et Héricourt, dès 1888, semblent en avoir posé les principes. Charrin et Roger, et Marmorek en 1895, en même temps, se sont faits les champions de cette application nouvelle de la sérothérapie. Le sérum de ce dernier surtout est le plus répandu, il a pu le préparer sur une grande échelle à l'Institut Pasteur. Il en a mis à notre disposition, avec la meilleure grâce, en 1896.

Au dernier Congrès de Moscou, 1897, la question de la sérothérapie, appliquée à la septicémie puerpérale, était à l'ordre du jour. Wallich, chargé d'un rapport, eut des conclusions très réservées ; Weinstein (d'Odessa), rapporteur aussi, fut plus catégorique et conclut :

« L'application du sérum antistreptococcique ne présente « aucun danger pour l'organisme.

« L'efficacité de ce sérum exige une infection à streptocoques « purs, des injections hâtives et à grandes doses. »

Cette première conclusion, conforme du reste à celle de Wallich, est rassurante, car on avait au début quelque crainte au sujet de l'action de ce liquide sur l'économie.

La seconde est, je crois, très juste et c'est ainsi qu'on peut expliquer les insuccès qui se constatent quand on a affaire à une infection mixte ou du moins dans laquelle le facteur principal serait autre que le streptocoque.

Depuis, le sérum antistreptococcique a été employé avec des

fortunes diverses, comme Figaro, loué par les uns, blâmé par les autres.

Pour mon compte, je n'ai guère modifié ma manière de voir depuis le travail que j'ai publié dans les *Annales de gynécologie* en mai 1898, dont les observations remontent à 1896 et 1897. A cette époque, nous avions employé le sérum de Marmorek contre les accidents puerpéraux dans 17 cas, avec 2 décès. Il est vrai qu'il faut ajouter 4 autres cas de guérison, figurant à la fin du mémoire, dans lesquels nous n'avons employé que le sérum artificiel. Cela démontre au moins qu'il faut toujours faire entrer en ligne de compte la résistance des malades et l'on ne peut juger une méthode, au point de vue clinique, que lorsqu'elle a été employée un grand nombre de fois, avec des résultats constants et identiques.

C'est ce qui se fait depuis plusieurs années, pour cette question, à la Clinique Baudelocque, où le sérum de Marmorek est employé dans tous les cas d'infection et même comme préventif, quand on a quelque crainte que la femme se soit trouvée dans des conditions la prédisposant à être infectée. Mais le sérum artificiel a été employé fréquemment par nous dans l'infection puerpérale, concurremment avec le traitement utérin et nous nous proposions, ainsi, de remplir deux indications importantes : l'une de réveiller la vie cellulaire et exciter la phagocytose, l'autre de diluer les toxines ou le milieu de culture des microbes ; à ce double titre, on ne doit pas le négliger, puisqu'on augmente les chances de guérison.

Doit-on le substituer au sérum antistreptococcique ? Mais de ce que l'organisme humain n'est pas une cornue où l'introduction du sérum curatif soit comparable à une simple neutralisation d'un acide par une base, comme une expérience de chimie pure, ce n'est pas une raison pour, du même coup, nier la spécificité et revenir à la doctrine de Broussais et substituer d'une façon générale le sérum artificiel à celui de Marmorek.

Malgré quelques esprits chagrins, trop épris de la splendeur philosophique des doctrines médicales du passé et effrayés de

l'envahissement de la sérothérapie, je ne crois pas que l'exagération d'une méthode, alors qu'on a hâte d'en justifier les espé-
rances, soit une raison pour la condamner ! Qu'on s'abstienne,
en attendant de nouvelles preuves, de nouvelles observations,
je le veux bien ; encore que ce rôle négatif ne convienne guère
à des cliniciens, chargés de l'enseignement. Il me semble qu'il
vaudrait mieux chercher à préciser les indications d'un moyen
inoffensif qui ne risque, dans une affection si souvent mortelle,
que de sauver la malade. Qu'on se souvienne qu'une once
d'expérience vaut une tonne de raisonnements. C'est un proverbe
des Américains, qui sont gens pratiques.

Messieurs, jadis le traitement médical seul ne donnait pas de
merveilleux résultats, le traitement médical associé au traitement local (lavages, curettages) en a donné de meilleurs ; espé-
rons que la sérothérapie, quand le diagnostic bactériologique
pourra être fait cliniquement, améliorera encore ces résultats.
En lui associant le traitement local antiseptique qui s'adresse à
toutes les infections, c'est-à-dire en ruinant le centre d'opération des microbes dans la cavité utérine, et en donnant, en
même temps, à l'organisme infecté les moyens que la nature lui
a insuffisamment accordés, nous réalisons l'idéal de la médecine,
selon le précepte d'Aétius : « quo vergit natura, ce ducendum ».

Et il faut espérer qu'on n'aura plus alors à recourir aux moyens
chirurgicaux dont je vais vous parler actuellement. Parmi
ceux-ci, il en est qui s'imposent en obstétrique, comme en
chirurgie courante. C'est lorsque le pus apparaît et est collecté
dans l'organisme, quel que soit aujourd'hui le siège de la collection purulente. Sur ce point tous les chirurgiens sont d'accord
et nous croyons qu'ils sont autorisés à aller à la recherche du
foyer, pour l'évacuer, le drainer, etc., si profond qu'il soit, et cela
avec d'autant plus de chances de succès qu'ils agiront plus tôt.

Mais quand on a affaire à une péritonite diffuse, suppurée,
doit-on ouvrir le ventre? Déjà l'indication ici est plus délicate.
Cependant quelques chirurgiens conseillent la laparotomie et le
drainage abdomino-utéro-vaginal, après avoir détruit les

adhérences et nettoyé la cavité abdomino-pelvienne. MM. Poirier et Chaput sont partisans de cette façon de procéder. Nous y avons eu recours dans notre première observation, sans succès. Il est logique pourtant de penser que la malade aura plus de chances de guérison par l'intervention, si petites que soient ces chances, que par l'expectation.

De même dans notre observation II, où les accidents avaient semblé débuter par de la péritonite appendiculaire. Ici la mort est arrivée par hémorrhagie, due à l'ulcération d'un vaisseau trois semaines après l'intervention. Dans l'observation V, au contraire, les phénomènes abdominaux ayant cédé dès le début, nous ne sommes pas intervenus et le résultat fatal a été le même.

C'est en voyant échouer ces thérapeutiques diverses, qu'on est allé plus loin, et, s'autorisant de leur inutilité, qu'on a proposé l'hystérectomie. Une savante discussion à la Société de chirurgie vient d'en faire une question à l'ordre du jour. Dans les infections puerpérales, la mortalité est de 10 0/0, d'après Rochard, soit une femme sur 10 qui succombe. Menge, au Congrès de 1900, parlait de 4 0/0 et Pinard et Wallich l'ont abaissée à 3,25 0/0, ainsi qu'il résulte des 123 observations, faisant le sujet de leur travail sur le traitement de l'infection puerpérale. On a pensé que c'était encore trop et l'on s'est demandé si l'on n'était pas en droit de supprimer le foyer principal de la culture microbienne, en supprimant l'utérus, pour diminuer encore cette mortalité.

En 1886, Skutsch (d'Iéna) pratiqua l'opération de Porro, la première fois, pour une rétention placentaire et sauva sa malade. En 1889, Roosemburg (de la Haye) sauva, dans les mêmes conditions, une malade, par l'hystérectomie vaginale.

A la Société d'obstétrique et de gynécologie de Paris, en 1890, l'opération de Porro fut conseillée pour les cas de rétention placentaire, avec accidents graves. Pajot, très conservateur pourtant, avec son grand sens pratique, s'en déclara partisan; mais l'indication, il faut bien le dire, visait plus encore l'adhérence du placenta, impossible à détacher, que la septicémie.

De sorte que ce n'est qu'en 1895 que fut faite par Pryor (de New-York) la première hystérectomie totale de propos délibéré, pour infection puerpérale aiguë, et la femme guérit. Depuis, cette intervention hardie jouit d'une grande faveur à l'étranger, surtout en Amérique. La même année, le professeur Holmes (de Chicago), publia un mémoire sur les indications de l'hystérectomie dans la fièvre puerpérale et la question est franchement, et non plus timidement, abordée par les chirurgiens américains, dans leurs journaux et leurs Sociétés savantes. Wetberill, Carteledge, Cragin, Davis, Laphorn Smith, Goldsborough, opèrent si bien, qu'en 1899, Tuffier peut relater une statistique de 33 interventions, avec 20 guérisons et 13 morts.

En France, c'est à Tuffier (1899) qu'on doit le premier succès. Il opère, en pleine infection puerpérale aiguë, une femme du service de Champetier de Ribes, avortée à 4 mois et demi. Deux autres opérées, dans des conditions analogues, moururent l'une le sixième jour, l'autre 10 heures après l'opération. Quoique Hartmann et Bouilly eussent déjà tenté l'hystérectomie dans 2 cas d'infection, ce sont les faits que Tuffier porta à la tribune de la Société de chirurgie qui furent le point de départ de la discussion, reprise cette année, à l'occasion d'un utérus infecté, enlevé avec succès par Picqué, et présenté par lui. La discussion prit alors une ampleur en rapport avec l'importance du sujet, Malgré cela, on peut le dire, cette question est encore à l'étude; aussi ne serez-vous pas étonnés, si les indications de l'hystérectomie ne sont pas encore bien précisées.

Il faut se demander d'abord si elle est justifiée dans l'infection puerpérale et ensuite quel sera le moment opportun de la pratiquer ? Il est certain que dans toute affection, considérée comme fatalement mortelle jusqu'ici, les tentatives chirurgicales les plus hardies peuvent se justifier, et ne réussiraient elles que rarement, que ce serait toujours autant d'existences sauvées. Sur les 45 cas, relatés aujourd'hui par Tuffier, 28 femmes ont été soustraites à la mort, car il faut bien l'avouer, elles ont été opérées dans des conditions de santé déplorables. C'étaient des cas désespérés quoique

tous ne fussent pas semblables. La question se présente-t-elle
ainsi dans la fièvre puerpérale ? Y a-t-il un indice certain que la
malade mourra fatalement, j'entends un indice certain à l'époque
où l'on pourra tenter, avec chance de succès, une opération
aussi importante et grave que l'hystérectomie ?

Je n'en connais pas encore et dans toutes les tentatives de ce
genre, il faut pouvoir se dire : la malade a succombé, malgré
l'opération, et non à cause de l'opération. Si vous la faites in
extremis, elle est inutile et odieuse et ne peut qu'avancer le
dénouement; si vous la faites de bonne heure, en quelque sorte
préventive, effrayé que vous êtes par la marche rapide des symp-

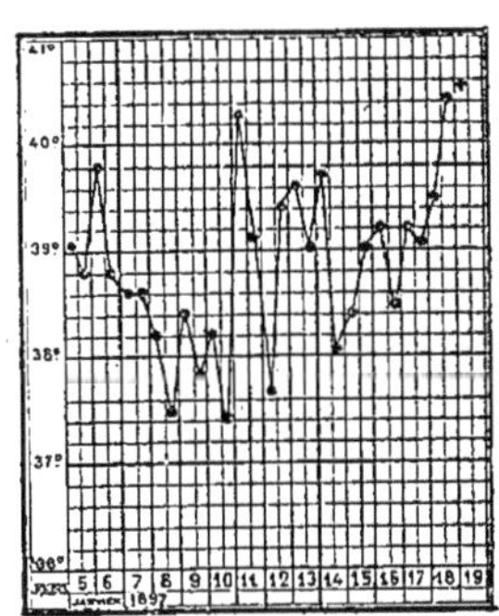
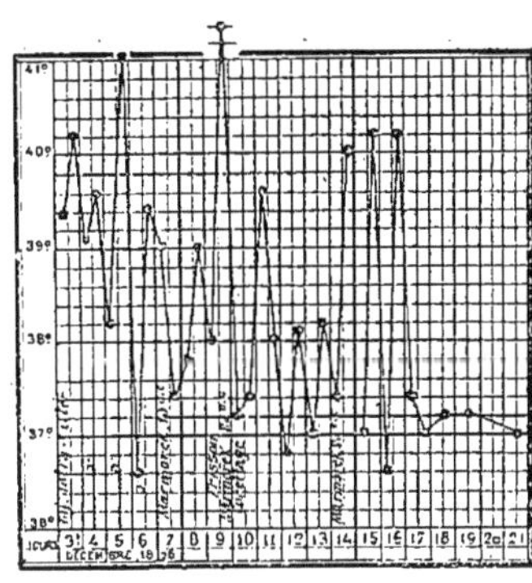

tômes de l'infection, vous risquez d'opérer des femmes qui
seraient guéries, sans cette intervention. C'est donc, ainsi que
le dit excellemment Picqué, dans cette période intermédiaire, où
a septicémie n'est pas encore généralisée, qu'il faut opérer !
mais quel est le critérium ?

Consultez les graphiques de température que je mets sous
vos yeux et dites-moi à quel moment vous auriez opéré cette
femme qui est morte et si vous n'auriez pas pu aussi opérer cette
femme qui a guéri ? De tels exemples sont nombreux et je vous
rappellerai que dans les 21 observations de mon mémoire de
1898, si je relève 2 morts avec une température de 40°, je trouve
19 femmes dont la température s'est élevée, chez 4, à 40° aussi et,

chez 13, elle a dépassé ce chiffre pour monter à 41° et même une fois à 42°. M. Ricard a montré des feuilles de température semblables à la Société de chirurgie.

Est-ce à dire que la température n'a pas la valeur qu'on lui attribue ? Non, certes, et je crois qu'elle est toujours en rapport avec le degré d'infection, je crois que ces ascensions brusques, qu'elle accuse indiquent de nouvelles poussées d'infection, de pénétration dans l'économie, dans le sang, d'agents infectieux. Comme le frisson, avec lequel d'ailleurs elle est en rapport direct, elle a donc une très réelle signification.

Je crois aussi que la ténacité de la thermalité atteste l'impuissance de nos moyens, mais il ne faut pas ne tenir compte que de la température. C'est là, il faut bien le dire, la tendance actuelle des élèves qui bornent à un graphique thermal la rédaction d'une observation.

Le facies, le pouls, l'abdomen, la langue, le cœur, les poumons, le système nerveux devront être interrogés minutieusement. Le frisson a une grande valeur que ne méconnaissent pas les praticiens, doués de sens clinique, et que M. Champetier de Ribes a fort heureusement rappelée. Mais nos malades qui avaient 40, 41 et 42° et qui ont guéri, avaient, elles aussi, de nombreux et très intenses frissons.

« Si le pouls devient irrégulier, dépressible, fréquent, rapide, si les traits se tirent, le facies se grippe, si la langue prend un aspect grillé et enfin si la respiration s'accélère, nous déclarons », c'est Tuffier qui parle, « que l'expectation n'est plus de mise, que l'ablation de l'utérus s'impose ! » Eh bien, Messieurs, ne croyez-vous pas que quand tout ce cortège de symptômes se montre, il soit trop tard pour opérer ? C'est mon avis et c'est justement quand on opère dans ces conditions, que l'on ne peut tabler sur un succès. Et alors je me retranche derrière cette autre proposition de Tuffier : « il est un moment où un accoucheur expérimenté sent qu'il est impuissant, que la lutte devient inégale, que toute peine est perdue ». Je suis d'accord avec lui ; mais alors, à moins d'attendre les symptômes alarmants,

rappelés plus haut, ce sera uniquement du sens pratique, de la
perspicacité du chirurgien ou de l'accoucheur, que dépendra
l'indication, et ce n'est point ainsi que se généralise une
méthode. Elle sera le lot de quelques privilégiés. Nous avons,
un moment, cru être de ces privilégiés et nous avons opéré. Et,
en opérant la femme de la Maternité, dans des conditions relativement bonnes, nous espérions la faire bénéficier du bienfait
de la chirurgie ; il faut croire que nous nous sommes décidé
trop tard, — à l'autopsie l'examen bactériologique a dévoilé
des streptocoques dans le cœur droit.

Et cependant, comme le disait Rochard à la Société de chirurgie, nous avons le sentiment qu'il y a quelque chose à faire,
dans ces cas désespérés. J'ajouterai qu'il se dégage ceci de
cette discussion, c'est que si l'hystérectomie n'a pas un plus
grand nombre de fois sauvé les malades infectées, c'est qu'elle
a été pratiquée trop tard, mais qu'elle n'a pas nui, par elle-
même. C'est encore, et c'est ce que nous ferons mieux voir
dans la prochaine leçon, que l'indication du moment opportun
pour opérer doit encore être étudiée, avant de pouvoir être
précisée.

DE L'INFECTION PUERPÉRALE

Messieurs,

Vous avez pu voir, dans la dernière leçon, que rien n'était moins précis que l'indication de l'hystérectomie, comme traitement à opposer à l'infection puerpérale. Et tandis que d'abord MM. Tuffier et Picqué semblaient vouloir la restreindre aux cas d'infection localisée dans l'utérus, sans manifestation annexielle ou péritonéale, soit à des métrites puerpérales aiguës, métrites aiguës avec accidents toxi-infectieux du post-partum ou du post-abortum, M. Rochard estime qu'il faut, devant les manifestations multiples de la septicémie puerpérale, poser ainsi la question : valeur de l'hystérectomie dans la septicémie puerpérale, que ses manifestations soient seulement utérines ou utéro-annexielles et péritonéales. Et personnellement il est d'avis que, dans tous les cas d'infection puerpérale grave qui mettent la vie de la femme en danger, il faut pratiquer la laparotomie, suivie d'hystérectomie abdominale, toutes les fois qu'on se trouvera en présence d'un utérus infecté, n'ayant pas fait sa régression. Ce défaut de régression, d'après M. Picqué, a une grande valeur et nous sommes de son avis; c'est un des éléments de l'indication opératoire, mais, encore une fois, je ne trouve pas que cela suffise.

Messieurs, je ne vous résumerai pas la discussion qu'a fait, naître à la Société de chirurgie, cette importante question. Je ne veux pas non plus faire le départ des opinions personnelles qui se sont manifestées, à cette occasion, dans cette savante compagnie ; car, ainsi que le disait Aran, « dans les sciences les autorités ne prouvent rien et l'on trouve toujours, dans les partisans d'idées opposées, des hommes également recommandables ». Il entendait, cela va sans dire, recommandables par leur savoir et leur expérience. Mais j'ajouterai qu'il est permis de tâtonner pour chercher la solution d'un problème où la vie est en jeu et on s'explique très bien que Prochownick ait tenté de résoudre la question par l'hématologie. Ses conclusions tendent à pratiquer l'hystérectomie toutes les fois qu'on trouvera des streptocoques dans le sang ; cette streptococcie étant l'expression d'une pyohémie dont le point de départ est dans l'utérus.

Eh bien, Messieurs, même cette indication n'a pas la valeur que lui donne Prochownick, et si, dit-il, toutes les malades dans le sang desquelles il a trouvé des streptocoques sont mortes, lorsqu'elles n'ont pas été opérées, je ne m'inscrirai pas en faux, mais je me garderai de généraliser aussi facilement. Et cette réserve, vous allez la comprendre, quand je vous aurai fait connaître les deux faits suivants que je vais vous résumer :

Obs. VI. — 32 ans, IIpare. Diamètre P.S.P. entre 10 et 11 centim. ; présentation du siège S.I.G.A. complet ; pas d'albumine dans les urines, rupture prématurée des membranes, la veille. Travail débute, le 21 avril 1901, à 3 heures du soir ; tout va bien jusqu'au dégagement de la tête qui exige la manœuvre de Mauriceau. Enfant 2,850 gr., vivant ; meurt peu après. Délivrance artificielle pour adhérence persistante du placenta. Mlle Mouren a beaucoup de peine à sortir le délivre qui est formé de deux parties : l'une principale, rattachée par les membranes sur lesquelles rampent de gros vaisseaux, à une autre, plus petite, qui s'enfonce dans l'angle gauche de l'utérus. Les deux parties du placenta, étalées sur la table, sont éloignées de 15 à 16 centim. Mlle Mouren craint d'avoir laissé quelque cotylédon dans la corne gauche. Perte de sang moyenne, injection intra-utérine chaude qui arrête la perte.

Température 37°,6 après l'accouchement, le 21 avril à 11 heures du soir.

Le lendemain 22 avril, T. 39°,7 ; le surlendemain 23 avril, 39°,2, et le même jour chute à 37°,5. Le curettage n'amène rien.

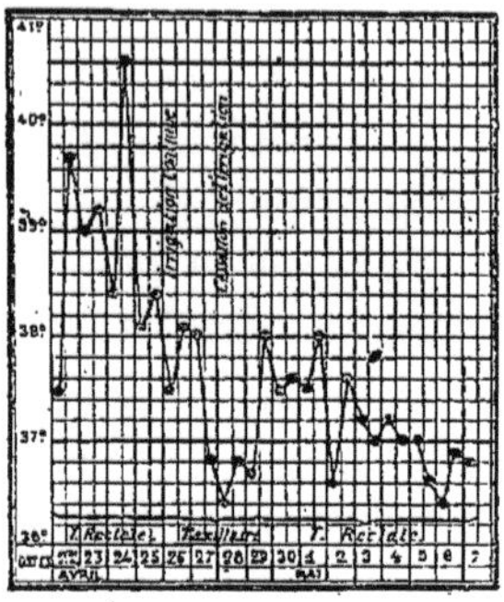

Le 24 avril, troisième jour, T. 40° et 40°,6. Injection intra-utérine n'amène rien.

Le 25. Selles abondantes. Injection intra-utérine qui n'amène rien. T. 39°,5 ; sérum antistreptococcique, 20 centim. cubes. Le soir le *liquide est fétide*.

Le sang ensemencé après 6 heures renferme du streptocoque ; l'examen direct du liquide utérin en montre aussi.

Le 26. Injection amène liquide fétide ; injection de sérum antistreptococcique 10 centim. cubes. On la met à l'irrigation *continue* hypertonique :

Sublimé......................... 0,10
NaCl............................ 12 gr.
Eau distillée................... 1 litre

Le 27. On remplace cet antiseptique par l'aniodol ; chute définitive de la température. Il est passé 500 litres de liquide.

Le 29. Les tubes de sang restent stériles. Seuls les exsudats utérins, traités de même, ont donné des résultats positifs.

Ainsi l'examen du sang, après avoir révélé des streptocoques, chez cette malade, ce qui l'aurait fait opérer par Prochownick et peut-être par quelques-uns de nos collègues de la Société de chirurgie, cet examen a montré ensuite qu'il n'y en avait plus, alors qu'il y en avait encore dans l'utérus.

Cette persistance dans le foyer principal explique la petite poussée de température qui eut lieu, les 29-30 avril et le 1er mai, où pour la dernière fois le thermomètre accusa 38°. Il fallut à ce moment faire de nouvelles injections intra-utérines, à cause de la fétidité des pertes qui avait reparu. Aujourd'hui, cette femme est sortie guérie (6 mai).

Obs. VII. — Ipare, 19 ans, arrive dans le service le 23 février 1901. Elle accouche le 21 avril, à terme, d'une fille pesant 2,900 gr. Rien à noter de spécial, si ce n'est la rupture prématurée des membranes. Délivrance normale, spontanée. Placenta inséré normalement. Après l'accouchement, la température est de 37° ; avant, elle était de 36°,6.

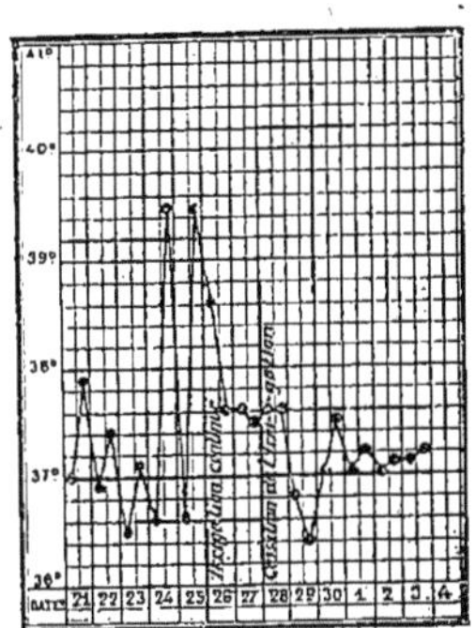

Les 21, 22, 23, température normale. Le 24 au soir, frisson qui dure un quart d'heure, la température monte à 39°,5.

Le 25 au matin, 36°,6 ; le soir, 39°,5 ; injection intra-utérine. Piqûre de sérum Marmorek, 20 centim. cubes. Irrigation continue. Chute progressive à 37°,6 le lendemain, pour remonter deux fois à 38° et tomber définitivement le 29 à la normale ; 500 litres de liquide, comme l'autre.

Cette femme a été très vraisemblablement contaminée par la première. Elle occupait le lit voisin, avant qu'on eût isolé celle-là.

Le sang ensemencé, le 26 avril, contient quelques streptocoques en courtes chaînettes, de même que les sécrétions utérines.

Le 29. Les tubes de sang recueillis et ensemencés sont stériles ; on trouve encore des streptocoques dans l'exsudat utérin.

Vous le voyez, Messieurs, les mêmes réflexions s'appliquent à cette malade et si ce n'est que les accidents s'amendèrent plus tôt, après le sérum-Marmorek et l'irrigation continue, ces deux observations seraient superposables.

On peut dire que ce sont là deux cas types de l'infection puerpérale localisée dans l'utérus, avec diffusion dans l'économie ; que c'est bien la septicémie puerpérale, celle que nous aurions pu craindre de voir affecter la marche rapide et fatale que vous savez, celle par conséquent qui aurait commandé l'hystérectomie. Et qu'on ne m'objecte pas que l'intensité des symptômes n'était pas suffisante ; si pour l'observation VII cette objection a quelque valeur, elle n'en a plus pour l'observation VI, où la température a monté, le 3e jour, au delà de 40°. En tout cas, toutes deux prouvent qu'on peut guérir sans hystérectomie, alors même qu'on a des streptocoques dans le sang. Si l'on eût opéré la malade VI, elle eût peut-être guéri également, qui sait?

Cela me rappelle le raisonnement d'un chirurgien qui brillait plus par l'habileté opératoire que par le jugement. La preuve, disait-il, qu'il y avait indication à amputer la jambe, c'est que le malade a guéri!... C'est ainsi qu'il eut raison de ceux qui voulaient conserver le membre du blessé dont il était question.

Messieurs, la saine clinique, la clinique consciencieuse, même aujourd'hui, malgré les succès chirurgicaux les plus brillants, ne se paie pas de telles raisons. Je veux bien ne reculer devant aucune opération, si importante, si difficile et si grave qu'elle soit, mais je veux que ma main ne l'exécute que quand mon esprit l'aura décidée en toute connaissance de cause, et, quand mon expérience m'aura dicté qu'elle est justifiée. Si je ne retrouve pas la raison efficace ou suffisante, pour employer des termes scolastiques, je préfère me retrancher dans l'abstention, ce qui quelquefois coûte plus que d'agir.

On a dit que les interventions semblaient offrir d'autant plus de chances qu'on opérait plus tard! La lecture des observations publiées jusqu'ici ne semble pas donner à cette opinion beaucoup d'autorité, et d'autres chirurgiens recommandent d'opérer de bonne heure, avant que l'organisme ne soit saturé d'agents infectieux. M. Segond pense que s'il est possible de poser les indications de l'hystérectomie dans l'infection puerpérale, elles sont très rares! Par tout ce que je vous ai dit jusqu'ici, vous devez comprendre que je n'ai pas de peine à me ranger à cette dernière opinion. Et pour tout dire, je crois que si vous assistez au début des accidents d'infection, vous saurez le plus souvent vous en rendre maître, sans hystérectomie; que si, au contraire, on vous apporte une accouchée, déjà infectée à un degré que vous apprécierez, vous pourrez avoir la main forcée, pour employer cette ressource ultime : la supression de l'utérus et même des annexes.

Laissez-moi pour finir vous citer encore l'observation suivante, qui prouve qu'on n'est pas toujours aussi malheureux que dans les 5 premiers cas, cités dans notre première leçon, quand on peut intervenir suffisamment tôt et nettoyer complètement la cavité utérine.

Obs. VIII. — Au n° 12 de la salle Sakakini, le 21 mars 1901, entrait une femme de 36 ans, venant d'avorter, au 4e mois de sa grossesse, avec rétention d'une partie du placenta. Chez elle, à son domicile, une hémorrhagie importante s'était produite et c'est effrayée par la perte

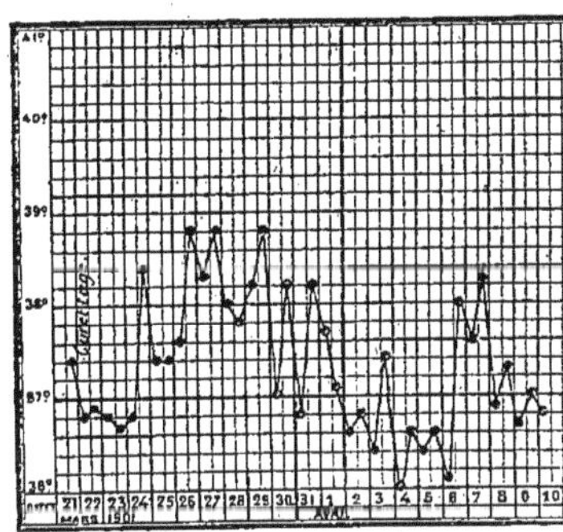

de ce sang, que, pâle, affaiblie, anémiée, elle s'était fait transporter dans notre service. Des caillots remplissaient le vagin et des fragments placentaires étaient engagés dans le col, répandant déjà une odeur fétide. Curage incomplet avec les doigts, le 22 au matin, terminé par le curettage à la large curette mousse, qui ramène à son tour des débris placentaires ; injection intra-utérine, attouchement de la muqueuse utérine avec la créosote et tampon de gaze iodoformée in utero.

Le 24, la température s'élève à 38°,4, puis descend à 37°,5, pour remonter à 38°,9 les 26 et 27. Nouvel abaissement le 28, réascension le 29 et enfin chute définitive. Des injections intra-utérines biquotidiennes ont suivi le curettage jusqu'au 29. Cette femme sort guérie le 14 avril.

Les oscillations de température qui suivent le curettage ont été notées et expliquées par Pinard et Wallich. Elles sont fréquentes après le curettage et tiennent probablement à des poussées d'infection secondaire, dont la curette peut ouvrir la porte, en égratignant la muqueuse utérine. D'où les réserves que nous faisons de n'opérer que le quatrième jour et avec une curette bien *émoussée*. Mais ici nous avions affaire d'abord à un avortement et en second lieu nous avions la certitude de n'avoir pas tout enlevé avec les doigts ; c'est ce qui explique notre conduite.

J'ai tenu à vous citer cette observation parce qu'elle vous représente un cas de moyenne gravité. En effet, il ne sera pas rare dans votre pratique de rencontrer de pareils exemples d'infection avec de pareils succès, si vous vous hâtez d'évacuer complètement l'utérus. Dès que vous avez la conviction, et même la crainte qu'il existe encore quelques débris de placenta ou de membranes dans la cavité utérine, il ne faut pas vous laisser gagner la main par l'apparition des accidents. Il faut nettoyer cette cavité complètement et si vous avez réussi, le col reviendra sur lui-même dès le lendemain, ainsi que l'utérus qui se rétractera, en même temps que vous verrez baisser la température. Si au contraire l'utérus reste flasque et gros, si le frisson se montre et se répète, si la température persiste à monter, que l'état général empire et résiste à l'irrigation continue et au sérum de Marmorek, vous pourrez croire qu'il reste encore quelque chose dans l'utérus, ce qui souvent vous sera révélé par l'odeur des lochies, et alors vous vous poserez la question de l'intervention radicale. Et vous voyez que nous revenons au point de départ, la nécessité d'évacuer l'utérus, ce qui, étant impossible, nous force à le supprimer.

J'ai fait relever les cas de morbidité qui se sont produits dans le service pendant l'année 1900. Sur 901 accouchements, 22 femmes ont présenté des suites de couches pathologiques, avec une température de 39° ou au-dessus. Sur ces 22 femmes, nous avons eu un décès, celui d'une femme atteinte de rétrécissement oblique ovalaire, avec placenta prævia dont l'enfant mort a commandé la basiotripsie, et, une hémorrhagie abondante de la mère, la délivrance artificielle. Elle a succombé le cinquième jour. Ce résultat qui n'a rien de surprenant, un décès sur 22, soit un peu moins de 5 p. 100, vaut bien comme satistique celle qu'on aurait obtenue avec le secours de l'hystérectomie, et, je le répète encore, si je ne suis pas l'adversaire de ce genre d'intervention, je ne crois pas devoir m'affranchir de la circonspection que je me suis imposée jusqu'ici, désirant de tout cœur que de nouveaux succès viennent nous apprendre dans quelles conditions on peut les espérer.

L'essai que j'ai fait était légitime, mais il n'a pas été encourageant.

INFECTION PUERPÉRALE, INFECTION ÉBERTHIENNE

MESSIEURS,

La nature de l'enseignement dont je suis chargé est d'étudier, avec vous, les faits cliniques qui se passent sous nos yeux, et, à propos de ces faits, de vous exposer le résultat de mon expérience. C'est à ce titre que j'ai appelé votre attention sur les cas d'infection puerpérale qu'il nous a été donné d'observer, et c'est pour le même motif que je viens vous parler aujourd'hui de la fièvre typhoïde, comme complication puerpérale. Vous l'observerez encore assez fréquemment, cette complication, quand il régnera des épidémies de cette maladie. Alors les manifestations fébriles des suites de couches vous paraîtront suspectes et vous penserez à la dothiénentérie ; vous en rechercherez soigneusement les symptômes, vous la diagnostiquerez.

Vous savez combien je suis peu porté à admettre, dans le post-partum fébrile, autre chose qu'une infection puerpérale plus ou moins atténuée, plus ou moins grave : mais il est certainement des cas où l'infection éberthienne vient se mêler aux accidents puerpéraux, sinon en faire tous les frais.

Dans certaines conditions le diagnostic sera facile, d'autres fois il sera de nature à vous faire hésiter, d'autres fois enfin il ne sera fait qu'avec la nécropsie.

Voici un cas type où l'hésitation n'était pas permise.

Obs. I.— Femme B..., 21 ans, journalière, née au Piémont, habitant à Marseille depuis quelque temps. Ipare, entre à la Maternité, le 13 mai 1901, dans son 9ᵉ mois. Sommet en O. l. D. P., pas d'albumine. Malgré des douleurs abdominales et lombaires, elle n'a cessé de faire un travail pénible tout le temps de sa grossesse. A son arrivée, elle présente un malaise général : lassitude, céphalée, diarrhée depuis deux jours, T. 38°. Ces malaises continuant, on lui fait garder le lit. Régime lacté, antisepsie du vagin qui présente des granulations.

Le 18 mai, elle accouche spontanément d'un fœtus de 2,310 gr. Rien de particulier à noter dans l'expulsion. Il y avait eu rupture préma-

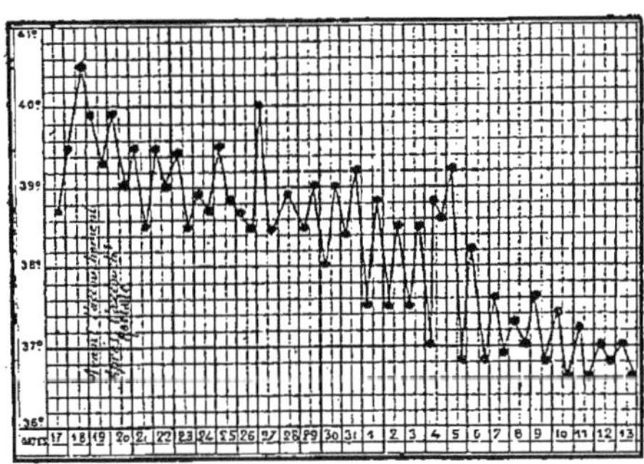

turée des membranes ; le placenta, qui pesait 370 gr., était inséré sur le segment inférieur. Membranes : 25/6. Bi-par. : 9.

La température ce jour-là est de 39°,9 m. ; 39°,9 s. Dès le lendemain la marche de la maladie va nous éclairer : les selles deviennent fréquentes, elles sont liquides, fétides, de couleur jaune ocre ; elles surviennent parfois à l'insu de la malade. La céphalée est intense, l'insomnie constante. La femme se plaint de bourdonnements dans les oreilles, l'ouïe est affaiblie, enfin elle a un délire tranquille qui se manifeste par de l'indifférence et de la stupeur. Il y a des épistaxis peu abondantes, mais fréquentes, la langue est pâteuse, le gargouillement de la fosse iliaque droite et les taches rosées lenticulaires sont constatés. Le séro-diagnostic est franchement positif.

Le pouls s'est toujours maintenu aux environs de 100 et la maladie a évolué suivant le cycle régulier de la dothiénentérie. Cette malade est sortie le 13 juin, guérie. Je mets sous vos yeux sa feuille de température.

Tel est le cas qu'il n'était pas difficile de diagnostiquer :

1° Parce que l'affection a débuté avant l'accouchement et nous a en quelque sorte prévenus, à la période de début, ascendante de la température;

2° Parce que l'accouchement n'a amené aucune perturbation dans l'évolution de la maladie;

3° Enfin parce qu'à aucun moment l'infection puerpérale n'a été en jeu, peut-être d'ailleurs, parce que nous avons employé le traitement antiseptique rigoureux et même le traitement antistreptococcique.

Vous ne trouverez pas toujours autant de facilité à poser votre diagnostic. Il est certain que lorsqu'une femme enceinte contracte une fièvre typhoïde, au cours de sa grossesse et avorte ou accouche prématurément, l'erreur n'est pas possible.; mais, quand la fièvre typhoïde qui, vous le savez, a une période d'incubation assez longue, ne se déclare que dans les quelques premiers jours qui suivent la délivrance; si surtout vous n'avez vu la femme pour la première fois qu'après l'accouchement, vous aurez moins de facilité à vous faire une idée de cette complication de l'état puerpéral. Je dis plus, pour peu que cette fièvre typhoïde n'ait pas sa marche habituelle, vous pourrez avoir beaucoup de peine à la dépister; ce sont ces cas que je veux examiner avec vous :

Messieurs, je ne fais pas un cours de pathologie interne et je suppose que vous avez tous appris à connaître et à reconnaître une dothiénentérie; cependant vous me permettrez de mettre sous vos yeux le tableau clinique de cette maladie, comparé à celui de l'infection puerpérale, et, d'analyser les principaux symptômes que présentent ces deux infections. C'est par cette comparaison que nous pourrons arriver à comprendre les formes compliquées de l'une et de l'autre, celle-ci empiétant sur celle-là et réciproquement.

Il est rare que la fièvre typhoïde débute brusquement par un grand frisson. Généralement le sujet traîne, depuis quelque temps, et, il est important de se renseigner sur les commémoratifs du moment de l'accouchement, si l'on n'y a pas assisté, ou, sur les quelques jours qui ont précédé, notamment sur la température. Quelquefois il y a eu des épistaxis, il y a presque toujours de la céphalée, de la lassitude, de la dépression. La langue est saburrale, le ventre est douloureux, dans la fosse iliaque droite et non sur le globe utérin, douleur plus superficielle que celle que l'on développe en explorant les annexes. Il y a du ballonnement, du gargouillement qui se montre dans la fosse iliaque droite aussi, quand il y a de la diarrhée. Celle-ci se montre fréquemment, elle est liquide, couleur jaune d'ocre, fétide : ce qui avait fait appeler cette fièvre : fièvre putride, par les anciens auteurs.

Le pouls est fébrile, 80 à 100 pulsations, quelquefois 120, assez plein ; la température monte chaque jour d'un degré environ, avec une dépression d'un demi-degré le matin, pendant cinq à six jours : c'est la période ascendante.

A la fin du premier septénaire, les taches rosées lenticulaires apparaissent sur le ventre ; elles sont d'une grande signification, quand elles se montrent dans ces conditions. Ajoutons à ces symptômes révélateurs de l'infection éberthienne : un gonflement douloureux de la rate, des râles sibilants dans la poitrine et un aspect tout particulier du visage qui indique l'abattement, l'indifférence. Disons enfin pour terminer qu'il y a assez souvent du délire.

Si vous faites le séro-diagnostic, il sera posititif.

Voici maintenant les principaux caractères de l'infection puerpérale et comme elle se montre habituellement.

Début brusque, le plus souvent un frisson ouvre la scène. Température montant tout de suite à 39 et 40° et descendant le même jour à 37° et même au-dessous. Sueur profuse après le frisson. Pouls à 120, 140 ; coloration des traits, œil brillant, fébrile. Douleur hypogastrique réveillée à la pression de l'utérus ou des annexes, mais le ventre est souple, la langue humide au début.

Il n'y a généralement pas de diarrhée, pas de douleur dans

les hypochondres ; j'en excepte la péritonite; pas de râles sibilants. Il n'y a que rarement du délire.

Dans l'un et l'autre cas, les symptômes peuvent être plus ou moins atténués, mais j'insiste sur le début bien différent des deux infections.

C'est évidemment au début de l'imprégnation de l'économie par le bacille qu'il faut établir son diagnostic. Les signes de la fièvre typhoïde se groupant et se succédant finissent par vous faire reconnaître la physionomie de la maladie : d'autre part, les frissons successifs, les oscillations de fièvre ardente et d'abaissement de température, d'accalmie dans l'infection puerpérale ne laisseront pas de vous éclairer sur la vraie nature de ces accidents. Mais combien de fois n'ai-je pas entendu dire, ici et en ville : ce qu'il y a de curieux dans cette infection puerpérale, c'est qu'elle ne se révèle par aucun phénomène local du côté des parties génitales. C'est ainsi que les lochies, qui peuvent par leur fétidité mettre sur la voie du diagnostic, n'ont aucune odeur ; la femme n'accuse aucune douleur dans le bas-ventre et pourtant la température monte toujours, de la diarrhée s'établit, la prostration apparaît ; si vous examinez le ventre vous trouverez peut-être des taches rosées lenticulaires ; vous avez sans doute affaire à une fièvre typhoïde ! Et comment en être sûr ? Nous allons vous le dire tout à l'heure... Mais analysons les symptômes que montre la femme, non point séparément (car une arondelle ne fait pas le printemps), mais le groupe, l'ensemble, le syndrome et alors nous verrons que nous pourrons établir, avec cette symptomatologie, le diagnostic de fièvre typhoïde, ou l'exclure s'il y a lieu.

A proprement parler, si la dothiénentérie se montrait toujours avec sa forme classique, les phénomènes abdominaux, la période ascendante de la température et le plateau qui lui succède, coïncidant avec un pouls qui la suit dans ses oscillations, tout en restant plein et pas trop rapide, seraient de nature à vous éclairer. Mais le plus souvent on a affaire à des formes anormales, soit que le bacille d'Eberth ait envahi un orga-

nisme modifié par la gravidité ou la parturition, soit qu'il y trouve
sa virulence exaltée par un autre microbe, le streptocoque, celui
de l'infection puerpérale. D'où infection mixte à laquelle chacune
des deux infections peut apporter des facteurs de gravité.

Trousseau disait que connaître la marche naturelle des maladies était plus que la moitié de la médecine. Comment retrouver
cette marche naturelle dans une affection entravée par une autre
affection, et combien difficile sera le partage entre les deux intéressés, dans cette association microbienne ?

De tout temps, on a observé ces choses-là. Mais alors que la
fièvre typhoïde n'était point et ne pouvait être encore classée parmi
les maladies parasitaires, on trouvait tout naturel que, dans un
organisme affaibli, l'affection revêtît le type typhoïde et l'on décri-
vait, quelle que soit la maladie en cause, une forme particulière,
généralement grave, qu'on imputait à l'influence typhoïde.

La misère physiologique suffisait à expliquer cette forme
typhoïde, aujourd'hui il faut y ajouter quelque chose de plus,
la graine qui va germer dans ce terrain si bien préparé.

Messieurs, il ne faut jamais faire table rase du passé, surtout
quand il nous a donné des cliniciens éminents comme ceux qui ont
illustré le siècle qui vient de finir; mais aujourd'hui nous avons une
autre conception de la dothiénentérie; et je la crois définitive,
parce qu'elle repose sur quelque chose de concret, sur une base
solide : nous tenons le corps du délit. Aussi n'accepte-t-on plus à
l'heure actuelle la fièvre typhoïde que comme fonction du bacille
d'Eberth.

Mais nous ne saurions nier que les conditions que ce micro-
organisme trouve dans l'économie qu'il envahit, peuvent être de
nature à exalter ou à atténuer sa virulence, c'est-à-dire que l'organisme opposera plus ou moins de résistance à son action
pathogène.

Et cette résistance, dite jadis idiosyncrasie, appelée aujour-
d'hui phagocytose, s'explique selon que nous sommes, ou non,
en état de réceptivité, autrement dit que la vie cellulaire est
plus ou moins active.

Béhier, à propos de la fièvre puerpérale, disait : « La femme arrivée au terme de la grossesse, et déjà fatiguée par la produc-tion du nouvel être, éprouve encore par le fait de l'accouchement une dépression et une déperdition nouvelles. Elle se trouve en présence d'un travail de réparation auquel elle doit suffire. C'est pour l'élever à la hauteur des actes organiques qu'elle doit accomplir qu'il faut lui permettre très promptement une alimen-tation réparatrice. »

C'était l'intuition de l'influence du jeûne et de l'inanition sur le défaut de résistance de l'économie aux maladies infectieuses que les récentes expériences de Canalis et Morpurgo ont démon-trée. De même, Charrin et Roger ont mis en évidence à propos du charbon symptomatique, l'influence de la fatigue et du sur-menage et vous m'accorderez bien, je pense, avec Béhier et tant d'autres auteurs, que la plupart de nos pauvres femmes, qui viennent échouer dans le service, après avoir été la proie de quelques matrones qui les ont accouchées, qui sait comment, sur-tout quand elles ont perdu beaucoup de sang, sont dans les con-ditions de réceptivité requises pour cultiver le microbe d'Eberth. Or, ainsi que le dit le professeur Chantemesse, la résistance du bacille typhique, au froid, à la chaleur, à la dessiccation, à la lumière, aux agents chimiques et l'exiguïté de ses besoins (il est à la fois ana et aérobie) rendent compte de l'ubiquité de la fièvre typhoïde. D'autre part, l'eau que nous buvons à Marseille, comme dans toutes les grandes villes, sans en excepter Paris, est polluée et il ne serait point difficile d'y trouver le bacille en ques-tion. Sans forcer les probabilités, on peut bien admettre que nos clientes de l'hôpital inoculent journellement un terrain de cul-ture qui deviendra favorable à l'explosion de l'infection, le jour où la défense de l'organisme aura fléchi ; ce ne sera plus le locus minoris resistentiæ, mais le totum minoris.

Voilà pour l'étiologie.

Un des éléments les plus précieux du diagnostic est la courbe thermique dans les deux infections.

Vous savez en effet que celle de la fièvre typhoïde se compose de trois phases que Jaccoud, le premier, en France du moins, a dénommées : période des oscillations ascendantes, période des oscillations uniformes, période des oscillations descendantes. Comme correspondance anatomique, le stade d'infection comprend les deux premières périodes, le stade de réparation comprend la période de déclin. Soit : premièrement l'infiltration des plaques de Peyer et l'élimination des produits infiltrés, par ulcération ou sphacèle ; secondement la réparation des lésions, produites dans le stade précédent.

Vous retrouvez bien cette évolution dans le tracé de l'obs. I. La période ascendante finissant au 18 mai et la période d'état

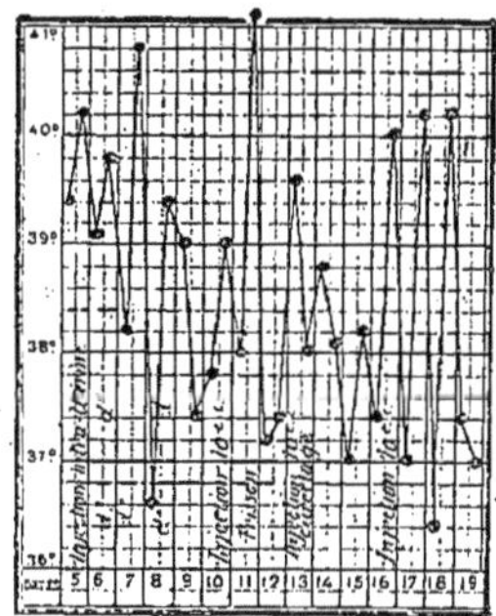

au 4 juin, date qui marque le déclin, la défervescence. Cette ascension du 26 mai qui rompt l'uniformité du plateau s'observe souvent, on lui a donné le nom d'amphibole, ce n'est pas une exception. Voici à côté un tracé d'infection puerpérale, vous voyez la différence.

Courbe d'oscillations pour ainsi dire régulière dans le premier cas, courbe d'oscillations plus grande et plus irrégulière dans le second. L'écart est plus considérable entre le soir et le matin et d'un jour à l'autre, c'est quelquefois la température invraisemblable de Fritsch.

Il est des cas où la malade succombe à la fin de la première période de la fièvre typhoïde et ces cas peuvent être embarrassants, par le petit nombre de jours où l'on a suivi le tracé de la température. Voici un exemple de ce tracé.

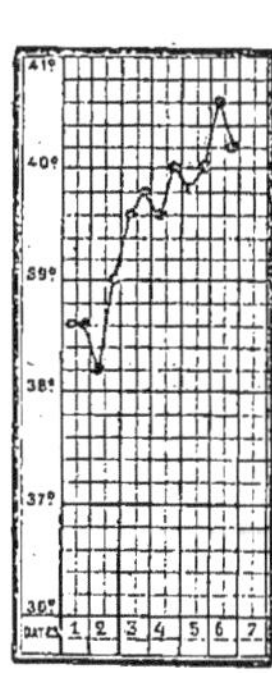

Ici nous n'avons pu nous tromper, car à son entrée, avant d'accoucher, la femme avait déjà de la température, de la céphalée, une diarrhée abondante, des vomissements, un frisson, de la toux, des complications pulmonaires et du délire. Le séro-diagnostic fut positif (obs. II). Mais à ne considérer que la température, il est curieux de rapprocher cette observation du tracé n° 12, p. 80, du *Traité* de Pinard et Wallich, dans lequel nous voyons une femme morte d'infection puerpérale.

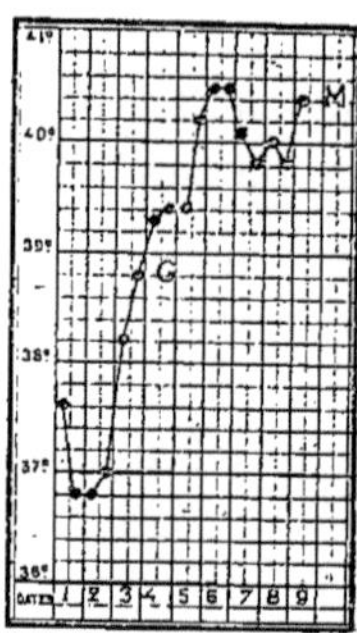

Voici une autre observation où nous étions au lysis et la malade succomba rapidement; du reste, le pouls, comparé à la température, nous avait fait porter un pronostic funeste.

Obs. III. — *Fièvre typhoïde. Avortement. Mort.* V..., Jeanne, marchande ambulante, 28 ans. Entrée le 29 avril 1901.

Dans ses antécédents on ne relève qu'une scarlatine pendant la 1re jeunesse. Elle a été réglée à 13 ans et a déjà eu deux grossesses à terme. Ces deux enfants sont morts dans les premiers mois, l'un d'athrepsie, l'autre de méningite.

La maladie actuelle a débuté le 15 avril : maux de tête, petits frissons, courbature généralisée, légère épistaxis. La malade traîne ainsi une dizaine de jours; elle était, à ce moment, enceinte de trois mois environ. Le 25, les symptômes précédents s'aggravant la forcent à se coucher : il y a un peu de constipation ; un purgatif lui donne quelques selles.

Le lendemain elle avorte chez elle assez rapidement; l'hémorrhagie est peu abondante, mais la délivrance doit être artificielle. Peu de changement les jours suivants, si ce n'est une diarrhée légère et un vomissement.

Nous voyons la femme le 29 : la prostration est marquée, le facies vultueux, dyspnée légère. La température est élevée et le pouls très rapide est légèrement dicrote. La langue est humide, saburrale, rouge sur les bords. Ventre souple, généralement douloureux, un peu de gargouillement dans la fosse iliaque droite. Nombreuses taches rosées. La rate n'est pas perceptible à la percussion et le foie paraît de volume normal.

Les lochies assez abondantes sont odorantes sans être trop fétides. L'utérus peu volumineux est aussi peu douloureux ; le col assez ouvert pour permettre le passage de la canule intra-utérine. Rien dans les culs-de-sac.

Rien de saillant dans les autres organes si ce n'est quelques râles de bronchite aux deux sommets et un peu d'albumine dans les urines.

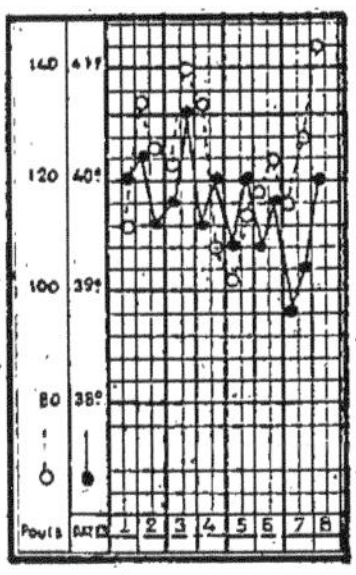

Le traitement se borne à une potion stimulante et une injection intra-utérine quotidienne très abondante.

Le 1er mai on commence les bains qui sont donnés suivant la méthode habituelle; continuation des injections intra-utérines.

Le pouls, toujours rapide, est mou, très dicrote.

La rate est maintenant perceptible à la percussion et les râles de bronchite se sont généralisés.

5 *mai*. L'état général est stationnaire, la malade supporte bien les bains. Les lochies ont presque disparu ; elles ne sont plus du tout odorantes.

Comme il y avait un peu de constipation, on a donné depuis quatre jours, tous les soirs, de grands lavements froids de 3-4 litres.

Le 6 mai, de grand matin, purgation : selles abondantes. A la visite la malade se plaint de son ventre, il n'est pas ballonné, mais très douloureux sur toute sa surface. L'injection intra-utérine ne relève rien de particulier. Le soir, le ballonnement est très marqué ; la douleur est encore plus vive, la malade crie et s'agite continuellement. Le pouls très petit, ondulant, presque incomptable.

La nuit est très mauvaise, cris continuels ; au matin la stupeur est profonde, les narines pulvérulentes, la langue sèche ; carphologie, le pouls très petit est plus tendu. Le ballonnement du ventre a augmenté, il y a des vomissements.

On supprime les bains; glace sur le ventre, une piqûre de morphine.

L'état s'aggrave encore le soir, vomissements bilieux continuels. La malade s'éteint le 8 au matin.

Le *séro-diagnostic avait été nettement positif.*

AUTOPSIE. — *Abdomen.* — Lésions de péritonite généralisée ; météorisme considérable, adhérences nombreuses, assez résistantes.

Pus dans le petit bassin, jaunâtre, épais, bien limité par les adhérences au voisinage de la perforation intestinale.

Utérus et annexes. — Volume et aspect normaux.

Intestin grêle. — Nombreuses plaques de Peyer ulcérées. Perforation de 2/3 millim. de diamètre siégeant à 10 centim. environ du cæcum.

Rate. — Peu augmentée de volume, consistance normale.

Foie. — Aspect et volume normaux.

Reins. — Rien de particulier.

Cœur, poumons. — Normaux en apparence.

Voici enfin une observation IV, où le résultat du séro-diagnostic n'a été connu qu'après la mort, grâce à la façon dont nous sommes outillés.

Nous voulûmes tenter in extremis de sauver la malade par l'hystérectomie ; nous ne l'aurions certainement pas fait, si nous avions pu avoir le résultat positif du séro-diagnostic, avant d'opérer.

OBS. IV. — *Infection puerpérale post-abortum. Curage. Curettage Hystérectomie. Mort.* — G..., Marie, 33 ans, ménagère, entre dans le service le 21 mai, dans la soirée.

On ne relève rien d'intéressant dans ses antécédents héréditaires. Réglée à 15 ans, elle ne l'a jamais été bien régulièrement. Elle a déjà eu trois accouchements à terme, dont le dernier il y a 18 mois. Entre le deuxième et le troisième, il y a 6 ans, un avortement à 4 mois.

Le début de sa dernière grossesse remonte à fin février ; rien de particulier pendant les trois premiers mois, si ce n'est quelques vomissements. Le 14 mai, une hémorrhagie légère se déclare, qui dure jusqu'au 17. Le 18 au matin, hémorrhagie plus abondante au cours de laquelle la femme expulsa un fœtus : le placenta reste dans l'utérus ; une sage-femme fait une tentative d'extraction qui reste sans succès. Immédiatement après, frisson, et dans la journée, vomissements. Les jours suivants, l'hémorrhagie continuant, la sage-femme essaie de nouveau, à trois reprises différentes, d'extraire les annexes, mais vainement. Les frissons et les vomissements persistent, les lochies sont nauséabondes.

La malade entre à l'hôpital, le 21. Femme grande et très grasse; téguments et muqueuses pâles, légèrement subictériques. La température est à 40°; le pouls ample et très rapide. Ventre peu douloureux, légèrement ballonné. Lochies fétides; utérus mobile, remontant à quatre doigts environ au-dessus du pubis. Col ramolli perméable; rien dans les culs-de-sac.

Pas d'albumine dans les urines, les autres organes paraissent sains.

Le col permettant l'introduction d'un doigt, on fait immediatement un curage digital; extraction d'un placenta en partie sphacélé, puis injection intra-utérine. Dans la nuit, médication stimulante.

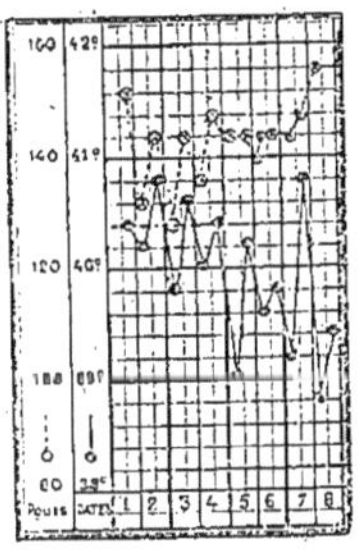

L'état reste stationnaire, le lendemain; pas de frisson ni de vomissement. 20 centim. cubes de sérum de Marmorek, 500 centim. cubes de sérum artificiel, deux injections intra-utérines.

Le 23. Curettage qui ramène quelques débris de membranes et de muqueuse sphacélés. Tamponnement intra-utérin, avec une gaze imbibée de glycérine créosotée; le soir, grand frisson, injection intra-utérine.

Le 24. Aucune amélioration ne se produisant, on met la femme aux irrigations continues. Elles sont faites, avec une solution contenant sublimé : 1/20000, NaCl 12/1000. On les prolonge jusqu'au 26, au matin.

Pendant la journée du 26, deux injections intra-utérines. Le pouls, toujours rapide, est plus petit, moins vigoureusement frappé, la langue est humide. Dans la soirée, lavement, qui est suivi pendant toute la nuit, d'une diarrhée abondante.

Le 27. État général mauvais. La langue se sèche; diarrhée; le soir grand frisson. 20 centigr. de sérum de Marmorek, et un litre de sérum artificiel, 2 injections intra-utérines.

Le 28. Le pouls est misérable, il y a du délire; la diarrhée continue; parésie vésicale légère. A 10 h. du matin, hystérectomie abdominale sus-vaginale. La malade supporte l'opération, mais meurt 20 minutes après.

Le *séro-diagnostic* fait avec du sang pris le 26, avait été positif au 1/50.

Autopsie. — Au bout de 24 heures, le cadavre tuméfié est méconnaissable. Infiltration gazeuse de tous les organes.

Abdomen. — Tympanisme considérable. Rien du côté du péritoine. Aucune lésion de l'intestin grêle ni du gros intestin.

Foie. — Très mou, 1,500 grammes.

Rate. — Grosse, diffluente, 390 grammes.

Reins. — Jaunâtres, ramollis ; la capsule se détache très facilement. Rein droit, 180 grammes.

Rein gauche, 210 grammes.

Examen bactériologique, par M. Pellissier.

Le 21 mai 1901, à l'entrée de la malade, à 8 heures soir.

Examen du sang. — Direct : néant.

Ensemencement en deux tubes, bouillon 3 et 5 gouttes.

Examen des lochies. — Petits bacilles courts, vacuole centrale, pas de streptocoques, ensemencement en bouillon.

Examen du placenta extrait. — Frottis sur lames de verre : quelques bacilles semblables à ceux des lochies ; nombreux cocci isolés ; quelques chaînettes de streptocoque.

Ensemencement en bouillon.

Le 22. Examen des cultures après 22 heures et étuve à 35°.

Les deux tubes de sang sont restés parfaitement limpides et stériles.

Les tubes ensemencés avec les lochies ont donné une culture abondante d'un bacille court, mince, présentant une vacuole centrale, avec coloration bipolaire, mobile, se groupant quelquefois en longues chaînettes de 10 à 15 éléments et ne prenant pas le Gram. Son identification demandera d'ultérieures recherches. Pas de streptocoque.

Les tubes ensemencés avec le placenta ont au contraire donné une culture mixte, renfermant, avec les bacilles ci-dessus, de nombreuses chaînettes de streptocoque et de cocci isolés.

Le 23. Nouvel examen du sang.

Ensemencement de deux tubes de bouillon avec 5 gouttes chacun.

L'examen direct ne donne rien et les cultures restent absolument stériles.

Le 26. La malade ayant présenté une nouvelle élévation de température, un troisième examen est fait, il donne encore un double résultat négatif.

Enfin, le 28 mai, après l'hystérectomie, ensemencement en bouillon de deux fragments de la muqueuse sphacélée, et, cinq minutes environ après la mort, prise du sang dans une veine et ensemencement de 8 gouttes, en bouillon.

Le 30. Les deux tubes ensemencés avec la muqueuse sont restés absolument limpides et stériles.

Le tube ensemencé avec le sang n'a également rien donné.

Vous trouvez encore ici la dissociation du pouls et de la température.

La feuille thermique indiquait-elle une fièvre typhoïde ? Certes, en pensant après coup que le séro-diagnostic a été positif on peut voir là la période d'état d'une dothiénentérie, mais le temps trop court où le sujet est resté soumis à notre observation ne nous avait pas permis de donner à la courbe cette interprétation.

Je mets maintenant sous vos yeux une courbe qui a appartenu à une femme, ménagère, ayant accouché le 13 juin dans un service de médecine.

Obs. V. — *Infection puerpérale. Mort.* — N..., Marie, ménagère, 30 ans, est reçue, le 8 juin, dans un service de médecine de la Conception, pour des accidents urémiques, survenus au cours d'une grossesse dont le début remonte à peine au mois de septembre 1900.

Les premiers mois, sauf quelques vomissements, s'étaient écoulés sans incidents.

Le premier en date est une grande épistaxis, survenue en mars 1901 et suivie, pendant plusieurs semaines, de maux de tête, violents et tenaces. Des œdèmes aux membres inférieurs et aux organes génitaux, une oppression progressive, complètent le tableau clinique et forcent la malade à entrer à l'hôpital.

L'anasarque remonte jusqu'à la région inférieure de l'abdomen, la grande lèvre droite est énorme ; bouffissure du visage. Au cœur, bruit de galop brightique.

Du côté de l'appareil pulmonaire, aux deux bases, submatité, obscurité, et râles fins de congestion; à droite, on note aussi quelques râles d'œdème.

L'analyse des urines ne donne cependant que 0 gr. 80 centigr. d'albumine par litre. La quantité émise par 24 heures est au-dessous de la normale.

Les autres organes paraissent sains.

Cette femme a un passé pathologique peu chargé. Née en Corse, elle a eu, pendant de nombreuses années, les fièvres du pays.

C'est, avec une brûlure qu'elle se fit étant enfant et dont on voit la cicatrice au niveau de l'épigastre, la seule maladie qui l'ait forcée à garder le lit.

Elle a eu déjà, et sans accident, 3 enfants à terme, dont un seul est encore vivant.

Dès son entrée dans le service, on la met au régime lacté absolu, et redoutant l'éclampsie, on lui donne 0 gr. 40 de chloral tous les jours. Deux jours après son entrée, saignée et injection de sérum artificiel.

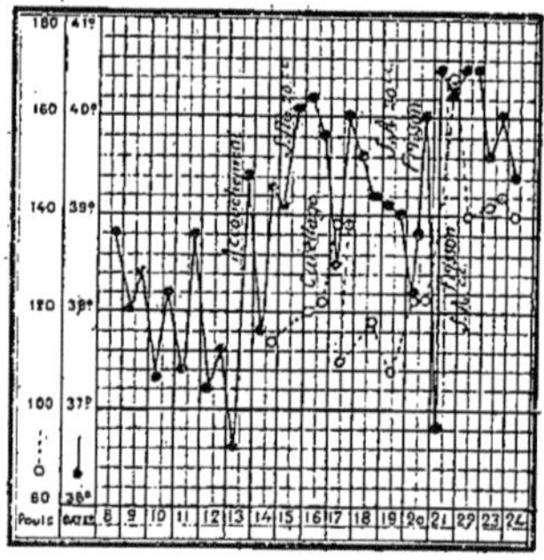

Le travail se déclare dans la nuit du 12 au 13 et le 13 au matin la malade accouche facilement d'un enfant vivant, qu'on envoie immédiatement au biberon.

La délivrance a été normale; l'hémorrhagie peu considérable. Aucune lésion périnéale, une déchirure sur la face antérieure de la petite lèvre droite. La journée se passe bien mais le soir, frisson et la température monte au-dessus de 39°. Le lendemain elle est encore aux environs de 38°; les lochies sont fétides le ventre légèrement douloureux ; on fait passer la malade dans la salle de gynécologie de la clinique.

Elle est pâle, les muqueuses décolorées. La langue est humide, le ventre légèrement ballonné. Le soir, la température dépasse 39°, le pouls aux environs de 120. On donne une injection intra-utérine qui ramène un liquide louche d'une horrible fétidité: une heure après, violent frisson pendant lequel la température s'élève encore.

Les injections intra-utérines sont continuées le lendemain, et après chacune, le même frisson se reproduit. La malade a l'air de bien supporter sa température : elle boit du lait en assez grande quantité ; ses urines sont plus abondantes. On lui donne une potion stimulante et on lui fait une injection de 40 centim. cubes de sérum de Marmorek.

Malgré ce traitement, le 16 au matin, troisième jour après l'accouchement, l'état infectieux ne s'est pas amendé, au contraire. On décide un curettage qui est pratiqué, à 10 heures du matin, avec la large curette mousse.

Il ramène de gros lambeaux muqueux, sphacélés, fétides. Écouvillonnage à la glycérine créosotée ; mèche iodoformée dans la cavité utérine.

On ne reprend les injections intra-utérines que le lendemain : elles sont faites deux fois par jour, et après chacune d'elles, on constate le même frisson qui avait suivi les premières ; il survient d'une demi-heure à une heure après l'injection, et pendant sa durée, la température monte au-dessus de 40°, tandis que le pouls dépasse 140.

Un ensemencement des lochies, fait par M. Roulacroix, donne, après 24 heures d'étuve, une culture pure de streptocoques.

Un *séro-diagnostic* fait au même moment, 20 juin, donne les résultats suivants : deux amas ; immobilisation incomplète ; pas de déformation des bacilles

La situation semblait s'améliorer ; le 19, on avait fait encore 20 centim. cubes de sérum de Marmorek ; la température baissait ; elle était même restée pendant 24 heures au-dessous de 39° quand, le 21, après un frisson, elle monte brusquement au-dessus de 40°,5 pendant que le pouls dépasse 160.

En même temps, les phénomènes généraux s'aggravent ; la langue se sèche ; le facies se grippe ; la dyspnée reparaît. Les lochies ont toujours la même abondance et la même fétidité. Une diarrhée abondante s'installe, puis, dure jusqu'à la fin.

Pour éviter le frisson, le 22 on fait, au lieu de l'irrigation intra-utérine, un écouvillonnage phéniqué qu'on fait suivre d'une injection de 20 centim. cubes de sérum de Marmorek ; le frisson ne s'en produit pas moins.

Le lendemain, on recommence les injections intra-utérines ; on y ajoute une injection sous-cutanée d'un litre de sérum artificiel.

M. Roulacroix fait un ensemencement du sang ; il donne, comme les lochies, une culture de streptocoques, mais en courtes chaînettes.

La malade délire pendant la nuit :

Le 24 au matin, elle est dans un demi-coma ; la respiration est rapide, les narines pulvérulentes, le pouls rapide, très dépressible. Elle meurt le soir à 4 heures, peu après une injection intra-utérine.

L'infection puerpérale est manifeste, l'irrégularité de la courbe et les grands écarts nous confirment dans notre diagnostic, quand, au moment où nous semblions avoir un lysis, nous fîmes faire le séro-diagnostic qui a été hésitant. En effet, le 20 juin, il donne les résultats suivants : deux amas, immobilisation incomplète, pas de déformation des bacilles. La femme a succombé, mais malheureusement nous n'avons pu faire l'autopsie qui, étant donnée l'hésitation du séro-diagnostic, aurait été de la plus grande importance. Ce qu'il y avait de certain, c'est que nous avions trouvé du streptocoque, en culture presque pure dans les lochies, et que le traitement antistreptococcique avait paru amender les premiers accidents. Nous nous demandons, si, dans ce cas, nous n'avons pas eu affaire à une double infection, typho-puerpérale, dont la gravité nous semble toujours plus grande, quoi qu'en aient dit certains auteurs et en particulier Cazeaux. Dernièrement, M. H. Bernard, dans une revue sur les formes anormales et rares de la fièvre typhoïde (1), ne nous mettait-il pas en garde contre les associations de l'infection éberthienne, avec la malaria ou la grippe. Et si nous n'avons pas une expérience suffisante, pour juger dès à présent de l'accroissement de gravité de ces formes associées dans les suites de couches, du moins pouvons-nous dire que cette question est conforme, non seulement à la logique, mais encore à tout ce que nous savons de l'exaltation de la virulence bactérienne, quand le microbe entre dans un organisme préparé par une ancienne ou récente infection.

Tous les symptômes de la dothiénentérie, analysés séparément, peuvent n'avoir qu'une importance médiocre, mais quand la septicémie puerpérale offre des anomalies, propres à vous

---

(1) *Gaz. des hôpitaux*, 27 avril 1901.

étonner, il faut penser à l'infection éberthienne, comme complication et comme explication de phénomènes qui n'auraient pas dû être la conséquence d'une parturition, s'étant produite dans de bonnes conditions de santé et d'asepsie.

Et voilà pourquoi, avec Pinard, avec Lepage qui a porté cette question devant la Société d'obstétrique, de gynécologie et de pædiatrie en juillet 1899, nous vous dirons : toutes les fois que vous vous trouverez en présence d'accidents septiques qui n'avaient pas raison de se produire, en face de phénomènes fébriles qui viendront vous surprendre, faites faire le séro-diagnostic de Widal.

C'est en effet le seul moyen de diagnostiquer sûrement la fièvre typhoïde, alors qu'elle n'évolue pas classiquement ; c'est la seule méthode d'investigation qui peut vous donner la certitude, alors que vous hésiterez à affirmer ce diagnostic devant un tableau clinique anormal.

L'observation suivante en est un exemple.

OBS. VI. — C'est une Ipare, de 22 ans, constitution vigoureuse, qui accouche normalement et spontanément le 1ᵉʳ décembre 1896. Tout

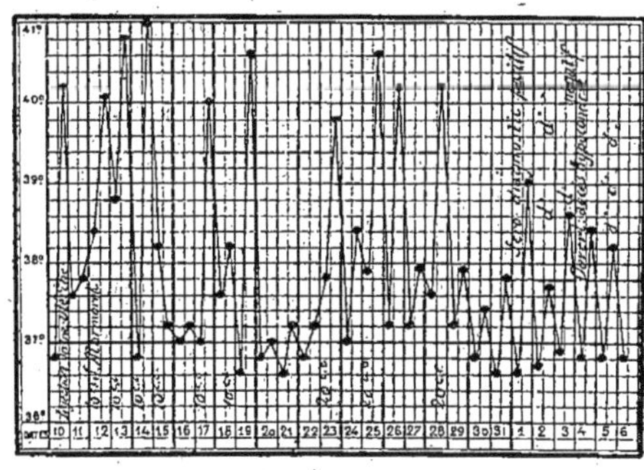

va bien jusqu'au 8ᵉ jour, où la température monte à 38°, puis à 40°,1 au 10ᵉ jour. Malgré les injections intra-utérines et deux injections sous-cutanées de sérum de Marmorek de 10 cent. cubes, le 14ᵉ jour, nous arrivons à 41° et vous voyez ensuite les oscillations que forme la courbe thermique. En est-il une plus caractéristique de l'infection puerpuérale ? Le 25 décembre, la malade avait déjà reçu 110 centim. cubes de sérum Marmorek. A ce moment, quelques symptômes évoquent le souvenir d'une ébauche de dothiénentérie et l'on fait le séro-diagnostic qui, à trois jours d'intervalle, est deux fois positif ! !

Je crois donc que nous avons un moyen de contrôle, un criterium sûr, dans le séro-diagnostic de Widal, et, ainsi qu'on l'a déjà dit, on ne saurait trop remercier ce jeune maître du service qu'il a rendu et qu'il rend tous les jours aux praticiens, y compris les accoucheurs.

Mais si vous n'êtes pas outillés pour faire ce séro-diagnostic, si vous ne pouvez le faire faire autour de vous, n'oubliez pas cette phrase de Bérenger (de Carpi), qu'il écrivait en 1521, à propos des fractures du crâne et qui mérite d'être encore méditée aujourd'hui : « oportet in quâcumque specie fracturæ advertere plura signa, et non uno, nec paucis contentari, sed majori parte. » C'est la plus grande partie des signes de la fièvre typhoïde qu'il faudra rechercher, de ces symptômes qui viendront modifier la marche habituelle de l'infection puerpérale, pour asseoir votre diagnostic. Vous avez vu la signification de la courbe thermique ? Quand la maladie ne dure pas long-temps ou est au début, elle peut n'avoir pas tout de suite sa véritable physionomie. Adressez-vous alors au pouls, aux phé-nomènes intestinaux ; l'apparition de la diarrhée, du gar-gouillement de la fosse iliaque droite, coïncidant avec de la stu-peur, à fortiori du délire, l'apparition des taches rosées, dès la fin du premier septénaire, tout ce concours symptomatique aura une grande signification. M. Lepage a, sur le simple délire, survenu dans les suites de couches, pu diagnostiquer une fièvre typhoïde, avec résultat positif du séro-diagnostic.

Voici une autre question qui se pose : Quel doit être le traite-ment en cas de soupçon de dothiénentérie ? La réponse est très simple, il nous semble : quand les accidents du début nous ont fait supposer une infection puerpérale, il faut faire ce que vous avez toujours vu faire et ce que nous vous avons recommandé : le traitement antiseptique utérin et le traitement général, y com-

pris l'injection de sérum antistreptococcique. Qu'au cours de
l'évolution anormale de ces accidents, vous vous aperceviez que
peut-être l'infection éberthienne est venue compliquer la situation, faites faire si possible le séro-diagnostic et en instituant
le traitement de la dothiénentérie, qui au point de vue général
ne diffère pas énormément de celui de l'infection puerpérale,
mesurez le traitement local aux manifestations utérines, la perte,
les lochies, l'involution défectueuse de l'utérus, etc.

Je ne suis pas tout à fait de l'avis de mon excellent et savant
collègue Lepage, à savoir que le traitement dirigé contre la
septicémie puerpérale qui n'existe pas est au moins inutile,
sinon nuisible. Je crois tellement à l'association des deux infections qu'à moins de phénomènes absolument négatifs du côté
génital et très positifs du côté de l'intestin, je l'emploierai toujours, plus ou moins rigoureusement, en quelque sorte, passez-
moi l'expression, pour me garder à carreau.

Permettez-moi, en finissant, de vous rappeler encore une
observation intéressante où nous avons eu à la fois de l'infection
puerpérale, de l'érysipèle et de la fièvre typhoïde.

Obs. VII (résumée). — Ipare, 32 ans, entre le 18 mars 1897, en travail. O. I. G. A., enfant mort, œuf ouvert depuis deux jours. Basio-

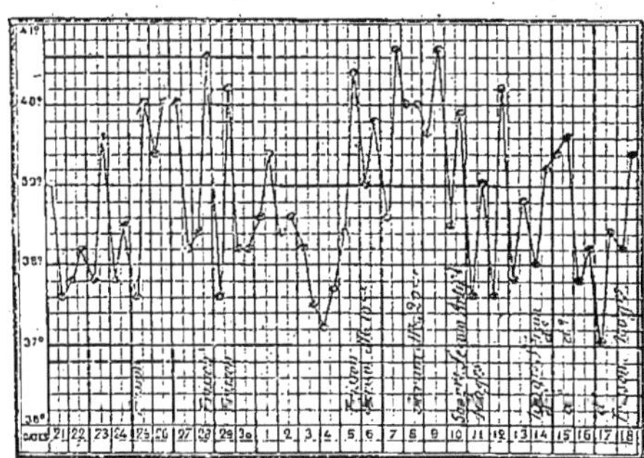

tripsie, délivrance normale, injection intra-utérine. T. 39°. Le 3e jour,
frissons répétés 39°,7, puis 40°, épistaxis, congestion pulmonaire à
gauche, ventre ballonné, diarrhée, séro-diagnostic négatif. Le 2 avril,

céphalalgie persistante, pas d'albumine. Séro-diagnostic avec le colostrum, résultat positif. Le 5 avril, vomissements bilieux, 40°. Le 6, début d'un érysipèle dans le sillon interfessier. Le 7, 10 centim. cubes sérum Marmorek ; le surlendemain, 20 centim. cubes, la température ne cède pas ; pouls petit 130. Sérum de Hayem, 100 gr. tous les jours. Le 9 avril, le séro-diagnostic, avec le sang d'une piqûre au doigt, est positif ; l'érysipèle a gagné les fesses. La malade sort guérie le 30 avril ; le 12 mai, elle rentre dans un service de médecine, avec tous les symptômes classiques d'une dothiénentérie, séro-diagnostic positif. Le malade sort définitivement guérie le 20 juin .

Eh bien, Messieurs, croyez-vous que le traitement antistreptococcique ait été inutile, croyez-vous que l'érysipèle n'a pas été impressionné favorablement par le sérum de Marmorek et l'état général par le sérum de Hayem qui a été donné à la malade presque tous les jours ? Il y a déjà quatre ans de ce fait et j'ai conservé l'impression que si, au moment où le séro-diagnostic a été positif, nous nous étions relâchés dans les soins d'antisepsie utérine, peut-être la situation se serait aggravée et nous n'aurions pas eu la satisfaction de sauver cette malade.

Vous le voyez, cette question méritait de vous être exposée et si le problème qu'elle comporte n'a pas été absolument résolu, je vous en ai dit assez pour vous apprendre à vous défier de l'invasion de la fièvre typhoïde dans la pathologie des suites de couches.

C'est surtout quand il y aura, dans le milieu où vous exercerez, des cas de dothiénentérie que vous devrez y penser !... Et pour terminer je vous dirai encore : faites faire ou faites vous-mêmes l'épreuve du séro-diagnostic, lui seul pourra définitivement vous éclairer.

STATISTIQUE DE L'ANNÉE 1900 [1]

Par le Dr **Platon**, Chef de Clinique.

Le service d'accouchements de M. le professeur Queirel comprend la Clinique obstétricale, dépendance de l'École de médecine où se fait l'enseignement officiel, et la Maternité, dépendance de l'administration hospitalière, où est installée l'école d'accouchements des sages-femmes.

La Clinique comprend un service d'accouchements et une petite salle de gynécologie (12 lits) permettant un enseignement assez étendu de cette branche de la chirurgie ; on y évacue les accouchées susceptibles d'interventions abdominales.

La visite journalière est suivie par les étudiants et les sages-femmes externes, tandis qu'à la Maternité, seules les élèves de l'école d'accouchements, pensionnaires des hôpitaux, peuvent profiter de ce large enseignement pratique.

Durant l'année 1900 l'instruction théorique et pratique des élèves a été assurée de la façon suivante :

1° M. le professeur Queirel : visite et clinique au lit des

---

(1) Les observations des femmes de la Maternité ont été recueillies par Mlle Mouren, maîtresse sage-femme.

malades, de 9 heures à 10 heures et demie ; cours théorique de 10 heures et demie à 11 heures et demie, les lundi, mercredi et vendredi. Les mardi, jeudi et samedi, visite et opérations gynécologiques.

2° M. Delanglade, professeur suppléant : cours d'anatomie et de physiologie pour les élèves sages-femmes de la Clinique et de la Maternité.

3° M. Platon, chef de clinique, lundi et vendredi matin à 8 heures et demie : examen des femmes enceintes et des femmes malades pour habituer les étudiants et les élèves sages-femmes de la Clinique au diagnostic obstétrical et gynécologique. Lundi et mercredi à 4 heures du soir : conférence aux élèves de la Maternité et de la Clinique (pathologie, anatomie et physiologie obstétricales).

4° Mlle Mouren, maîtresse sage-femme. Cours de pratique obstétricale, conférences, enseignement journalier au lit des entrantes de la Maternité et à la salle d'accouchements.

Signalons l'emploi d'un nouvel antiseptique, l'aniodol, dont nous n'avons eu qu'à nous louer.

827 femmes sont entrées dans les deux services d'accouchement : 202 à la Clinique obstétricale, 625 à la Maternité.

Les *avortements* ont été au nombre de 18 ; 12 à la Clinique obstétricale, 6 à la Maternité.

Le nombre des avortements de la Clinique n'entre pas dans la statistique générale des cas obstétricaux, en effet, ces avortements, tous de deux mois et demi à quatre mois, se sont produits en ville et ces femmes ont été admises d'urgence dans la salle de gynécologie. Toutes sont entrées avec de la température (38°,5 à 40°) et des hémorrhagies plus ou moins graves. Elles ont toutes été soumises au traitement habituel, si bien réglé par le professeur Pinard : curage digital ou curettage suivis d'injections intra-utérines. Elles sont sorties au bout de douze à quinze jours en état de santé parfaite. 12 guérisons.

Chez toutes ces femmes, la cause de ces avortements semblait être des excès de fatigue (ouvrières, couturières, domestiques, etc.).

Les six avortements de la Maternité se répartissent comme il suit : trois cas que l'on peut attribuer au surmenage et à la fatigue physique et qui ont nécessité un curettage avec injections intra-utérines. Deux cas d'avortement gémellaire : l'un chez une secondipare où la gémellité coïncidait avec une insertion basse du placenta ; l'autre chez une multipare de 5, journalière, qui entra à la Maternité avec une température de 39° avant tout travail.

Enfin, un cas d'albuminurie chez une multipare de 4 qui mourut dans le cours du 4e jour de son avortement, malgré un traitement médical énergique (saignée, chloral, etc.).

5 guérisons, 1 mort.

Accouchements avant terme : 1° Les accouchements avant terme du 6e mois (1) ont été au nombre de 12 : 4 à la Clinique, 8 à la Maternité ; comprenant : 10 primipares, 2 secondipares.

Dont : 7 présentations du *sommet* se divisant en 5 positions en O.I.G.A., 2 positions en O.I.D.P., 4 présentations du *siège*, dont 1 dégagé en postérieur, 1 présentation de l'épaule.

Les *causes* de ces accouchements avant terme ont été :

5 insertions basses du placenta dont 1 hémorrhagie durant les 5 premiers mois, 1 infection syphilitique, 1 infection tuberculeuse terminée par la mort de la mère à la suite d'une bacillose généralisée, 1 cause inconnue, 4 cas où il faut incriminer la station debout. La terminaison a donc été : 11 guérisons, 1 décès.

Sur ces 12 enfants, 2 seulement ont vécu, dont un avec de l'ophtalmie durant les premiers jours de la naissance, 6 mort-nés, 3 enfants macérés morts avant l'entrée de la mère, 1 qui a vécu seulement 12 heures.

---

(1) Nous avons considéré l'expulsion du fœtus à six mois comme un accouchement prématuré, vu la difficulté fréquente de préciser l'âge de la grossesse et la physionomie de la parturition qui se rapproche plus de l'accouchement que de l'avortement.

2° *Les accouchements avant terme* au 7ᵉ mois ont été au nombre de 28 : 3 à la Clinique, 25 à la Maternité ;

Comprenant : 13 primipares ; 15 multipares, dont 6 secondipares, 2 multipares de 3, 1 de 4, 2 de 5, 2 de 7, 1 de 10, 1 de 11.

Nous avons relevé sur ces 28 accouchements 19 sommets : 18 en O.I.G.A. dont 1 forceps, 1 en O.I.D.P. ; 5 sièges, 2 en S.I.G.A., 3 en S.I.D.P., 1 présentation de l'épaule; 3 grossesses gémellaires, une O.I.G.A., S.I.G.A., 1 avec 2 S.I.D.P., 1 avec 2 O.I.G.A.

Les *causes* qui peuvent être incriminées se répartissent ainsi qu'il suit : 7 insertions basses du placenta dont 1 avec procidence de la main, 1 avec grossesse gémellaire, 1 cas d'hydramnios, 1 cas de prolapsus utérin, 3 grossesses gémellaires, 2 cas d'infection syphilitique, 2 cas d'éclampsie dont 1 avec accouchement en bloc.

Les 12 femmes chez qui nous n'avons relevé aucune cause de dystocie ou d'antécédents infectieux paraissent avoir été soumises à des fatigues physiques excessives.

Ces 28 femmes ont donné le jour à 31 enfants dont 19 vivants et 12 morts.

Les morts se classent ainsi : 4 mort-nés dont 3 macérés, 1 enfant jumeau venu au monde momifié par atrophie du cordon, 1 enfant qui est mort 2 heures après sa naissance, 2 enfants morts 5 heures après leur naissance (jumeaux), 1 enfant mort 12 heures après sa naissance, 2 enfants morts 24 heures après leur naissance (jumeaux), 1 enfant mort 2 jours après sa naissance.

3° *Les accouchements avant terme* au 8ᵉ mois ont été au nombre de 48, dont 6 à la Clinique, 42 à la Maternité ;

Comprenant 24 primipares ; 24 multipares, dont 10 IIpares, 6 IIIpares, 5 IVpares, 2 Vpares, 1 VIpares.

Nous avons relevé sur ces 48 accouchements : 46 accouchements simples, 2 accouchements gémellaires; 43 sommets,

30 en O.I.G.A, 11 en O.I.D.P., 2 O.I.D.T., 3 sièges, 1 en S.I.G.A., 1 en S.I.G.P., 1 en S.I.D.P.

Les 2 grossesses gémellaires ont amené : 2 présentations du sommet en O.I.D.P. dont 2 forceps, 2 du siège en S.I.G.A. dont 1 spina-bifida.

Les *causes* qui peuvent être incriminées se répartissent ainsi qu'il suit : 20 insertions basses du placenta, 6 cas d'albuminurie dont 3 d'éclampsie, 2 grossesses gémellaires.

Il a été difficile de retrouver une cause en dehors de la fatigue pour les accouchements avant terme des 20 autres femmes.

Ces 48 femmes ont donné le jour à 50 enfants, dont 37 vivants et 13 morts.

Les morts se classent ainsi : 11 mort-nés, 1 mort 1 heure après l'accouchement, 1 mort 12 heures après l'accouchement avec un spina-bifida.

Ces 827 accouchements se répartissent comme il suit :

Primipares	386,	Clinique	121,	Maternité	265,	soit le	46.5	0/0
Secondipares	212	»	49	»	163	»	25.5	»
III pares	87	»	12	»	75	»	10	»
IV »	40	»	6	»	34	»	4.8	»
V »	33	»	3	»	30	»	2.9	»
VI »	18	»	1	»	17	»	2.1	»
VII »	16	»	1	»	15	»	2.	»
VIII »	9	»	0	»	9	»	1.	»
IX »	3	»	0	»	3			
X »	5	»	1	»	4			
XI »	7	»	2	»	5			
XII »	1	»	0	»	1			
XIII »	3	»	0	»	3			
XIV »	1	»	0	»	1			

auxquelles il faut ajouter 6 multipares dont l'indication de parité n'a pas été notée.

Si nous retranchons de nos 827 accouchements les 88 accouchements avant terme (6°, 7° et 8° mois) énumérés plus haut, il nous reste 739 accouchements à terme ou près du terme qui ont permis le classement suivant : 684 sommets, 35 sièges, 18 présentations de l'épaule, 2 de là face.

Les 684 présentations du sommet ont présenté les variations de positions suivantes :

431	OIGA	80	à la Clinique,	351	à la Maternité	chez	198	primipares et	233	multipares
163	OIDP	13	»	150	»	»	75	»	88	»
27	OIDA	25	»	2	»	»	9	»	18	»
24	OIGT	21	»	3	»	»	10	»	14	»
17	OIDT	16	»	1	»	»	5	»	12	»
*11	OP	10	»	1	»	»	4	»	7	»
7	OIGP	2	»	5	»	»	1	»	6	»
*4	OS	2	»	2	»	»	0	»	4	»

Les 35 sièges ont été observés chez 13 primipares et chez 22 multipares.

avec	18	présentations	en	SIGA.
»	10	»	»	SIDP.
»	1	»	»	SP.
»	1	»	du siège mode des genoux.	
»	2	»	du siège décomplété.	
»	2	»	» mode des fesses.	
»	1	»	» sans indication.	

Les 18 présentations transversales ont été observées chez 3 primipares et 15 multipares.

12	épaules droites	7	en	AIG.
	»	5	»	AID.
6	épaules gauches	4	»	AIG.
	»	2	»	AID.

Ces 827 femmes ont toutes des *professions* pénibles et fatigantes : couturières, blanchisseuses, domestiques, journalières, ·

---

* Au moment où les femmes sont entrées, sommet engagé.
* Rotation faite.

femmes de fabrique, perleuses, tuilières, etc., etc. ; toutes ont été obligées de travailler jusqu'au terme. Parmi celles qui sont entrées pour expulser prématurément le produit de leur conception, 36 doivent leur accouchement avant terme sûrement à la fatigue ; il est étonnant qu'il n'y ait pas davantage d'accidents pour cause de surmenage et de misère. Il y a encore trop de présentations vicieuses et de prématurés. Il serait à souhaiter que l'on créât à Marseille comme à Paris et dans de nombreuses villes de France, un asile pour femmes enceintes, permettant aux malheureuses d'attendre le terme de leur gravidité dans le repos et à l'abri de la faim. — Au moins pour les trois derniers mois.

Nous avons noté l'*âge* avec la Parité et nous avons relevé chez les primipares :

1	accouchement	à	15 ans	13	accouchements	à	28 ans
7	»	»	16 »	10	»	»	29 »
13	»	»	17 »	11	»	»	30 »
27	»	»	18 »	3	»	»	31 »
30	»	»	19 »	2	»	»	32 »
40	»	»	20 »	5	»	»	33 »
36	»	»	21 »	2	»	»	34 »
41	»	»	22 »	3	»	»	35 »
30	»	»	23 »	1	»	»	36 »
28	»	»	24 »	4	»	»	37 »
27	»	»	25 »	1	»	»	39 »
26	»	»	26 »	1	»	»	40 »
14	»	»	27 »	1	»	»	43 »

Comme on le voit, c'est à 22 ans que les primipares accouchent le plus dans la classe pauvre de notre ville, et parmi les accouchements chez les primipares âgées nous n'avons rien de particulier à signaler, sauf de la lenteur à la période d'expulsion.

Chez les secondipares :

3	accouchements	à	18 ans	13	accouchements	à	21 ans
5	»	»	19 »	16	»	»	22 »
13	»	»	20 »	15	»	»	23 »

19 accouchements à 24 ans   8 accouchements à 32 ans
27   »   » 25 »   8   »   » 33 »
17   »   » 26 »   4   »   » 34 »
18   »   » 27 »   4   »   » 35 »
11   »   » 28 »   1   »   » 36 »
 7   »   » 29 »   1   »   » 38 »
13   »   » 30 »   1   »   » 41 »
 7   »   » 31 »   1   »   » 42 »

Chez les IIIpares :

 1 accouchement à 18 ans   9 accouchements à 29 ans
 1   »   » 19 »   2   »   » 30 »
 2   »   » 20 »   1   »   » 31 »
 3   »   » 21 »   3   »   » 32 »
 6   »   » 22 »   2   »   » 33 »
 6   »   » 23 »   2   »   » 34 »
11   »   » 24 »   2   »   » 35 »
 7   »   » 25 »   3   »   » 36 »
 8   »   » 26 »   1   »   » 37 »
 8   »   » 27 »   2   »   » 42 »
 6   »   » 28 »

Chez les IVpares :

 1 accouchement à 21 ans   2 accouchements à 31 ans
 1   »   » 23 »   3   »   » 32 »
 4   »   » 24 »   2   »   » 33 »
 2   »   » 25 »   4   »   » 34 »
 4   »   » 26 »   1   »   » 35 »
 6   »   » 28 »   3   »
 4   »   » 29 »   1   »   » 40

Chez les Vpares :

 1 accouchement à 22 ans   1 accouchement à 29 ans
 1   »   » 25 »   4   »   » 30 »
 2   »   » 26 »   3   »   » 32 »
 1   »   » 27 »   3   »   » 33 »
 1   »   » 28 »   1   »   » 34 »

4 accouchements à 35 ans   4 accouchements à 40 ans
2   »   » 37 »   1   »   » 41 »
2   »   » 38 »   1   »   » 45 »

Chez les VIpares :

1 accouchement à 25 ans   3 accouchements à 35 ans
1   »   » 27 »   3   »   » 36 »
                 28 à 29   2   »   » 38 »
                 30 » 31   2   »   » 40 »
                 32 » 33

Chez les VIIpares :

1 accouchement à 27 ans   2 accouchements à 34 ans
1   »   » 28 »   1   »   » 35 »
3   »   » 31 »   1   »   » 37 »
1   »   » 32 »   3   »   » 38 »
1   »   » 33 »   1   »   » 40 et à 44 ans

Chez les VIIIpares :

1 accouchement à 31, 33, 35, 39, 40 et 43 ans. — 3 accouchements à 34 ans.

Chez les IXpares :

1 accouchement à 31, 33, 35 et 44 ans.

Chez les Xpares :

1 accouchement à 31, 33, 35 et 44 ans.

Chez les XIpares :

1 accouchement à 28, 33, 37, 39 et 41 ans.

Chez les XIIpares :

1 accouchement à 34 ans.

Chez les XIIIpares :

1 accouchement à 36, 38 et 40 ans.

Chez les XIV pares :

1 accouchement à 33 ans.

Ce qui nous donne au total :

1	accouchement à	15	ans	20	accouchements à	31 ans
7	»	16	»	21	»	32 »
13	»	17	»	23	»	33 »
31	»	18	»	18	»	34 »
36	»	19	»	23	»	35 »
55	»	20	»	10	»	36 »
58	»	21	»	9	»	37 »
64	»	22	»	12	»	38 »
59	»	23	»	6	»	39 »
62	»	24	»	11	»	40 »
65	»	25	»	4	»	41 »
57	»	26	»	4	»	42 »
43	»	27	»	2	»	43 »
39	»	28	»	3	»	44 »
33	»	29	»	1	»	45 »
34	»	30	»			

Grossesses gémellaires :

Dans ces grossesses gémellaires, ne sont comprises que les grossesess qui ont évolué jusqu'au terme, nous avons déjà noté celles qui se sont terminées dans les premiers mois ou dans les derniers mois de la *grossesse* : soit pour mémoire 7 grossesses gémellaires qui ne sont pas allées à terme, 2 avortements gémellaires, 3 grossesses gémellaires, accouchement au 7ᵉ mois, 2 grossesses gémellaires, accouchement au 8ᵉ mois.

Les grossesses gémellaires à terme sont au nombre de 11 :

5 chez des primipares de 24, 25, 26, 27 et 30 ans
3 »   des secondipares de 21, 25 et 32 ans.
1 »   une IV pare de 35 ans.
1 »   » VII »   de 31 ans.
1 »   » X   »   de 33 ans.

Elles ont présenté :

3, 2 sommets ;
6, 1 sommet et 1 siège;
1, 2 sièges ;
1, et 1 épaule.

Soit 22 fœtus dont 9   OIGA,   1   SIDP,
3   OIDP,   1   OP,
5   SIGA,   1   SP,
1   SIDA,   1 épaule gauche AIG.

Sur ces 22 fœtus 2 sont morts 24 heures après la naissance, 2 autres au 4e et au 6e jour, soit 18 enfants vivants.

La délivrance artificielle a été pratiquée 19 fois pour rétention du délivre par inertie utérine, 4 fois pour hémorrhagie grave, soit 23 fois sur 827 accouchements.

Le *placenta inséré sur le segment inférieur* a été noté dans 248 accouchements, soit 71 fois à la clinique et 177 à la Maternité.

Cette fréquence de l'insertion basse a déjà été signalée par le professeur Pinard ; dans ces nombreux cas nous n'avons presque jamais eu d'accidents et une seule fois on a été obligé de pratiquer la dilatation manuelle et l'abaissement d'un pied, après version bi-polaire pour hémorrhagie grave.

Sur 60 *albuminuriques*, dont 29 à la Clinique et 31 à la Maternité, et qui toutes ont été soumises au régime lacté, nous n'avons eu aucune complication.

Les 15 cas d'éclampsie, 4 à la Clinique, 11 à la Maternité, appartiennent à des femmes arrivées de la ville en état de crise et qui avaient été peu ou mal soignées.

Deux cas de décès (femmes arrivées en état de crise).

Nous avons eu de nombreux cas de *procidences* qui, soit à la Clinique ou à la Maternité, s'élèvent au chiffre de 10, se répartissant ainsi :

3 fois procidence du cordon seul
1 »   »   de la main gauche
1 »   »   de la main droite

1 fois procidence de la main gauche et du cordon
1 »   »   des deux bras et d'un pied
3 »   »   d'une main (sans indication notée).

Il y a eu 3 cas d'*ophtalmie* à la Maternité où s'emploie le jus de citron, et aucun cas à la Clinique où le lavage des yeux est pratiqué avec une solution de nitrate d'argent à 1 pour 100.

Signalons enfin 3 cas d'*hydramnios*.
        1 » d'hématurie.
        1 » de variole, mort au 5e jour.

Sur nos 827 accouchements il y a eu 98 interventions pour faciliter l'accouchement, à savoir :

61 Applications de forceps, 15 à la Clinique, 46 à la Maternité ;
10 Versions par manœuvres externes avec 8 succès ;
 2 Applications du dilatateur de Tarnier ;
 2 Curettages pour rétention de cotylédons placentaires ;
 1 Dilatation manuelle (à 2 fr.), abaissement d'un pied, pour
        hémorrhagie ;
 1 Application du ballon de Champetier de Ribes ;
 1 Embryotomie (sur enfant mort) ;
 5 Basiotripsies (sur enfants morts) ;
 9 Versions par manœuvres internes avec 1 décès par rupture
        utérine ;
 2 Hystérectomies totales, 1 pour cancer du col : guérison,
        1 pour rupture utérine et infection : mort ;
 1 Laparotomie pour kystes de l'ovaire ;
 3 Symphyséotomies : 2 pour rétrécissement du bassin dont
        1 décès, 1 pour disproportion.

Nous relevons 8 décès sur 827 accouchements ; 2 à la Clinique, 6 à la Maternité :

1 — Éclamptique morte à la Maternité. Cette femme est entrée
        en pleine crise ;

2 — Éclamptique (Maternité), arrivée en crise d'éclampsie, morte, au 4e jour de son accouchement, dans le coma ;

3 — Femme morte de la perforation du côlon ascendant, prise pour une rupture utérine. Laparotomie, mort ;

4 — Femme morte de rupture utérine après version par manœuvres internes ;

5 — Femme morte d'hémorrhagie (par inertie utérine) après une symphyséotomie ;

6 — Femme morte après une hystérectomie abdominale totale pratiquée pour une rupture utérine.

A la Clinique :

1 — Femme morte d'infection tuberculeuse généralisée ;

2 — Femme morte d'infection pendant les suites de couches ; cette femme était entrée infectée.

Ainsi donc nous ne relevons qu'un cas d'infection puerpérale sur 827 accouchements, et encore la femme qui mourut, était-elle entrée avec cette redoutable complication.

Sur 827 accouchements il y a 739 accouchements à terme donnant naissance à 739 enfants, nombre auquel il faut ajouter 11 enfants venant de 11 grossesses gémellaires comptées dans le total des grossesses à terme ; ce qui donne un total de 750 naissances à terme avec 735 enfants vivants auxquels il faut joindre les enfants venus avant terme et que l'on a pu faire vivre par l'emploi de la couveuse, du gavage, des lavements de sérum (Publications de Mlle Mouren) au nombre de 58 : soit un total général de 793 enfants vivants qui se répartissent ainsi qu'il suit : 368 garçons et 425 filles.

Il nous a paru intéressant de relever le rapport entre la parité et le poids des enfants vivants :

Chez les Primipares, il y a eu :

17 femmes qui ont accouché d'un enfant d'un poids variant de 12 à 1.500 gram.

2   »   »   »   »   1.600 gr. et plus.

2   »   »   »   »   1.700   »

4 femmes qui ont accouché d'un enfant d'un poids variant de 1.800 gr. et plus.

7	»	»	»	»	1.900 »
5	»	»	»	»	2.000 »
6	»	»	»	»	2.100 »
13	»	»	»	»	2.200 »
9	»	»	»	»	2.300 »
13	»	»	»	»	2.400 »
13	»	»	»	»	2.500 »
30	»	»	»	»	2.600 »
23	»	»	»	»	2.700 »
28	»	»	»	»	2.800 »
34	»	»	»	»	2.900 »
40	»	»	»	»	3.000 »
23	»	»	»	»	3.100 »
33	»	»	»	»	3.200 »
31	»	»	»	»	3.300 »
14	»	»	»	»	3.400 »
9	»	»	»	»	3.500 »
11	»	»	»	»	3.700 »
12	»	»	»	»	3.800 »
3	»	»	»	»	3.900 »
2	»	»	»	»	4.000 »
	»	»	»	»	4.100 »
1	»	»	»	»	4.200 »
1	»	»	»	»	4.400 »
1	»	»	»	»	4.500 »

Chez les Secondipares, il y a eu :

1 femme qui a accouché d'un enfant de 1.600 gr. et plus.

1	»	»	»	1.700 »
3	»	»	»	1.800 »
1	»	»	»	1.900 »
5	»	»	»	2.000 »
4	»	»	»	2.100 »
8	»	»	»	2.200 »
7	»	»	»	2.300 »
8	»	»	»	2.400 »
7	»	»	»	2.500 »

5   femmes qui ont accouché d'un enfant de 2.600 gr. et plus.

12	»	»	»	2.700	»
7	»	»	»	2.800	»
17	»	»	»	2.900	»
12	»	»	»	3.000	»
12	»	»	»	3.100	»
14	»	»	»	3.200	»
7	»	»	»	3.300	»
9	»	»	»	3.400	»
14	»	»	»	3.500	»
9	»	»	»	3.600	»
4	»	»	»	3.700	»
3	»	»	»	3.800	»
9	»	»	»	3.900	»
5	»	»	»	4.000	»
3	»	»	»	4.100	»
1	»	»	»	4.200	»
1	»	»	»	4.500	»
3	»	»	»	4.800	»

Chez les IIIpares, il y a eu :

3   femmes qui ont accouché d'un enfant de 2.400 gr. et plus.

5	»	»	»	2.500	»
8	»	»	»	2.600	»
4	»	»	»	2.800	»
8	»	»	»	2.900	»
13	»	»	»	3.000	»
6	»	»	»	3.100	»
5	»	»	»	3.200	»
7	»	»	»	3.300	»
5	»	»	»	3.400	»
4	»	»	»	3.500	»
3	»	»	»	3.600	»
8	»	»	»	3.700	»
1	»	»	»	3.800	»
2	»	»	»	3.900	»
2	»	»	»	4.000	»

1· femmes qui ont accouché d'un enfant de 4.300 gr. et plus.

1   »   »   »   4.500   »

3   »   »   »   4.800   »

Chez les Multipares, de plus de trois, il y a eu :

4	femmes qui ont accouché d'un enfant de moins de		2.000	grammes	
5	»	»	de	2.100	» et plus
2	»	»	»	2.200	»
1	»	»	»	2.400	»
5	»	»	»	2.500	»
5	»	»	»	2.600	»
8	»	»	»	2.700	»
5	»	»	»	2.800	»
12	»	»	»	2.900	»
12	»	»	»	3.000	»
6	»	»	»	3.100	»
9	»	»	»	3.200	»
8	»	»	»	3.300	»
8	»	»	»	3.400	»
12	»	»	»	3.500	»
5	»	»	»	3.600	»
5	»	»	»	3.700	»
1	»	»	»	3.800	»
1	»	»	»	3.900	»
7	»	»	»	4.000	»
1	»	»	»	4.200	»
1	»	»	»	4.500	»
1	»	»	»	4.600	»
1	»	»	»	4.900	»

Ces 793 enfants permettent le classement suivant :

43	enfants de moins de 2.000 grammes :		16 garçons,	27 filles.			
14	»	» 2.000	»	5	»	9	»
15	»	» 2.100	»	5	»	10	»
21	»	» 2.200	»	7	»	14	»
18	»	» 2.300	»	10	»	8	»
25	»	» 2.400	»	10	»	15	»

30	enfants de moins de	2.500 grammes :	11 garçons,	19 filles.
48	»	» 2.600	»	19	»	29	»
43	»	» 2.700	»	16	»	27	»
44	»	» 2.800	»	20	»	24	»
71	»	» 2.900	»	28	»	43	»
77	»	» 3.000	»	33	»	44	»
47	»	» 3.100	»	19	»	28	»
61	»	» 3.200	»	28	»	33	»
43	»	» 3.300	»	20	»	23	»
36	»	» 3.400	»	19	»	17	»
39	»	» 3.500	»	22	»	17	»
28	»	» 3.600	»	13	»	15	»
29	»	» 3.700	»	20	»	9	»
8	»	» 3.800	»	8	»	0	»
14	»	» 3.900	»	14	»	0	»
16	»	» 4.000	»	11	»	5	»
4	»	» 4.100	»	3	»	1	»
3	»	» 4.200	»	2	»	1	»
1	»	» 4.300	»	1	»	0	»
2	»	» 4.400	»	2	»	0	»
2	»	» 4.500	»	2	»	0	»
1	»	» 4.600	»	1	»	0	»
3	»	» 4.800	»	2	»	1	»
1	»	» 4.900	»	0	»	1	»

Le poids le plus fort (4,900 grammes) a été atteint par une fille; mais, comme on peut s'en rendre compte, les garçons atteignent les poids les plus élevés : au-dessus de 3,400 grammes, le nombre des garçons est supérieur à celui des filles, bien que nous ayons déjà indiqué que les naissances du sexe féminin soient plus nombreuses.

Il était intéressant de rechercher l'influence du repos de la mère sur le poids de l'enfant. Sur 169 femmes entrées à la Clinique ou à la Maternité, quelques semaines avant le terme, nous avons noté que la grande majorité avaient de beaux et gros enfants :

5 femmes ont eu des enfants de moins de 2.000 grammes.

2	»	»	» 2.100	»
2	»	»	» 2.300	»
2	»	»	» 2.400	»
9	»	»	» 2.600	»
4	»	»	» 2.700	»
12	»	»	» 2.800	»
12	»	»	» 2.900	»
12	»	»	» 3.000	»
16	»	»	» 3.100	»
25	»	»	» 3.200	»
10	»	»	» 3.300	»
10	»	»	» 3.400	»
11	»	»	» 3.500	»
6	»	»	» 3.600	»
12	»	»	» 3.700	»
4	»	»	» 3.800	»
5	»	»	» 3.900	»
4	»	»	» 4.000	»
1	»	»	» 4.100	»
1	»	»	» 4.200	»
2	»	»	» 4.400	»
2	»	»	» 4.500	»

D'où l'on voit que sur ces 169 enfants, 121 pesaient au moins 3,000 et au-dessus ; ce n'est certainement pas la proportion que fournissent les femmes surmenées qui arrivent en travail ou au moment du travail.

Enfants mort-nés. — Nous avons relaté les cas d'enfants mort-nés avant terme, ils sont au nombre de 35, soit 25 macérés mort-nés et 10 morts dans les quelques heures qui ont suivi l'accouchement prématuré. Il n'y a eu que 11 mort-nés à relever dans les 739 accouchements à terme, et parmi ces 11 mort-nés, 5 ont succombé à une malformation congénitale, nous n'avons donc à relever que les 6 cas d'enfants morts durant les divers temps de l'accouchement, soit moins de 1 p. 100, exactement 0,80 p. 100.

Malformations congénitales :

1 — Un pied bot double mort deux jours après sa naissance (mère éclamptique morte).

2 — Un pied bot gauche.

3 — Raccourcissement des membres inférieurs et gibbosité dorsale.

4 — Tête molle (pariétal droit).

5 — Deux céphalématomes.

6 — Aplatissement du crâne, allongement de l'occipital.

7 — Fontanelle supplémentaire de Gerdy.

8 — Hydrocéphale (mort).

9 — Hydrocéphale (mort).

10 — Bec-de-lièvre.

11 — Exencéphale (mort).

12 — Anencéphale (mort).

13 — Malformation de la voûte palatine.

14 — Dépression crânienne.

TABLE DES MATIÈRES

IMPRIMERIE A.-G. LEMALE, HAVRE

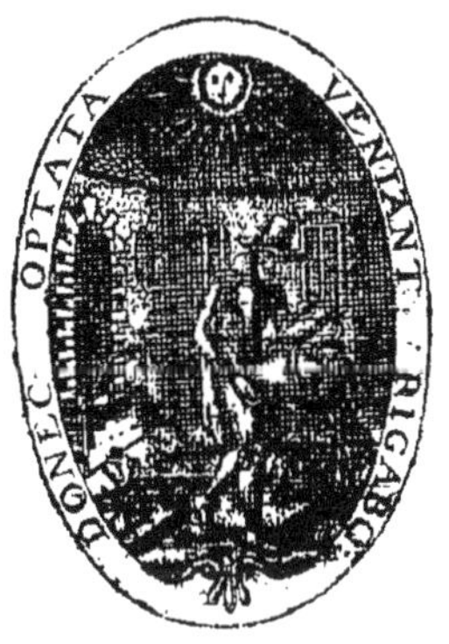

HAVRE — IMPRIMERIE A.-G. LEMALE — HAVRE